W0261252

Berndt Gramberg-Danielsen

# Sehen und Verkehr

*Mit 38 Abbildungen*

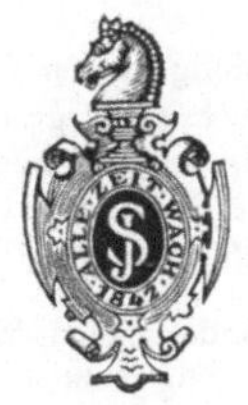

Springer-Verlag Berlin · Heidelberg · New York 1967

Dr. Berndt Gramberg-Danielsen
Oberarzt der Augenabteilung des Allgem. Krankenhauses St. Georg, Hamburg
Mitglied des Lehrkörpers der Deutschen Akademie für Verkehrswissenschaft

ISBN-13: 978-3-540-03812-2     e-ISBN-13: 978-3-642-88159-6
DOI: 10.1007/978-3-642-88159-6



Titel-Nr. 1425

# Vorwort

Der motorisierte Verkehr erfaßt immer intensiver alle Bereiche unseres Lebens und zwingt uns seine Probleme auf. Diese Probleme sind außerordentlich mannigfaltig und letztlich darauf zurückzuführen, daß die Maschine den Menschen über Kräfte verfügen läßt, die er geistig, charakterlich und körperlich nicht immer bewältigen kann; die Relationen sind zu sehr zugunsten der Kraft verschoben. Aber die Leistungsfähigkeit unserer Augen ist auf die Geschwindigkeit abgestimmt, die uns unsere Muskulatur verleiht und nicht auf die von Motoren. Überschreitet die eigene Geschwindigkeit oder die anderer Objekte bestimmte Grenzen, so stoßen wir an unüberwindliche Barrieren.

Die Verkehrsophthalmologie darf nicht übersehen, daß die optische Wahrnehmung zwar das bedeutendste Werkzeug für die Orientierung im Verkehr ist, daß das Handeln, die Verhaltensweise aber entscheidend durch Faktoren beeinflußt wird, deren Beurteilung in das Gebiet der Psychologen und Psychiater gehört. Ebenso werden Juristen, Techniker, Soziologen und viele andere mit der Massenerscheinung Verkehr konfrontiert.

Es ist Aufgabe unserer Zeit, dafür zu sorgen, daß die Spezialisten des Verkehrs nicht in ein babylonisches Sprachgewirr geraten, sondern sich zu einer fruchtbaren Zusammenarbeit finden. Das vorliegende Buch möchte hierzu beitragen, kann und will dabei jedoch kein Lehrbuch der Ophthalmologie, der Physiologie, der Soziologie, der Technik oder der Jurisprudenz sein, sondern sich auf das unmittelbar ophthalmologisch Verkehrswichtige beschränken.

Es ist mir ein Bedürfnis, meinem verehrten Lehrer, Herrn Professor Dr. SIEGERT, für seine Unterstützung und manch wertvolle Anregung sehr zu danken. Auch den Assistenten und Mitarbeitern der Klinik bin ich für ihre verständnisvolle Mithilfe zu aufrichtigem Dank verpflichtet. Mein Dank gilt ferner der Polizeibehörde Hamburg, insbesondere dem Leitenden Polizeiarzt, Herrn Medizinaldirektor Dr. ZYLMANN, und der Abteilung PV 31, die mich in der Beschaffung und Verarbeitung von Material tatkräftig unterstützten. Weiter möchte ich dem Verlag für seine Unterstützung und die gute Ausstattung des Buches danken.

B. GRAMBERG-DANIELSEN

# Geleitwort

Die ungeheure Intensivierung des motorisierten Straßenverkehrs hat in den letzten 20 Jahren auch die medizinische Wissenschaft vor eigene, ganz besondere Probleme gestellt. Zwar haben sich Ärzte und Psychologen schon seit Jahrzehnten genötigt gesehen, auf spezielle Eignungsvoraussetzungen des Kraftfahrers hinzuweisen, und auch der Öffentliche Gesundheitsdienst hat besonders in den Jahren vor dem Kriege immer wieder Richtlinien erarbeitet, mit denen festgelegt werden sollte, unter welchen Bedingungen ein Mensch ein Kraftfahrzeug führen kann oder nicht. Aber systematische Übersichten zur Erfassung der Problemlage sind bisher nur vereinzelt veröffentlicht worden. Es ist daher ein besonderes Verdienst des Verfassers, daß er sich der Mühe unterzogen hat, mit der vorgelegten Schrift gerade den schwierigen Bereich der optischen Leistungen zu durchleuchten.

Der Verfasser fördert mit dieser Arbeit vor allem auch die Bestrebungen der Deutschen Akademie für Verkehrswissenschaft, die ihre Aufgabe darin sieht, sowohl das hochspezielle Fachwissen zu vertiefen, als auch die Erkenntnisse der Spezialwissenschaften im interfakultativen Bereich zu koordinieren.

DEUTSCHE AKADEMIE FÜR VERKEHRSWISSSENSCHAFT HAMBURG

<table>
<tr><td>KRAMER<br>Senator</td><td></td><td>SEIDEWINKEL</td></tr>
<tr><td>Präses der Kulturbehörde<br>der Freien und Hansestadt Hamburg</td><td></td><td>Mitglied des Direktoriums</td></tr>
</table>

# Inhalt

# 1. Sehschärfe

## 1.1 Begriffsbestimmung

Der Begriff „Sehschärfe" ist nicht einheitlich, er umfaßt die einfache Trennschärfe, die Noniussehschärfe, die Formenempfindlichkeit und die minimale Lesezeichengröße. Die Noniussehschärfe ist etwa drei- bis zehnmal so groß wie die einfache Trennschärfe. In der Praxis wird — z.B. mit Hilfe des Landolt-Ringes — die einfache Trennschärfe gemessen, wobei freilich auch die Formenempfindlichkeit eine gewisse Rolle spielt. Das Normal-Prüf-Sehzeichen ist so berechnet, daß es dem Probanden unter einem Sehwinkel von 5′ erscheint. Das Charakteristikum — etwa die Lücke im Landolt-Ring — und die Strichdicke werden dann unter einem Sehwinkel von 1′ gesehen, das sind bei 5 m Prüfentfernung 1,5 mm.

Die Sehschärfe wird angegeben als Bruch:

$$\text{Sehschärfe} = \frac{\text{Prüfentfernung}}{\substack{\text{Entfernung, aus der das Prüfzeichen} \\ \text{vom Normalsehenden erkannt wird.}}}$$

Um nicht die Prüfentfernung variieren zu müssen, werden verschieden große Prüfzeichen angeboten. Sieht der Fahrer A 5/5, der Fahrer B 5/10, so heißt das, daß beide auf 5 m Prüfentfernung untersucht wurden, Fahrer B benötigte zur Erkennung dabei Prüfzeichen, die der Normale (Fahrer A) auf 10 m erkennen kann. In der Praxis wird der Fahrer B ein Hindernis erst auf die Hälfte der Entfernung erkennen, die ein Normaler braucht, z.B. erst auf 50 statt auf 100 m.

Bei diesem Untersuchungsgang wird meist unter Leuchtdichtebedingungen untersucht, die ein optimales Auflösungsvermögen ergeben. Die Sehschärfe ist aber nicht nur bestimmt und bestimmbar durch Größenbeziehungen, sondern sie ist ebenso abhängig und prüfbar durch den Kontrast. Auf die Prüfmethode durch Änderung der Sehdingleuchtdichte statt der Sehdinggröße haben E. AULHORN (1964) und RICHARDS (1966) hingewiesen. Zwischen Lichtwahrnehmung und Formerkennen (Sehschärfe) besteht ein quantitativer Zusammenhang.

Schließlich besteht noch eine Abhängigkeit zwischen Sehschärfe und Grundleuchtdichte. Die Unterschiedsempfindlichkeit hat ihr Maximum bei Tageslicht bei bedecktem Himmel, sie fällt bei steigender (Blendung) und sinkender Beleuchtung ab.

Unter freier oder relativer Sehschärfe ist die Sehschärfe des unkorrigierten Auges zu verstehen (Sehleistung); die maximale, absolute oder Bestsehschärfe wird durch eine etwa erforderliche Korrektur ermittelt.

Die foveale Sehschärfe sagt noch nichts über die zentrale Wahrnehmung aus.

## 1.2 Methodik der Sehschärfebestimmung

Von verkehrsmedizinischer Seite wird mit Recht gefordert, daß die Untersuchungsbedingungen untereinander gleich, die Ergebnisse verschiedener Untersucher vergleichbar sein sollen (Broschmann, Heinsius, Irving u. a.). Nur so ist eine gewisse Rechtssicherheit wenigstens im Hinblick auf die Feststellung des Tatbestandes zu erreichen. Da die Sehschärfe, wie bereits ausgeführt wurde, nicht nur von der Sehzeichengröße, sondern auch vom Kontrast und der Grundleuchtdichte abhängt, sind zumindest diese Faktoren zu normen. Ferner sollten bei allen Untersuchungen gleichartige Sehzeichen verwandt werden. Eine Untersuchungsstelle, die mit optimaler Grundleuchtdichte und Kontrast, fehlerhaft zu kleinem Prüfabstand und Sehzeichen, die der Formempfindlichkeit entgegenkommen, untersucht, erzielt für den Probanden günstigere Ergebnisse als eine andere, die vielleicht mit Landolt-Ringen auf vergilbtem Pappkarton arbeitet. Leider sind selbst bei an sich gleichen Untersuchungsbedingungen die Ergebnisse oft nicht vergleichbar, weil der eine Untersucher die Sehschärfe entsprechend der Reihe angibt, die vollständig gelesen wird (so z. B. bei den Bundesbahnaugenärzten), während der andere Untersucher sich damit begnügt, daß der Proband nur einen Teil der Reihe lesen kann. Da Ziffern wie 1, 4 oder 7 leichter gelesen werden als 3, 6 oder 8, ist schon aus diesem Grund zu empfehlen, mit Landolt-Ringen oder einem entsprechenden Sehzeichen zu untersuchen. Aber auch beim Landolt-Ring sind die Stellungen 3, 6, 9 und 12 Uhr leichter als die schrägen Einstellungen erkennbar.

In dem von der Universitätsaugenklinik Tübingen entwickelten Mesoptometer steht ein Gerät zur Verfügung, das es gestattet, bei gleichbleibender Sehzeichengröße (Landolt-Ring) den Kontrast bei stark herabgesetzter Grundleuchtdichte zu variieren. Die Untersuchung kann auf die Prüfung der Leuchtdichteunterschiedsempfindlichkeit bei und nach Blendung (Readaptationszeit) ausgedehnt werden, Einzelheiten siehe bei Aulhorn (1964).

Die Angabe des erzielten Ergebnisses soll die Prüfungsentfernung erkennen lassen, z. B. 5/5, nicht 1,0 oder 6/10, nicht 60% und für jedes Auge einzeln erfolgen. Im Straßenverkehr ist für die Erkennung eines in den Sichtraum tretenden Objektes der Visus des besseren Auges entscheidend. Wer rechts 5/5 und links 5/20 sieht (addiert 1,25), sieht ein Objekt ceteris paribus eher, als ein Fahrer mit Visus rechts gleich links 5/7,5 (addiert 1,33).

Rechnerisch läßt sich ermitteln, daß alle Sehdinge bei monocularer Betrachtung 4% kleiner erscheinen, als bei binocularer. Die beidäugige Sehschärfe ist meist größer als die monoculare (SCHOBER) und sollte deshalb neben der Sehschärfe der Einzelaugen auch angegeben werden.

Es ist allgemein üblich, die Sehschärfe in geschlossenen Räumen zu untersuchen. Es ist wichtig, sich daran zu erinnern, daß das Ergebnis der Sehschärfeprüfung nur für die Beleuchtungsbedingungen gilt, unter denen es gewonnen wurde. Untersuchung im hellen Tageslicht im Freien, womöglich im Sonnenschein, erhöht die Sehschärfe unter Umständen bis auf 200...230%. Ebenso kann die Sehschärfe des einen Auges dadurch verbessert werden, daß das andere Auge stark beleuchtet wird (konsensuelle Pupillenverengung).

## 1.3 Dynamische und statische Sehschärfe

In der augenärztlichen Praxis wird im allgemeinen die statische Sehschärfe geprüft, das heißt Betrachter und Sehding behalten während der Untersuchung ihre Lage zueinander. Die dynamische Sehschärfe sagt dagegen etwas aus über die Sehschärfe bei wechselnder örtlicher Lagebeziehung zwischen Auge und Objekt.

Nur für den Sonderfall einer sehr langsamen Bewegung (KLERK, Untersuchungen an Piloten, Winkelgeschwindigkeit 0,2...2 Bogenminuten) kann die dynamische Sehschärfe besser als die statische sein, wahrscheinlich infolge Ausschaltung der Lokaladaptation. Sonst — und stets in der Peripherie der Netzhaut — ist die Sehschärfe für bewegte Objekte schlechter als die statische (JAEGER und HONEGGER u. a.).

Statische und dynamische Sehschärfe stehen in keiner festen Abhängigkeit zueinander (LUDVIGH und MILLER, SUZUMURA). Der letztgenannte Autor fand das zum Teil dadurch erklärt, daß die dynamische Sehschärfe durch Übung gebessert werden kann. Bei Piloten fand er eine deutlich bessere dynamische Sehschärfe als bei Personen, die beruflich keine dynamische Sehschärfe benötigen, aber auch bei ihnen war die statische Sehschärfe besser als die dynamische.

Die dynamische Sehschärfe ist umso schlechter, je größer die Winkelgeschwindigkeit des bewegten Objektes ist. Nun haben bei gleicher absoluter Geschwindigkeit die Objekte eine höhere Winkelgeschwindigkeit zueinander, die sich näher sind. Daher spielt die dynamische Sehschärfe besonders im Stadtverkehr mit seinen geringen Beobachtungsdistanzen eine Rolle.

## 1.4 Sehschärfe und Altersverteilung bei den Kraftfahrern

Um eine Relation zwischen Sehschärfe und Unfallhäufigkeit zu finden, genügt es nicht, die Sehschärfe von Personen zu kennen oder zu bestimmen, die in einen Unfall verwickelt waren, sondern zunächst einmal muß die

1*

Verteilung der einzelnen Visusgruppen bei den Kraftfahrern im allgemeinen bekannt sein. Das ist weder in Deutschland noch in einem anderen Land der Fall. Eine derartige Statistik wird zwar angestrebt, konnte aber aus rechtlichen und personellen Gründen bisher nicht aufgestellt werden.

Hilfsweise sei die Altersverteilung der Kraftfahrer herangezogen, denn zwischen der Sehschärfe und dem Alter bestehen feste Beziehungen. Setzt man die Sehschärfe bei 20jährigen gleich 100, so beträgt sie

bei 40jährigen 90%,
bei 60jährigen 74%,
bei 80jährigen 47%.

Diese Zahlen basieren auf Ergebnissen, die in der augenärztlichen Praxis gewonnen wurden (SCHOBER u. a.). Wird das Sehorgan aber unter erschwerten Bedingungen beansprucht (herabgesetzte Beleuchtung, Blendung), so ist das Auge des alten Menschen noch stärker unterlegen. Bei 1,0 und 0,1 fL sind Personen von 70 Jahren und mehr nach RICHARDS (1966) überhaupt nicht mehr fahrtauglich.

Solange die Sehschärfeverteilung bei den Kraftfahrern nicht bekannt ist, ist daher die Alterszusammensetzung der Kraftfahrer von Interesse, weil unterstellt werden kann, daß die Gruppe der 18- bis 25jährigen besser sieht als die der 60- und 80jährigen.

Exakte Angaben über die Altersverteilung bezogen auf die Fahrleistung gibt es nicht, doch hat „Der Polizeipräsident Berlin" eine Verkehrszählung und Schätzung des Lebensalters von Kfz-Fahrern durchführen lassen, die sehr wertvolle Ergebnisse brachte. Es wurde durch besonders geschulte Beamte an 21 Zählpunkten das Alter der Vorbeifahrenden geschätzt, wobei sich diese Schätzmethode als zuverlässig erwies, wie Kontrollen ergaben.

Bei insgesamt 103 508 auf ihr Alter geschätzten Fahrern fand sich folgende Aufgliederung:

| Alter: | 18—25 | 26—35 | 36—45 | 46—55 | 56—65 | 66 und älter |
|---|---|---|---|---|---|---|
| männlich | 17,6% | 22,7% | 27,6% | 19,0% | 9,6% | 3,5% |
| weiblich | 23,7% | 31,4% | 24,8% | 16,5% | 3,6% | — |

Dieses Ergebnis wurde zu rund 9600 Verkehrsunfällen in Beziehung gesetzt, für die das Alter der schuldhaft beteiligten Kraftfahrer bekannt war (Tab. 1 und 2).

Der Aussagewert dieser Tabellen von WALTHER, die ohne Korrektur ihrer rechnerischen Unstimmigkeiten wiedergegeben werden, ist allerdings insoweit nicht eindeutig, als durch die Aufgliederung der Unfälle nach Unfallfolgen einerseits und Hinzufügen der Delikte „Trunkenheit" sowie „Verkehrsflucht" andererseits nicht auszuschließen ist, daß Unfälle mehrfach, zumindest doppelt gezählt sein können, zumal die verschiedenen Unfallserien in unterschiedlichen, sich zum Teil überschneidenden Zeiträumen ermittelt

Tabelle 1. *Altersmäßige Gliederung von an Verkehrsunfällen schuldhaft beteiligten Kfz-Führern* von WALTHER (s. Text)

| Alter | Verkehrs-anteil[1] | Verkehrsunfälle mit | | | | | | | | | | | | | | |
|---|---|---|---|---|---|---|---|---|---|---|---|---|---|---|---|---|
| | | tödlichem Ausgang | | tödlichem Ausgang | | schwerem Personen-schaden | | leichtem Personen-schaden | | Sachschaden über 1000,— DM | | Personen-schaden | | Trunkenheit | | Verkehrsflucht |
| | | Sept.-Dez. 1963 | | Jan.-Okt. 1964 | | Sept.-Dez. 1963 | | Sept.-Dez. 1963 | | Sept.-Dez. 1963 | | März-Mai 1964 | | 1. 7. 1963 bis 30. 6. 1964 | | Jan.-Nov. 1964 |
| | | Anzahl | % | Anzahl | % | Anzahl | % | Anzahl | % | Anzahl | % | Anzahl | % | Anzahl | % | Anzahl | % |
| 18—25 | 17,6% | 29 | 38,1 | 75 | 54,0 | 204 | 36,5 | 823 | 33,5 | 273 | 29,0 | 808 | 38,5 | 512 | 35,3 | 556 | 34,2 |
| 26—35 | 22,7% | 19 | 25,0 | 27 | 19,4 | 139 | 25,0 | 577 | 23,5 | 252 | 26,8 | 458 | 22,1 | 481 | 33,3 | 520 | 27,1 |
| 36—45 | 27,6% | 11 | 14,5 | 11 | 7,9 | 83 | 15,0 | 389 | 15,8 | 152 | 16,2 | 269 | 13,0 | 204 | 14,1 | 271 | 14,1 |
| 46—55 | 19,0% | 7 | 9,2 | 16 | 11,4 | 62 | 11,1 | 322 | 13,0 | 129 | 13,7 | 265 | 12,8 | 153 | 10,6 | 254 | 13,2 |
| 56—65 | 9,6% | 8 | 10,5 | 9 | 6,5 | 56 | 10,0 | 283 | 11,5 | 111 | 11,8 | 197 | 9,5 | 86 | 5,9 | 175 | 9,1 |
| über 66 | 3,5% | 2 | 2,6 | 1 | 0,7 | 14 | 2,6 | 65 | 2,6 | 24 | 2,6 | 58 | 3,7 | 9 | 0,6 | 44 | 2,3 |
| | zusammen | 76 | | 139 | | 558 | | 2459 | | 941 | | 2055 | | 1445 | | 1920 | |

[1] Ermittelt auf Grund einer Altersschätzung von 100000 Personen.

Tabelle 2. *Verkehrsunfallkoeffizienten*[1] (*Kfz-Führer*)
von WALTHER (s. Text)

| Alter | Koeffizient für Verkehrsunfälle mit | | | | | | | |
|---|---|---|---|---|---|---|---|---|
| | tödlichem Ausgang | tödlichem Ausgang | schwerem Personenschaden | leichtem Personenschaden | Sachschaden über 1000,— DM | Personenschäden | Trunkenheit | Verkehrsflucht |
| | Sept.-Dez. 1963 | Jan.-Okt. 1964 | Sept.-Dez. 1963 | Sept.-Dez. 1963 | Sept.-Dez. 1963 | März-Mai 1964 | 1. 7. 1963 bis 30. 6. 1964 | Jan.-Nov. 1964 |
| 18—25 | **2,16** | **3,00** | **2,07** | **1,90** | **1,65** | **2,19** | **2,01** | **1,94** |
| 26—35 | **1,10** | 0,85 | **1,10** | **1,04** | **1,19** | 0,97 | **1,47** | **1,19** |
| 36—45 | 0,51 | 0,30 | 0,54 | 0,57 | 0,59 | 0,47 | 0,51 | 0,51 |
| 46—55 | 0,48 | 0,60 | 0,58 | 0,68 | 0,72 | 0,67 | 0,56 | 0,70 |
| 56—65 | **1,09** | 0,68 | **1,04** | **1,20** | **1,23** | 0,99 | 0,61 | 0,95 |
| über 66 | 0,74 | 0,20 | 0,74 | 0,74 | 0,74 | **1,06** | 0,17 | 0,83 |

[1] Faktoren, die — multipliziert mit dem Verkehrsanteil — die Verkehrsunfallbeteiligung ergeben. Vom Verhältniswert 1 ausgehend, sind dicke Ziffern negativ zu beurteilen.

worden sind. Sind in den Zahlen Doppelzählungen enthalten, dann handelt es sich nicht um insgesamt 9593, sondern je nach Umfang der Doppelzählungen um eine geringere Zahl von Unfällen; weiter kann der Umfang der Mehrfachzählungen in den Altersgruppen verschieden sein, was insbesondere die auf kleinen Unfallzahlen basierenden Prozentsätze beeinflussen kann und demnach auch die errechneten Koeffizienten:

$$\frac{\text{Unfallbeteiligung}}{\text{Verkehrsanteil.}}$$

Trotz dieser Unsicherheit ist wohl aus den errechneten Koeffizienten — die gleich 1 sein müßten, wenn die Unfallhäufigkeit nicht vom Alter abhängig wäre — zu ersehen, daß die Unfallhäufigkeit bei den unter 25jährigen erheblich höher ist, als die der über 66 Jahre alten Kraftfahrer. Daraus

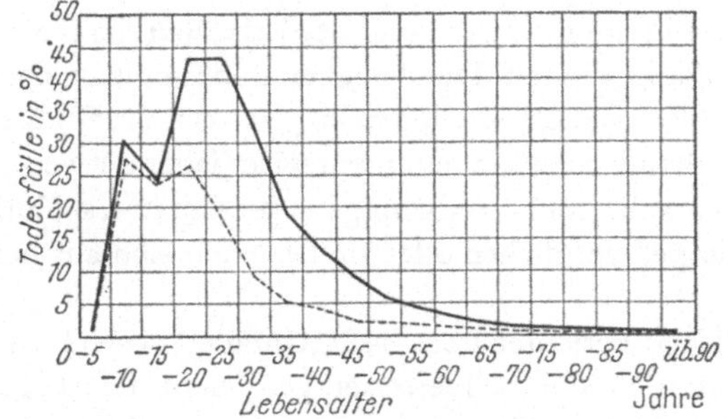


Abb. 1. Der prozentuale Anteil der Sterbefälle durch Kfz-Unfälle an den Gesamtsterbefällen Gleichaltriger im Bundesgebiet (ohne Berlin) im Jahre 1963 in Abhängigkeit vom Alter (————— männlich, - - - - - - - weiblich)

kann jedenfalls gefolgert werden, daß höheres Alter und damit schlechterer Visus nicht zu erhöhter Unfallbeteiligung führen.

Zu ähnlichen Ergebnissen kamen Häkkinen, Hansson, Kopp und Wendt, Marzano u. Mitarb., Munden u. a. Diese Autoren weisen aber gleichzeitig darauf hin, daß sich in der jüngsten Altersgruppe, die nach den Vorschriften eine Fahrerlaubnis besitzen kann, naturgemäß besonders viele Personen finden, die während ihrer Zugehörigkeit zu eben dieser Altersklasse ihren Führerschein erworben haben. Es läßt sich aber zeigen, daß die Unfallrate der Personen, die ihren Führerschein in den letzten 12 Monaten erwarben, höher ist, als die der Personen mit längerer Fahrerfahrung. Schon aus diesem Grund ist die Unfallerwartung der Jugendlichen höher als die der Älteren, ohne daß die unterdurchschnittliche Unfallerwartung der älteren Fahrer allein auf ihre größere Erfahrung zurückgeführt werden könnte.

Wie bereits festgestellt, nimmt die Sehschärfe mit zunehmendem Alter ab. Nun gehen in die Beziehung zwischen Unfall und Alter soviel andere Faktoren mit ein, daß eine gleichbleibende Relation zwischen tödlichem

Verkehrsunfall und zunehmendem Alter (gleich abnehmendem Visus) nicht zu erwarten ist; das ergibt auch eine Zusammenstellung über den prozentualen Anteil der Sterbefälle durch Kraftfahrzeugunfälle an den Gesamtsterbefällen in der Bundesrepublik. Sie zeigt, daß das Gros der tödlichen Verkehrsunfälle auf extraoculare Faktoren zurückgeführt werden muß, so spricht z. B. der „geschlechtsspezifische" Anstieg der Todesfälle bei den Jünglingen bis auf rund 45% für Leichtsinn und Unerfahrenheit (Abb. 1). In anderen Ländern mit starkem Kraftfahrzeugverkehr verläuft die Kurve nahezu gleich, so z. B. in USA und in Australien, wo sogar 71% (!) der männlichen Toten zwischen 15 und 25 Jahren Verkehrstote sind.

## 1.5   Visus und Unfallhäufigkeit

Da eine zuverlässige Statistik über die Verteilung der Sehschärfe bei den Kraftfahrern fehlt, gibt es auch keine Statistik über die Korrelation zwischen Visus und Unfallhäufigkeit. Die Angaben in der polizeilichen Unfallstatistik sind darüber hinaus auch zu allgemein (GANTER (1960) u. a.).

In den vorhandenen Aufstellungen wird daher entweder ein kleines, für den Straßenverkehr nicht unbedingt repräsentatives Kollektiv mit einer „Kontrollgruppe" verglichen oder sie beziehen sich auf bestimmte Berufsgruppen.

HAGER (1963) berichtet über 342 „Unfäller" verschiedener Visusgruppen, die er mit 2236 Kontrollpersonen vergleicht. Es ist aber fraglich, ob es statistisch zulässig ist, polizeilich bekannt gewordene und gemeldete Unfäller mit Personen zu vergleichen, die ihre nicht-aktenkundige Unfallvorgeschichte erst angeben sollen und sich dabei unter Umständen Unannehmlichkeiten zuziehen können. Von dieser Statistik meint JAHN ebenso wie von dem Gutachten des Instituts für medizinische Optik (AMMENDE), daß bei statistisch sachgerechter Anordnung Sehschwäche nicht signifikant häufiger bei den Unfällern als bei den Unfallfreien vorkäme.

LAUER glaubt, daß Fahrer mit „besserer" Sehschärfe weniger Unfälle als andere haben. Ähnliches berichtet das Road Safety Information Centre anhand eines 1936/38 in Kalifornien gesammelten Materials. In dieser Untersuchung wurde auch festgestellt, daß über 50% der Fahrer, die wegen „Schneidens" angehalten wurden, ein Auge mit „unternormaler Sehschärfe" — ohne nähere Angaben — hatten. Die Unfäller hatten ihren Unfall überwiegend auf der Seite des schlechteren Auges.

BURG meint, daß besonders Fahrer mit guter dynamischer Sehschärfe weniger Unfälle haben als Fahrer mit einem „schlechteren" Visus. JACKSON fand keine Verschiebung nach oben oder unten bei der Relation zwischen Fahrern mit gutem und schlechtem Visus.

Eine immer noch wichtige Zusammenstellung gab FLETCHER 1948. Er untersuchte 103 Kfz-Unfälle mit tödlichem Ausgang an Kreuzungen. In zwei Drittel der Fälle hatte einer der Fahrer einen einseitigen Visusdefekt und in 96% der Fälle seinen Unfall auf der Seite des unterwertigen Auges.

Die ENO-Foundation gibt in „Personal Characteristics of traffic-accident repeaters" an, daß Beidäugige weniger Unfälle als Einäugige hätten.

Unter Bezugnahme auf Arbeiten von GANTER (1955) und SCHWARZ (1954/55) meint JAHN, daß sich dennoch eine statistisch beweisbare Erhöhung der Unfallhäufigkeit bei den Einäugigen nicht nachweisen lasse, der Zusammenhang sei aber immerhin wahrscheinlich. Wichtig dürfte bei den Einäugigen sein, daß sie sich meist ihres Defektes bewußt sind (DAVEY u. a.).

Eine retrospektive Betrachtung stellten SACHSENWEGER und NOTHAAS (1961) an. Sie analysierten 4011 Verkehrsunfälle. Bei 306 Unfallbeteiligten schien ihnen die Möglichkeit oder Wahrscheinlichkeit eines ursächlichen Zusammenhanges zwischen optischer Insuffizienz und Unfall gegeben. Von diesen 306 Personen untersuchten sie 196 (davon 110 Fahrer). Sieben von diesen 110 erfüllten die Vorschriften der Tauvo nicht, doch bleibt schließlich nur ein Fall (0,025%), der nach Auffassung der Verfasser ausschließlich auf Fehler im optischen Funktionenkreis beruht. Der Fahrer war ein Monoculus, Visus —8,0 dptr 5/10, Bjerrumskotom, Glaukom.

Kollektive bestimmter Berufsgruppen untersuchten HEINSIUS (unveröffentlicht) und GRAMBERG-DANIELSEN.

HEINSIUS verglich drei Gruppen von Omnibusfahrern:

Gruppe 1: Visus mindestens 1,0/0,8

Gruppe 2: Visus zwischen   0,7/0,5 und 0,9/0,7

Gruppe 3: Visus zwischen   0,3/0,2 und 0,6/0,4

Unfallhäufigkeit:

|          | Fahrer | Unfälle |
|----------|--------|---------|
| Gruppe 1 | 2868   | 234     |
| Gruppe 2 | 1031   | 89      |
| Gruppe 3 | 236    | 25      |
|          | 4135   | 348     |

Die Unfallhäufigkeit der drei Gruppen wird im statistischen Sinne als gleich angesehen (8…10%) (Vergleichstest und Test auf Unterschiede von Anteilswerten) und HEINSIUS hält deshalb einen Visus von 0,3/0,2 für Omnibusfahrer, soweit nicht „ein krankhafter Augenbefund vorliegt", für ausreichend.

Die Zusammenstellung enthält keine Angaben über das Alter und — zumeist damit gekoppelt — die Berufserfahrung der Fahrer. Ältere, oft jahrzehntelang betriebstreue Fahrer haben eine erhebliche Fahrerfahrung, während zugleich mit dem steigenden Alter der Visus abfällt. Visusabnahme kann bis zu einem gewissen Grade durch Berufserfahrung kompensiert werden, das zeigen eigene Untersuchungen (GRAMBERG-DANIELSEN 1966), die zusammen mit der Hamburger Hochbahn-AG (HHA) gemacht wurden.

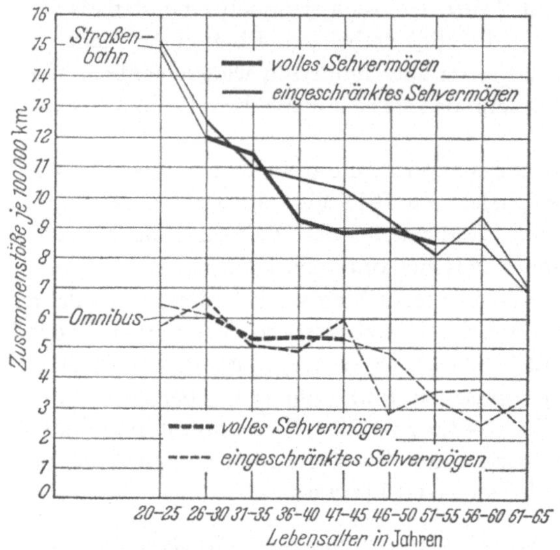


Abb. 2. Anzahl der Zusammenstöße je 100000 km in den einzelnen Lebensalters-gruppen bei vollem und bei eingeschränktem Sehvermögen

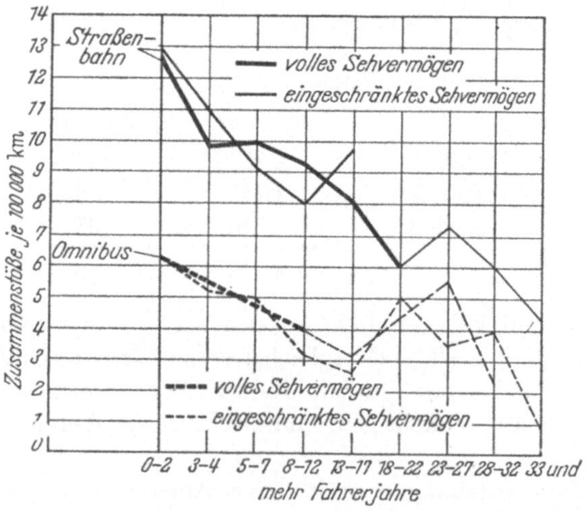


Abb. 3. Anzahl der Zusammenstöße je 100000 km in Abhängigkeit von der Dauer der Fahrpraxis

Auch bei diesem Kollektiv konnte kein relevanter Unterschied hinsichtlich der Unfallhäufigkeit zwischen Fahrern mit Visus 0,6/0,6 und 1,0/1,0 mit und ohne Brille konstatiert werden (Abb. 2 bis 4, Tab. 3).

RICHARDS faßt in seiner Literaturzusammenstellung für 1963 die Ansichten der verschiedenen Autoren zusammen und meint, daß nur ein gutes

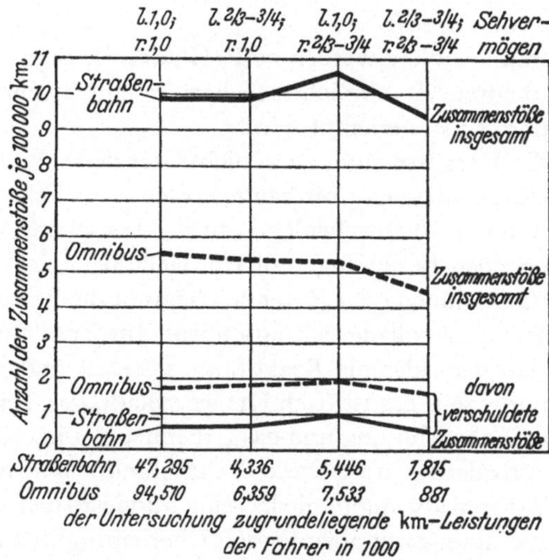


Abb. 4. Anzahl der Zusammenstöße je 100 000 km Fahrleistung bei unterschiedlichem Sehvermögen

Tabelle 3. *Die Anzahl der Zusammenstöße je 100 000 km bei unterschiedlichem Sehvermögen*

| | Visus<br><br>rechts/links | Zusammenstöße je 100 000 km | Davon verschuldete Zusammenstöße | Der Untersuchung zugrunde liegende km-Leistungen der Fahrer in 1 000 |
|---|---|---|---|---|
| Straßenbahnfahrer | 1,0/1,0 | 9,86 | 0,62 | 47 295 |
| | 1,0/0,66—0,75 | 9,83 | 0,61 | 4 336 |
| | 0,66—0,75/1,0 | 10,56 | 0,90 | 5 446 |
| | 0,66—0,75/0,66—0,75 | 9,31 | 0,52 | 1 815 |
| Omnibusfahrer | 1,0/1,0 | 5,50 | 1,71 | 94 510 |
| | 1,0/0,66—0,75 | 5,30 | 1,80 | 6 359 |
| | 0,66—0,75/1,0 | 5,25 | 1,88 | 7 533 |
| | 0,66—0,75/0,66—0,75 | 4,37 | 1,55 | 881 |

Sehvermögen ausreichende Informationen liefere, daß aber andere, cerebrale Funktionen für die Verhinderung von Unfällen wichtiger seien. „Die tatsächlichen Beziehungen zwischen Visus und Straßenverkehrsunfall sind nicht bekannt" (NORMAN).

## 1.6   Beziehungen zwischen Sehschärfe und Reaktionszeit

Definieren wir mit Fuchs als Reaktionszeit die Zeit, die bis zum Beginn der Reaktion verstreicht, so liegt es auf der Hand, daß die jeweils erforderliche Reaktionszeit umso sicherer zur Verfügung steht, je früher das gesehen wird, was die Reaktion auslöst. Der Beginn der Reaktionszeit hängt in erster Linie davon ab, daß

a) das, worauf reagiert werden soll (Hindernis, Signal, Gegenverkehr usw.), in den theoretisch möglichen Sichtraum eintritt und

b) als Hindernis usw. erkannt wird.

Während die Voraussetzung zu a) nichts mit der Sehschärfe zu tun hat, sondern von extraocularen — oft bautechnischen — Faktoren abhängt, ist die Voraussetzung zu b) entscheidend mit der Sehschärfe verknüpft.

Die rechnerischen Beziehungen hierfür siehe bei 1.7.

Mit dem Wahrnehmen oder Erkennen beginnt die Reaktionsauslösezeit, der sich die Reaktionsvollzugszeit anschließt. Im Zusammenhang mit der Sehschärfe interessiert hier die Reaktionsauslösezeit und in ihr besonders die Wahrnehmungszeit, das ist nach Klebelsberg „der Teil der Reaktionszeit, der für die Wahrnehmung und das Erkennen der jeweiligen Reaktionsaufforderung erforderlich ist". Diese Wahrnehmungszeit ist nicht nur von psychischen Faktoren abhängig. Sie hat eine Mindestdauer wegen der innerhalb der Wahrnehmungszeit ablaufenden Überleitungszeit Netzhaut—Area striata. Diese Überleitungszeit spielt vor allem im Flugverkehr, aber auch bei den heute im Straßenverkehr erreichten Geschwindigkeiten eine Rolle. Sie führt zur Anisochronie von Umweltrealität und Wahrnehmung und damit zum Distanzskotom, zum kinetischen Raumskotom, einem Gesichtsfeldausfall nach vorn. Die akustische Anisochronie ist jedem bekannt, der einmal über eine größere Entfernung eine Geräuschquelle, etwa eine dampfablassende Lokomotive oder einen Mann, der Holz hackt, beobachtete. Die Schallwelle erreicht den Betrachter erst, wenn er das Geräusch an sich längst erwartet hat, sie kommt bei ihm erst an, wenn die Axt längst wieder erhoben ist. Hier ist die Verzögerung auf die „langsame" Schalleitung durch die Luft zurückzuführen. Wer flüchtig seinen Fuß unter heißes Fließwasser hält, kann die Zeitdifferenz zwischen Hitzeeinwirkung und Empfindung bemerken, thermische Anisochronie infolge der Zeit, die vergeht, während die Empfindung vom Fuß zum Zentralnervensystem geleitet wird.

Ein Lichtreiz gelangt nur bis zur Retina mit Lichtgeschwindigkeit, es folgen:

1. die Latenzzeit der Netzhaut ........................... 0,03 s

2. die Leitungszeit im Sehnerv .......................... 0,01 s

3. die Umschaltung vom optischen Areal in andere Teile des
   Zentralnervensystems ................................ 0,05 s

(Zahlen nach MÜLLER-LIMMROTH). Diese Zeit — rund 0,1 sec — wird als latente sensorielle Empfindungszeit (optical latent period of perception) bezeichnet. Bei gleicher Gesamtzeit geben einige Autoren eine andere Verteilung der Einzelzeiten an.

Die latente sensorielle Empfindungszeit ist in hohem Maße von der Beleuchtung auf der Augenpupille, nicht aber von der Wellenlänge des einfallenden Lichtes abhängig, bei 0,1 lx ist die Überleitzeit etwa dreimal so lang wie bei 20 lx. Nur SCHUBERT gibt an, die Farbe des Reizlichtes spiele für die Größenordnung der Empfindungszeit eine Rolle. Zwischen dem ersten Beginn der Empfindung und ihrem Höhepunkt liegt eine Anstiegszeit, die 1,5- bis 3mal so lang ist wie die Empfindungszeit. Auch die Anstiegszeit ist abhängig von der Reizintensität, ferner hängt ihre Dauer wesentlich davon ab, welcher Punkt der Retina gereizt wird. Die Empfindungs- und die Anstiegszeit sind um so länger, je weiter peripher die Netzhaut erregt wird. Bei der geringeren Sehschärfe der Netzhautperipherie wird ein Sehding zudem auch später merkbar in den Sichtraum treten, als wenn es a priori auf der Macula abgebildet wird. Um es klar erkennen zu können, sind Augenbewegungen, unter Umständen Akkommodationsentspannung beim Blick vom Instrument in die Ferne erforderlich. STRUGHOLD und GERATEWOHL geben für diese sensoriellen Latenzen niederer Ordnung 1,0...1,5 s an.

Für die Berechnung der Reaktionszeit, die — etwa nach einem Unfall — dem Fahrer zuzugestehen ist, muß also die Helligkeit und der Ort, an dem der Reiz zuerst auftauchte, bekannt sein. Die relative Langsamkeit der Fortleitung optischer Eindrücke — mit etwa einem Viertel Schallgeschwindigkeit — ist mitverantwortlich für die Schreckzeit, oft schlecht Schrecksekunde genannt. Der Bundesgerichtshof hat in seinem Urteil vom 30. April 1954 die Schreckzeit (gleich Reaktionszeit zuzüglich Bremsenansprechzeit) mit „üblicherweise 1,0 s" angegeben, am 16. Juni 1954 nahm er sie in einem weiteren Urteil mit 0,9 s an. Eine Schreckzeit kann nur dann als rechtserheblich anerkannt werden, wenn „der Fahrer schuldlos von der Gefahr überrascht worden ist" (BGH Urteil vom 16. 6. 1954). Besonders beim Fahren bei herabgesetzter Beleuchtung wird den Fahrer leicht der Vorwurf treffen können, er sei zu schnell gefahren, da nicht nur die foveale Sehschärfe herabgesetzt, sondern zugleich die Überleitzeit verlängert ist. In verschiedenen Gerichtsurteilen ist zwar ausgesprochen, daß der Beschuldigte seinen Augenfehler (Refraktionsanomalie, Gesichtsfeldausfall usw.) habe kennen müssen oder kennen können, sich also anders hätte verhalten müssen, die im Dunkeln verlängerte Überleitzeit ist bisher aber in keinem Gerichtsurteil strafverschärfend erwähnt. Die Verkürzung der für die Reaktion zur Verfügung stehenden Zeit zwingt dazu, durch willkürliche Kürzung der Vorwählzeit einen Ausgleich zu schaffen (z. B. Fuß auf Verdacht auf das Bremspedal stellen), wenn dazu Veranlassung besteht.

Die Überleitzeit führt nicht nur zur Anisochronie von optischer Wahrnehmung und Umweltrealität, sondern auch zu einem Distanzskotom, einem Gesichtsfeldausfall nach vorn, der so physiologisch ist wie der blinde Fleck, wenn er auch in einer ganz anderen Ebene liegt.

Beispiel: Bei 160 kmh$^{-1}$ legt der Wagen in der Sekunde rund 45 m zurück, innerhalb der latenten sensoriellen Empfindungszeit rund 4,5 m. Innerhalb dieses Bereiches wird ein plötzlich auftauchender Gegenstand erst gesehen, wenn der Wagen ihn bereits erreicht hat. Befindet er sich darüber hinaus in der Peripherie des Gesichtsfeldes (Straßenrand) und ist schlecht beleuchtet, beträgt das kinetische Raumskotom rund 7 m. Auf die Wahrnehmung folgt der motorische Anteil der Reaktionszeit, der unabhängig von Reizintensität und Adaptationszustand 0,15 s, also weitere 7 m, dauert. Erst nach 14 m beginnt mit der Bremsenansprechzeit die Reaktionsvollzugszeit. Dabei ist zu berücksichtigen, daß diese Zeiten bei gefahr- und schrecklosen Experimenten gewonnen wurden, also keine Schreckzeit beinhalten.

Im Straßenverkehr ist in diesem Zusammenhang eine Unfallart interessant, deren Klärung oft Schwierigkeiten bereitet: die Fahrt gegen ein Hindernis ohne nachweisbare Bremsspur, das „plötzliche Auftauchen eines vorher nicht dagewesenen Gegenstandes". Gerät z.B. ein springender Hase vor den Wagen, wozu er bei einer Sprunggeschwindigkeit von 60 bis 70 kmh$^{-1}$ erheblich weniger Zeit braucht, als dem kinetischen Raumskotom des Fahrers entspricht, so kann der Fahrer den plötzlich auftauchenden Hasen nicht sehen, ehe der Zusammenstoß erfolgt.

Das Distanzskotom ist seinem Wesen nach unabhängig von der Sehschärfe, seine Größe ist allein eine Frage der Relation zwischen Fahrgeschwindigkeit und Überleitzeit. Die Sehschärfe ist im Zusammenhang mit dem Distanzskotom nur von untergeordneter Bedeutung, weil im Straßenverkehr wirklich wichtig nur das Raumskotom unmittelbar vor dem Wagen ist und es sich gefahrbringend nur um größere Objekte handeln kann, deren Erkennung keine besonders gute Sehschärfe erfordert. Ein Igel kann nicht so plötzlich auf die Fahrbahn gelangen, ein Stinktier, das nach BYRNES in das Distanzskotom hineinlaufen kann, wird ohne wesentliche Gefährdung des Wagens überfahren werden können, mag es auch postum einen Schreck auslösen. So liegt die Bedeutung der Sehschärfe vor allem darin, daß an der Grenze des Bremsweges — in der Ferne — die Gefahr bei besserer Sehschärfe eher und klarer erkannt wird. Der Bremsweg beträgt bei einer Geschwindigkeit von 160 km h$^{-1}$ und einer Bremsverzögerung von 4,5 m/s$^2$ 220 m. Ein in dieser Entfernung in den Sichtraum springendes Objekt wird wahrgenommen — Erkennbarkeit an sich vorausgesetzt —, wenn der Wagen 5 bis 7 m weitergefahren ist. Um diese Strecke wird der zur Verfügung stehende Bremsweg durch das Raumskotom verkürzt.

Gleichzeitig verkürzt sich auch die für Ausweichmanöver zur Verfügung stehende Bremszeit. Das mag auf große Entfernungen belanglos sein, nicht aber bei kurzen Abständen. Die Bremszeit ist aus dem Diagramm Abb. 5 zu entnehmen.

Im Zusammenhang mit dem Distanzskotom ist schließlich darauf hinzuweisen, daß der Lidschlag jedesmal das Auge für 0,3...0,4 s verdeckt (HABERICH). Nach dem gleichen Autor macht der Mensch 20 bis 30 Lidschläge in der Minute. Bei einer Geschwindigkeit von 100 kmh$^{-1}$ legt ein Wagen während des Lidschlages des Fahrers etwa 10 m zurück. Diese Strecke kann dem Distanzskotom unmittelbar vorangehen bzw. in das Distanzskotom übergehen. Nach KOSCHLIG ist die Verschlußzeit der Augen besonders lang (nach seinen Messungen bis zu 0,5 s), wenn der Lidschlag durch einen Stoß gegen den Kopf, durch Auslösung des Cornealreflexes durch einen Fremdkörperreiz oder durch Anblasen (plötzliche Zugluft im Wagen) ausgelöst wird.

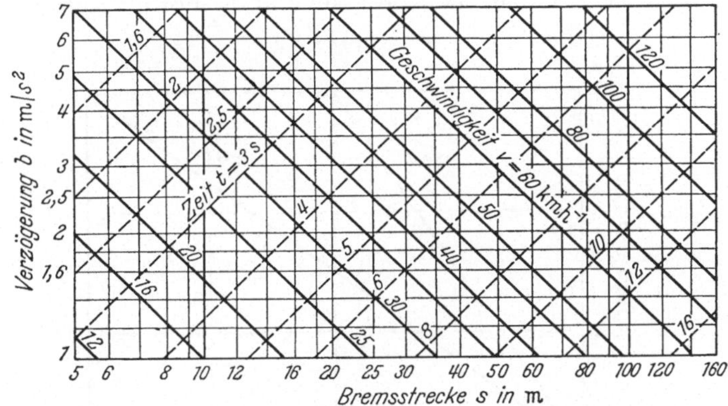


Abb. 5. Diagramm zum Ablesen der Bremszeit bei gleichförmig verzögerter Bewegung. Beispiel: Gegeben v = 50 kmh$^{-1}$; Bremsweg s = 42 m. Gefunden Bremsverzögerung b = 2,3; Bremszeit = 6 s

In diesem Zusammenhang sei angefügt, daß der Lidschlag oft mit Blick- oder Kopfbewegungen gekoppelt ist und durch den Verschluß der Augen das Auftreten von Zerrbildern der Umgebung verhindert, solange die Augen in Bewegung sind (optokinetischer Lidschlag) (HABERICH).

## 1.7  Beziehungen zwischen Sehschärfe und Bremsweg

Es ist oben mehrfach auf die Beziehungen zwischen Sehschärfe und Bremsweg hingewiesen worden; es wurde auch bereits gesagt, daß definitionsgemäß ein Sehding, das mit einem Visus von 5/5 auf 100 m erkannt wird, mit einer Sehschärfe von 5/10 auf 50 m und mit einer Sehschärfe von 5/20 erst auf 25 m — und so fort — gesehen wird. Es ist dabei irrelevant, ob ein Objekt auf der Straße

a) als Sack mit Aufschrift oder

b) nur als vermutliches Hindernis erkannt wird.

Im Fall a) müßte der Sack unter einem Sehwinkel von 5′, die Aufschrift unter einem Sehwinkel von 1′ erscheinen, entsprechend den Verhältnissen, wie sie oben für den Normal-Landolt-Ring beschrieben wurden; im Fall b) würde es genügen, wenn der Gegenstand unter einem Sehwinkel von 2′ bis 3′ gesehen wird.

Die Frage, ob ein Sehding erkannt werden kann, ist eine Frage nach der Sehschärfe, freien Sichtraum vorausgesetzt. Hierfür gilt folgende Formel:

$$r = ctg\,\alpha \cdot h$$

wobei $r$ der Abstand zwischen Beobachter und Sehding in Meter und $h$ die größte Ausdehnung des Sehdinges in cm ist.

Unterstellt man, daß der Sehwinkel 5′ = 0,0833° sein soll, dann ergibt sich für $ctg\,\alpha$ die Zahl 6,87 als Konstante und die Formel lautet:

$$r = 6{,}87 \cdot h\,.$$

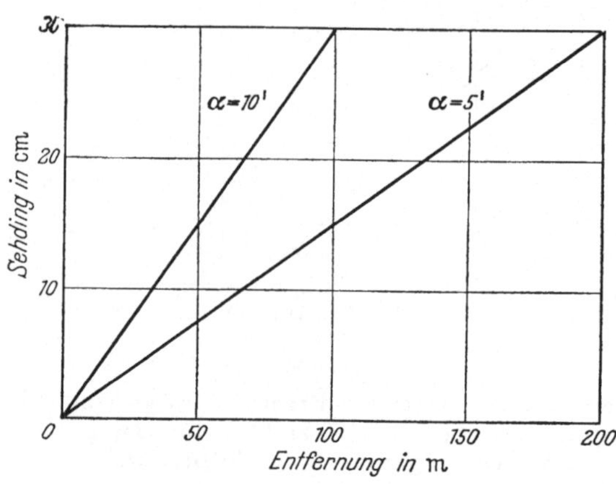


Abb. 6. Beziehungen zwischen Objektgröße und Sehwinkel α, hier für α = 10′ und 5′

Für einen Sehwinkel von 3′ gilt entsprechend

$$r = 11{,}4 \cdot h\,,$$

d. h. ein Sehding von 10 cm Größe erscheint in 11,4 · 10 = 114 m unter einem Sehwinkel von 3′.

Einen raschen Überblick über die Beziehungen zwischen Sehwinkel und Entfernung gibt das Diagramm Abb. 6.

Die Faustregel Bremsweg $s = \left(\dfrac{\text{Geschwindigkeit in kmh}^{-1}}{10}\right)^2$ gilt nur für den Spezialfall einer Bremsverzögerung $b = 3{,}9$ m/s². Generell gilt

$$s = \frac{v^2}{26 \cdot b}$$

Bei $b = 5$ ist der Bremsweg $s = 80$ m bei 100 kmh⁻¹. Die Faustformel wird den jetzt üblichen Bremsverzögerungen nicht mehr gerecht, andererseits kann *b* bei ungünstiger Beschaffenheit der Fahrbahndecke auf Werte unter 1 absinken (Glatteis). Die Beziehungen zwischen *s* und *b* zeigt das Diagramm Abb. 7.

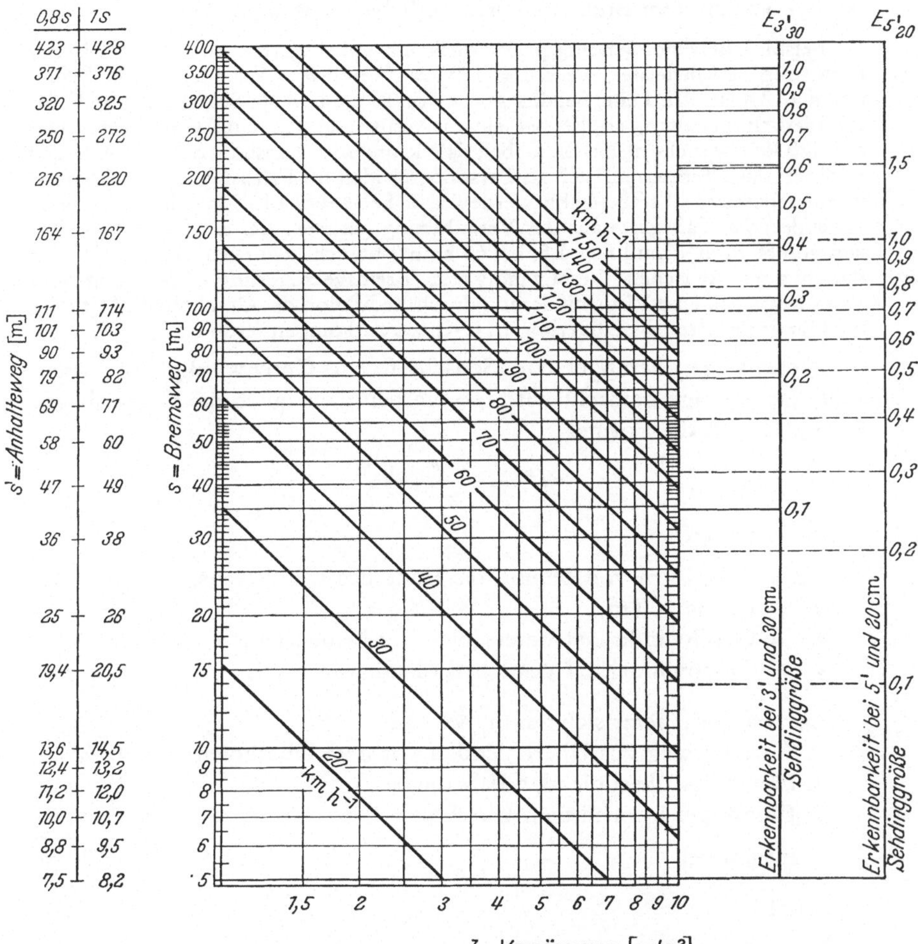


Abb. 7. Beziehung zwischen Geschwindigkeit (v), Bremsverzögerung (b), Bremsweg (s) und Visus. In den beiden rechten Ordinaten ist der Visus angegeben, der erforderlich ist, um bei gegebener Entfernung ein Sehding von 30 cm bzw. 20 cm Länge, das unter einem Sehwinkel von 5′ bzw. 3′ erscheint, zu erkennen. Beispiel: Gegeben v = 100 kmh⁻¹; b = 3,7; Sehding 30 cm, 3′. Gefunden: Erforderlicher Visus für Bremsweg (nicht Anhalteweg) etwa 0,3 und s etwa 102 m. Der Anhalteweg beträgt bei einer Reaktionszeit von 0,8 s (1,0 s) 124 m (130 m) (linke Ordinate). Der erforderliche Visus (rechte Spalte) ist auf den Bremsweg, nicht den Anhalteweg bezogen

Wenn $b$ und $s$ feststehen, läßt sich im konkreten Einzelfall errechnen, ob der vorhandene Visus einen ausreichenden Bremsweg gewährleistete. Im Diagramm Abb. 7 ist rechts für eine Sehdinggröße von 20 cm und 30 cm bei einer angenommenen Erkennbarkeitsnotwendigkeit von 5′ und 3′ der bei bestimmtem Bremsweg erforderliche Visus angegeben.

Beispiel: Bei einer Sehdinggröße von 30 cm und einem Sehwinkel von 3′ ist der Bremsweg gewährleistet, wenn $s = 120$ kmh$^{-1}$ und $b = 5{,}4$ oder $s = 80$ kmh$^{-1}$ und $b = 2{,}4$ ist. Wird eine Sehdinggröße von 20 cm und ein Sehwinkel von 5′ für erforderlich gehalten, so ist bei einem Visus von 0,3 eine Geschwindigkeit $s = 120$ kmh$^{-1}$ nicht mehr diskutabel, da $b$ kaum über 7 ansteigen kann, ohne daß es durch das Bremsen an sich zu Personenschäden im Fahrzeuginneren kommt; in einer besetzten Straßenbahn werden z.B. bei $b = 7$ die Sitze durch die vorschleudernden Fahrgäste aus der Verankerung gerissen. Bei einer Geschwindigkeit von 80 kmh$^{-1}$ muß $b = 5{,}8$, bei 60 kmh$^{-1}$ braucht $b$ nur 3,5 zu sein. Aus den Beziehungen zwischen Geschwindigkeit, Bremsverzögerung, Bremsweg und Visus folgt, daß eine Visusminderung durch Reduktion der Geschwindigkeit oder Erhöhung der Bremsverzögerung in Grenzen zu kompensieren ist.

Wenn wegen herabgesetzter Sehschärfe eine Geschwindigkeitsbegrenzung zur Auflage gemacht wird, so werden dann auch die Überholwege länger. Es gilt die Formel

$$\ddot{U}s = \frac{u \cdot v}{z} \, (m) \, .$$

Es bedeuten:

$\ddot{U}s$ = Weg in m von Beginn bis Ende des Überholens,

$u$   = 60 bis 100 m,

$z$   = Geschwindigkeitsunterschied der beiden Fahrzeuge in ms$^{-1}$,

$v$   = Geschwindigkeit des Überholenden in ms$^{-1}$.

Der Faktor $u$ setzt sich zusammen aus:

| | |
|---|---:|
| 1. Ausscherweg des Überholenden vor dem Überholen | z. B. 25 m, |
| 2. Länge des überholenden Fahrzeugs | z. B. 15 m, |
| 3. Einordneweg nach dem Überholen | z. B. 40 m, |
| zusammen | 80 m. |

Beispiel:

$u$   = 80 m,

$z$   = 20 kmh$^{-1}$ oder 5,5 ms$^{-1}$,

$v$   = 80 kmh$^{-1}$ oder 22,2 ms$^{-1}$,

$$\ddot{U}s = \frac{80 \cdot 22}{5} = 352 \text{ m.}$$

Bei 120 kmh$^{-1}$ = 33 ms$^{-1}$ würde ceteris paribus der Überholweg 159 m betragen.

Da längere Überholwege ein besseres Sehvermögen erfordern, ist jeweils im Einzelfall zu überlegen, wie weit die Höchstgeschwindigkeit herabgesetzt werden darf, aber auch muß, um unter den gegebenen Umständen noch optimal zu sein. Gleichzeitig sollte eine möglichst hohe Bremsverzögerung, soweit sie fahrzeugseitig zu beeinflussen ist, vorgeschrieben werden.

Der im Diagramm Abb. 7 angenommene und am rechten Abbildungsrand aufgetragene Visus muß tatsächlich vorhanden und nicht nur in der augenärztlichen Praxis unter optimalen Bedingungen nachweisbar sein.

Da die Sehschärfe stark abhängig von der Helligkeit und in der Regel bei Tageslicht besser ist, als nach dem Ergebnis in der augenärztlichen Praxis zu erwarten wäre, sind Verschiebungen nach oben und unten je nach der Grundleuchtdichte möglich.

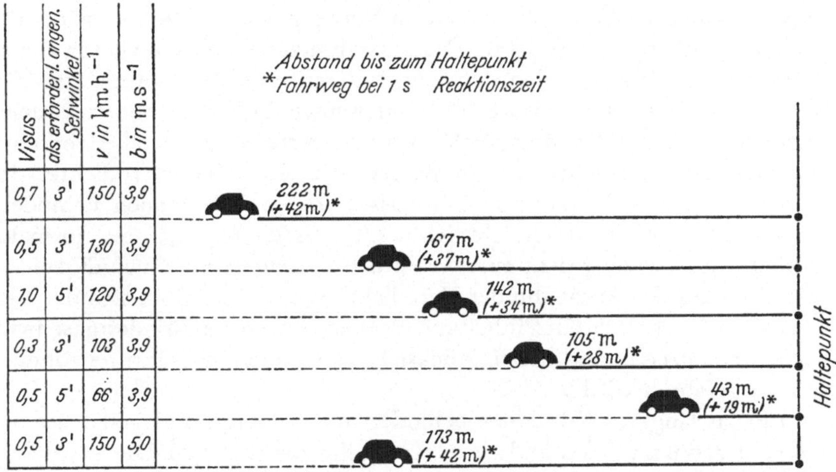


Abb. 8. Beziehung zwischen Visus, erforderlichem Sehwinkel, Geschwindigkeit und Bremsweg, hier bezogen auf einen gleichen Haltepunkt

Nah SCHOBER setzen schon Windschutzscheibenverschmutzungen, die subjektiv kaum störend wirken, den Visus um 30% herab.

Bei sauberer Scheibe würde ein Visus von 0,9 (bei E 5'$_{20}$) bei einer Geschwindigkeit von 125 kmh$^{-1}$ und $b = 4,5$ einen Bremsweg von 125 m ermöglichen. Bei einer geringen Windschutzscheibenverschmutzung, die den Visus auf 0,6 herabsetzt, steht aber bei gleichem $b$ und einer Geschwindigkeit von nur 98 kmh$^{-1}$ nur noch ein Bremsweg von 83 m zur Verfügung.

Der Anhalteweg (Bremsweg zuzüglich dem während der Reaktionszeit zurückgelegten Weg) ist jeweils für eine Reaktionszeit von 0,8 und 1,0 s am linken Rand des Diagramms Abb. 7 abzulesen.

In Abb. 8 ist angenommen, daß Fahrer mit verschiedenen Visus auf Wagen mit unterschiedlicher Geschwindigkeit und Bremsverzögerung bei differenten Mindestsehwinkeln am gleichen Punkt zum Halten kommen sollen. Visusminderungen können durch herabgesetzte Geschwindigkeit oder bessere Bremsverzögerung ausgeglichen werden.

## 1.8 Beziehungen zwischen Sehschärfe und Mindestgeschwindigkeit

Während im vorangehenden Abschnitt die Zusammenhänge zwischen Visus und Höchstgeschwindigkeit behandelt wurden, soll hier auf die Mindestgeschwindigkeit eingegangen werden. Das Diagramm Abb. 7 kann den Eindruck erwecken, als ob auch ein Visus von 0,05 bei entsprechender Herabsetzung der Geschwindigkeit im Verkehr noch vertretbar wäre. Tatsächlich muß aber einerseits mit Visusherabsetzungen durch allerlei äußere Einflüsse gerechnet werden und zum anderen muß der motorisierte Verkehrsteilnehmer eine gewisse Mindestgeschwindigkeit einhalten können, auch wenn sie zur Zeit noch nicht expressis verbis in der Straßenverkehrsordnung vorgeschrieben ist. Zumindest der § 1 StVO verpflichtet den Fahrer, sich dem Verkehr so anzupassen, daß er niemanden behindert. So z.B. das Oberlandesgericht Köln (Az: Ss 250/65): „Unter normalen Verhältnissen widerspricht eine wesentlich niedrigere Geschwindigkeit als 40 kmh$^{-1}$ auf der Autobahn der Verpflichtung aus § 1 StVO, sich der Verkehrsgemeinschaft durch Einhaltung einer angemessenen Mindestgeschwindigkeit anzupassen und darauf Rücksicht zu nehmen, daß dort gewöhnlich schnell gefahren wird".

Ein zu langsam Fahrender behindert die Anderen und gefährdet den Verkehr dadurch, daß er andere veranlaßt, ihn zu überholen. Die Turbulenz, eine der Hauptursachen der Verkehrsunfälle, nimmt zu. Der Fahrer muß in der Lage sein, mit einer Mindestgeschwindigkeit ohne Gefährdung des übrigen Verkehrs fahren zu können, diese Mindestgeschwindigkeit, die unter bestimmten Umständen auch die Höchstgeschwindigkeit sein kann, wird am besten als „Kanngeschwindigkeit" bezeichnet. Über ihre absolute Höhe läßt sich, im Gegensatz zur Höchstgeschwindigkeit, vom Ophthalmologen nichts aussagen, sie muß aber so hoch sein, daß Behinderungen des übrigen Verkehrs ausgeschlossen sind. In Anlehnung an § 9 StVO sollte deshalb von jedem Fahrer folgende Kanngeschwindigkeit gefordert werden:

1. Innerhalb geschlossener Ortschaften die jeweils zulässige Höchstgeschwindigkeit, zur Zeit in der Bundesrepublik Deutschland 50 kmh$^{-1}$.

2. Außerhalb geschlossener Ortschaften muß die Kanngeschwindigkeit der jeweils zulässigen Höchstgeschwindigkeit für LKW bis 7,5 t entsprechen, zur Zeit in der Bundesrepublik Deutschland 80 kmh$^{-1}$.

3. Für Fahrzeuge mit bauartbedingter Höchstgeschwindigkeit (z. B. 20 kmh$^{-1}$) darf die Anforderung an die Sehschärfe nicht etwa nur ent-

sprechend dieser Höchstgeschwindigkeit unter Zugrundelegung des Diagramms Abb. 7 festgelegt werden, weil derartige Fahrzeuge besonders große Hindernisse und Gefahrenquellen darstellen, da sie anderen Fahrzeugen nur langsam ausweichen können. Ein Traktor, der aus einer Torausfahrt auf die Straße fährt, sperrt zumindest eine Fahrbahn, oft auch die Gegenfahrbahn. Das Sehvermögen des Fahrers darf deshalb nicht nach dem Bremsweg *seines* Fahrzeuges berechnet werden, sondern muß sich daran orientieren, was der Fahrer von dem *übrigen* motorisierten Verkehr sehen können muß. An Fahrer derartiger — meist landwirtschaftlicher — Fahrzeuge müssen daher mindestens die Anforderungen der Klasse 3 gestellt werden, falls sie öffentliche Straßen benutzen, wenn auch nur überqueren wollen.

Eine Bindung der ‚Kanngeschwindigkeit' an die in der Straßenverkehrsordnung jeweils vorgesehenen Höchstgeschwindigkeiten ist praktikabel und die Anforderungen an die Sehschärfe werden so automatisch an die Anforderungen des Verkehrs, an denen sich die StVO orientiert, gebunden. Es ist beispielsweise auch möglich, einem Fahrerlaubnisbewerber mit der Auflage „Darf nur in der Stadt fahren" zu helfen, ohne daß die Allgemeinheit geschädigt oder gefährdet wird.

## 1.9 Beziehungen zwischen Sehschärfe und Lärm Vibration und Ermüdung

Die maximale Informationskapazität ist beschränkt, Spreng gibt sie für „die höchsten Zentren, unmittelbar vor dem Bewußtwerden der entsprechenden Information", mit 100 bit/s an. Die Verteilung der Informationskapazität erfolgt durch Drosselung der einen, Bevorzugung anderer Sinneskanäle („optimalisierende Selektionsfunktion"). Die neuere Literatur der Kybernetik hat diese Zusammenhänge unter dem Gesichtspunkt der Gleichberechtigung von Energie und Information herausgestellt. So ist es keineswegs erstaunlich, daß eine — negative — Beeinflussung des einen Sinnesorganes durch ein anderes möglich ist.

Jansen erklärt die Wechselbeziehung zwischen Ohr und Auge nicht mit der Optimalisierungsfunktion, sondern konnte mit der Infrarot-Pupillenphotographie nachweisen, daß eine Breitbandgeräuschbelastung von 95 dB zu einer Pupillenerweiterung führt, die Pupillenfläche nahm bei seinen Versuchen anhaltend um 30% zu. Eine derartige Pupillenerweiterung kann zu einer Sehschärfeminderung führen.

Kravkov untersuchte den Einfluß von Reintönen von 490 und 2030 Hz (keine dB-Angabe) und fand die Sehschärfe besser, wenn er dann mit schwarzen Sehzeichen auf weißem Grund und schlechter, wenn er mit weißen Sehzeichen auf schwarzem Grund untersuchte.

Wolkow berichtet ebenso wie Panian über Sehstörungen, Herabsetzung der Flimmerverschmelzungsfrequenz und Störungen des oculo-muskulären

Gleichgewichtes unter Lärmeinwirkung. GROGNOT und PERDRIEL ließen auf ihre Versuchspersonen ein Geräusch von 90 dB mit ungleichmäßigem Spektrum 5...10 min einwirken, ohne eine Veränderung der Sehschärfe finden zu können.

Das Ausmaß der Beeinträchtigung ist offenbar unterschiedlich und unterliegt stark individuellen Schwankungen, doch ist sicher gerade bei solchen LKW-Fahrern, deren Sehschärfe sich an der Grenze des zulässigen Bereiches befindet, die Visusminderung durch die über längere Zeit anhaltende Lärmbelastung bei Fernfahrt in Betracht zu ziehen. Weiter wird man bei diesem Personenkreis mit einer Beeinträchtigung der Sehschärfe durch Ermüdung rechnen müssen, wie sie KIRIJAKOFF u. Mitarb. bei Dispatchern und Lokomotivführern nachweisen konnten („Abnahme der Stabilität des klaren Sehens um 29% bei Lokomotivführern"). Ob es sich bei den Lokomotivführern um eine reine Ermüdung handelte, oder ob hier auch Schwingungsprobleme eine Rolle spielten, bleibe dahingestellt, sicher kann durch Vibration die Sehschärfe beeinflußt werden. COERMAN untersuchte zwölf „junge" männliche Versuchspersonen, die sitzend in vertikaler Richtung geschüttelt wurden. Oberhalb einer Schüttelfrequenz von 4 Hz ist mit Sehschärfeminderungen zu rechnen. Für Schwingungen oberhalb 10 Hz wird angenommen, daß die Visusherabsetzung darauf beruht, daß das Bild auf der Retina zu rasch verschoben wird. HORNICK fand eine Herabsetzung der Sehschärfe nicht bei Erschütterungen des Wagens von 1...7 Hz, wohl aber bei Belastung mit 10 und mehr Hz. LANGE und COERMAN nehmen die Schwelle bei 5...12 Hz an und auch TEARE und PARKS konnten bei 12...24 Hz eine Beeinträchtigung der Sehschärfe finden.

Fügt man diesen Beobachtungen noch die von KRAVKOV hinzu, daß starke Reize, die nur ein Auge treffen, das kontralaterale in seinen Funktionen beeinträchtigen, so wird offenbar, daß Reize aller Art nach Möglichkeit vom Fahrer ferngehalten werden sollten, denn — in Abwandlung eines bekannten Ausspruches — die Summe aller Informationen ist gleich. Die Technik muß weitgehend dazu beitragen, daß sich diese Summe aus Informationswichtigem und nicht aus Nebensächlichem zusammensetzt.

Die Ermüdung beeinträchtigt die Sehschärfe einmal dadurch, daß es bei Übermüdung zu unangemessener Pupillenweite mit entsprechender Herabsetzung der Sehschärfe kommt. Zum anderen werden asthenopische Beschwerden durch Ermüdung verstärkt, Augentränen vermehrt die Blendgefahr und ändert unter Umständen völlig irregulär die Brechkraft des Auges.

Schließlich ist noch darauf hinzuweisen, daß mit der Ermüdung oft eine Minderdurchblutung im Netzhautkreislauf verbunden ist, wodurch es zu einem Ausfall im Gesichtsfeld („weißer Fleck") kommen kann, der dann vom übermüdeten Fahrer mit irgendwelchen, oft halluzinatorischen Inhalten ausgefüllt wird.

## 1.10  Beziehungen zwischen Sehschärfe und Lichtfarbe

Die größere Wirtschaftlichkeit der Natrium- und Quecksilberdampflampen gegenüber Glühbirnen und Leuchtstoffröhren führt zunehmend zu einer Straßenbeleuchtung mit diesen Lichtquellen. Damit erhebt sich die Frage, ob farbiges Licht die Sehschärfe oder eine andere optische Funktion beeinflußt.

Im Gelb der Natriumdampflampe und im Grünlichen der Quecksilberdampflampe ist die Sehschärfe besser als im Weiß der Glühlampen, gleiche Leuchtdichte vorausgesetzt. Für den Kraftfahrer, der in erster Linie Leuchtdichteunterschiede wahrnimmt, hat die Lichtfarbe keine große Bedeutung, sie wird erst bedeutungsvoll, wenn es über das Wahrnehmen von Leuchtdichteunterschieden hinaus auf das Formenerkennen ankommt. Hierfür ist das Licht der Natrium- und Quecksilberdampflampen besser als das Glühlampenlicht geeignet. Die Sehschärfe ist bei dieser Beleuchtung besser, Schilder usw. können auf eine größere Entfernung gelesen werden. Die Sehschärfe hängt von der spektralen Zusammensetzung der Beleuchtung ab, sie ist im monochromatischen Natriumlicht um 13%, im Licht der Quecksilberdampflampe um 21% größer als im weißen Licht (SCHOBER). Eine Rotkomponente in der Lichtfarbe mit entsprechend längerer Brennweite, kann durch die Akkommodation in Grenzen ausgeglichen werden, reines Blaulicht macht dagegen den Emmetropen myop. Auch aus diesem Grunde ist das in Deutschland gebräuchliche Blaulicht für Kennleuchten von Einsatzfahrzeugen unglücklich gewählt, man findet in der Sprechstunde nicht selten Polizeibeamte, die nach langer Einsatzfahrt über das Blaulicht klagen.

Die Beziehungen zwischen Sehschärfe und Lichtfarbe sind rein physikalischer Natur, eine physiologische Abhängigkeit zwischen Sehschärfe und Lichtfarbe konnte bisher nicht gefunden werden. Es ist anzunehmen, daß jeder Lichtfarbe ein bestimmter Receptorhaufen zugeordnet ist (Grünhaufen, Rothaufen usw.), so daß grünes Licht mit dem Grünreceptorenhaufen usw. aufgenommen wird.

Die Akkommodationsbreite ist nicht nur von dem durchschnittlichen Gesichtsfeldleuchtdichteniveau, sondern auch von der Lichtfarbe abhängig, im weißen Licht ist sie größer als im bunten.

Daß die Wahrnehmungsgeschwindigkeit von der Lichtfarbe unabhängig ist, wurde bereits gesagt.

## 1.11  Bewegungswahrnehmung,
## Wahrnehmung bei Bewegung, Blicksprünge

Um die Bewegung eines Sehdinges wahrnehmen zu können, muß seine Ortsänderung mit einer Mindestgeschwindigkeit erfolgen, die nach AUBERT für das unmittelbare, sofortige Wahrnehmen bei $1 \ldots 2 \ \mathrm{ms}^{-1}$ liegt, sofern ein Fixierpunkt vorhanden ist, sonst kann sie bis auf $30 \ \mathrm{ms}^{-1}$ steigen. Die Schwelle für die Netzhautperipherie liegt höher als die für die

Netzhautmitte; und zwar für die noch eben wahrnehmbare Höchstgeschwindigkeit bei 1,5°...3,5°/0,01 s, sie ist abhängig von der Objektleuchtdichte. Die Bewegungssehschärfe übersteigt die Punktsehschärfe um ein Vielfaches, das gilt besonders für die Netzhautperipherie, die der Wahrnehmung der Bewegung an sich dient, eine gerade für den Verkehr sehr wichtige Eigenart. Ruhende Objekte entziehen sich dagegen leicht der Wahrnehmung durch die Netzhautperipherie. Die endgültige Verschiebung quer zum Beobachter muß mindestens 20 Winkelsekunden betragen (SCHOBER).

Sofern sich das Sehding mit einer Winkelgeschwindigkeit von weniger als $3°\,s^{-1}$ bewegt, kann das Auge dieser Ortsänderung gleitend folgen, es treten keine Blicksprünge auf.

Blicksprünge zum Fixieren eines Sehdinges sind erforderlich, weil das Auflösungsvermögen der Netzhaut peripher der Macula rasch abnimmt. Setzt man für die Macula die Sehschärfe gleich 100, so beträgt sie 5° peripher davon 33%, 10° peripher 10%. Ist infolge der niedrigen Wahrnehmungsschwelle der Netzhautperipherie für Bewegungen die Aufmerksamkeit für ein im peripheren Gesichtsfeld gelegenes Objekt geweckt und es soll fixiert werden, kommt es zum Blicksprung. Eine kontinuierliche Bewegung ist willkürlich nicht ausführbar. Die Augen springen aus der Primär- in eine Sekundär- oder Tertiärstellung. Derartige Blicksprünge im Fahren führen zu blind durchfahrenen Strecken, da im Blicksprung keine geordnete Wahrnehmung erfolgt. Abweichungen von der Horizontalen verlängern die Dauer des Blicksprunges, gleichsinnige Kopfbewegungen verkürzen die erforderliche Zeit. Am Ende des Blicksprunges oder zum Teil in diesem mit aufgehend, ist oft noch eine Akkommodation in die Nähe (Skalenablesung) oder in die Ferne erforderlich. Die hierfür erforderlichen Zeiten wurden mit dem Elektrooculogramm untersucht (GRAMBERG-DANIELSEN, 1963), da die von GRÖNHOLM und SCHMIDT-RIMPLER angegebenen Zahlen sich nicht mit den Erfahrungen, die im Verkehr gewonnen wurden, in Übereinstimmung bringen ließen. Untersucht wurde die Dauer eines Blicksprunges von einem Fixierpunkt in 20 m Entfernung auf ein Originaltachometer in 50 cm Entfernung und zurück mit Ablesen des Tachometers. Versuchspersonen unter 50 Jahren benötigten hierfür 0,5...0,8 s, erst oberhalb des 60. Lebensjahres stieg die Zeit auf 2,0...2,7 s, das entspricht einer blind durchfahrenen Strecke von 60...80 m bei $100\ \text{kmh}^{-1}$. Hierbei ist die Frage, ob eine bestimmte Geschwindigkeit überschritten ist, leichter zu beantworten, wenn zum Ablesen nicht eine Zahl, sondern nur eine Farbe (z.B. grün für Geschwindigkeiten unter $50\ \text{kmh}^{-1}$, gelb bis $100\ \text{kmh}^{-1}$ und rot für Geschwindigkeiten oberhalb $100\ \text{kmh}^{-1}$) erkannt werden muß. Die Untersuchungen wurden bei Tageslicht durchgeführt.

Die Akkommodations- und Erschlaffungszeit ist umso kürzer, je höher das Beleuchtungsniveau ist. Bei 10 lx ist die Akkommodationszeit etwa drei-, die Erschlaffungszeit etwa drei- bis viermal so lang wie bei 50 lx.

Die Bedeutung der Akkommodationszeit im Zusammenhang mit einer Blickbewegung ist stark abhängig von dem Ausmaß dieser Bewegung, also auch von der Anordnung der Skalen.

Jansen gibt an, daß es unter der Geräuschbelastung eines LKW, unter Umständen sogar eines PKW, zu einer „Verlagerung des Fixierpunktes von der Versuchsperson weg kommt, die motorisch kompensiert werden muß".

Die Wahrnehmung bei Eigenbewegung kann leicht zu Fehldeutungen hinsichtlich der Ortsveränderungen anderer Verkehrsteilnehmer führen, wenn dem Betrachter die Eigenbewegung nicht bewußt ist, diese Bewegung nicht in die Deutung der Ortswerte der Netzhaut eingebaut wird. Konstanzleistungen (Richtungs- oder Größenkonstanz) sind am ehesten mit den Modellen der Kybernetik zu erklären (Gramberg-Danielsen, von Holst und Mittelstaedt, Schober, Wagner). Wenn im Regelkreis die Efferenzkopie für aktive oder passive Eigenbewegung fehlt (Vibration, Vestibularissystem), kann es leicht zu Wahrnehmungstäuschungen kommen.

## 1.12 Nachtmyopie, Nachtpresbyopie

Seit langem ist bekannt, daß es eine Nachtmyopie gibt, d.h. der Fernpunkt des Auges rückt bei niedriger Leuchtdichte in die Nähe, gleichzeitig wandert der Nahpunkt in die Ferne (scheinbare Alterssichtigkeit, Nachtpresbyopie), so daß schließlich die Akkommodationsbreite im Dunkeln deutlich eingeengt ist. Nach Palacios fallen bei einer Adaptationsleuchtdichte von 0,01 asb Fern- und Nahpunkt zusammen. Die Ursachen der Nachtmyopie (sphärische und chromatische Aberration, Akkommodation, Nachtkonvergenz, Wanderung der Zapfen u.a.) sind nicht sicher geklärt, doch sind diese Probleme für die Verkehrsmedizin von geringerer Bedeutung als die Frage nach Häufigkeit und Stärke der Nachtmyopie. Während einige Autoren auf dem Standpunkt stehen, daß die Nachtmyopie eine physikalisch bedingte Notwendigkeit sei und bei jedem Menschen aufträte, einen anderem Verfasser, daß sie nur bei wenigen Personen wirklich nachweisbar sei, wenn man bei der Untersuchung die Apparatemyopie ausschließt.

Eine von Harms geleitete Arbeitsgruppe, die mit dem Mesoptometer untersuchte, fand bei einem Umfeld von 0,032 asb und Prüfung durch Vorsetzen einer Brille folgende Werte bei 2021 Versuchspersonen:

| Verbesserung der Sehschärfe | | Versuchspersonen | % |
|---|---|---|---|
| durch Vorsetzen von | —0,5 dptr | 289 | 14,3 |
| | —1,0 dptr | 161 | 8,0 |
| | —1,5 dptr | 32 | 1,6 |
| | —2,0 dptr | 17 | 0,8 |
| Keine Verbesserung | | 1522 | 75,3 |
| | | 2021 | 100,0 |

Dieses Ergebnis widerlegt die oft vertretene Meinung, *jeder* Fahrer müsse eine besondere Brille beim Fahren in der Nacht tragen und nähert sich der Auffassung von BYRNES, daß die Nachtmyopie im Verkehr fast ohne Bedeutung sei, da sich der Verkehr nachts im photopischen und mesopischen Bereich abwickele, während die Nachtmyopie nur im skotopischen Bereich Werte von 0,5...1,0 dptr erreiche. Solange die Forderung von LE GRAND und DUBOIS-POULSEN zu Recht besteht, die Ursache, Bedeutung und Häufigkeit der Nachtmyopie müsse besser erforscht werden, wird man sich mit der Verordnung, aber auch mit der Auflage von Brillen und einem entsprechenden Vermerk im Führerschein nach den Angaben des Einzelnen richten müssen. Gerade schwach Übersichtige klagen oft darüber, daß sie beim nächtlichen Fahren mit der im Führerschein vermerkten Brille schlechter sehen als ohne Brille und so in einen Konflikt geraten. Diesen Fahrern sollte nur die Auflage erteilt werden: „Darf am Tage nur mit Brille fahren". Der Myope wird durch die generelle Auflage, nur mit Brille fahren zu dürfen, nicht beschwert, oft wird ihm aber zu raten sein, daß er sich für Nachtfahrten eine stärkere Brille anschafft. Der Kurzsichtige wird mehr durch die Nachtmyopie, der Emmetrope und Hyperope mehr durch die Nachtpresbyopie gestört. Sofern unterspannt brennende Glühlampen in den Armaturen des Fahrzeuges benutzt werden, kann die rötliche Farbe dieser Birnen die Nachtpresbyopie zum Teil chromatisch kompensieren; übrigens wird hierdurch gleichzeitig — allerdings unter Heraufsetzen der Unterschiedsschwelle — die Blendgefahr gemindert.

Akkommodation, Konvergenz und Lichtreaktion der Pupille einerseits, Nachtmyopie und Nachtpresbyopie andererseits sind gekoppelt. Bei Blendung — etwa durch entgegenkommende Wagen — wird die Nachtmyopie verstärkt durch die Lichtreaktion der Pupille und die Akkommodation und Konvergenz infolge des „Zwanges, in die entgegenkommenden Lichter zu sehen".

Der Zeitfaktor bei der Nachtmyopie ist bisher nicht untersucht, es kann daher nicht entschieden werden, ob beispielsweise die typischen Auffahrunfälle am Anfangsteil eines Tunnels neben der Adaptationsverzögerung ursächlich auch auf eine Nachtmyopie bezogen werden können. Möglicherweise sind die außerordentlich schwankenden Angaben über Ausmaß und Häufigkeit der Nachtmyopie auch auf die bisher vernachlässigte Frage nach der Zeit zurückzuführen. Besonders wenn man der Theorie zustimmt, daß die Nachtmyopie zum Teil durch eine Lageveränderung der Zapfen bedingt ist, wird man den Zeitfaktor für eine physiologische Anpassung an physikalische Gegebenheiten berücksichtigen müssen; das ist auch offenbar von MATTHÄUS nicht getan worden, der die Nachtmyopie „im Freien nach Einbruch völliger Dunkelheit und bei mondlosem Himmel" untersuchte und als Sehobjekte selbstleuchtende Verkehrszeichen anbot. Er untersuchte 100 Berufskraftfahrer, die er in vier Altersgruppen zu je 10 Jahren einteilte.

Bei 48 Personen fand er eine Nachtmyopie von 0,5...2,23 dptr. Er gewann den Eindruck, daß die Höhe der Nachtmyopie mit zunehmendem Alter abnimmt. In sieben Fällen ergaben sich Seitendifferenzen zwischen 0,5 und 0,75 dptr.

## 1.13 Dysmegalopsie, Dysmegalophanie, Dysmetamorphopsie

Die hierher gehörigen Miß- oder Fehlwahrnehmungen haben im Verkehr nur eine sehr untergeordnete, prozentual gar nicht ins Gewicht fallende Bedeutung. Eine Mikropsie, ein anfallartig auftretendes Kleinsehen, kann u. a. durch ein angioneurotisches Ödem der Netzhaut am hinteren Augenpol, ein Auseinanderdrängen der Netzhautelemente zustandekommen. Ein Beweis für das Auftreten einer Mikropsie oder Makropsie im Verkehr ist bisher nicht erbracht. Einmal wurde es in einem Strafprozeß als Exculpationsgrund vorgetragen ohne zu überzeugen. Eine Dysmegalophanie (GRAMBERG-DANIELSEN, 1958) ist bisher nicht beobachtet worden.

Eine Dysmetamorphopsie wird gelegentlich angegeben. Die Beschwerden im Verkehr bestehen meist darin, daß die Straße nach einer Seite hin stark abzufallen scheint.

Beispiel: 68jähriger Fahrer, Visus mit Korrektur rechts 5/10, links 5/7 teilweise, altersentsprechender Befund an den Augen. Laut Angabe habe er plötzlich den Eindruck gehabt, die rechte Straßenhälfte falle stark nach rechts ab und um nicht gegen einen Chausseebaum zu fahren, habe er gegengelenkt und dadurch, da die Straße tatsächlich eben war, den Wagen nach links verrissen und einen Lkw gestreift. Der Zustand des halbseitigen Verzerrtsehens habe angehalten. Am Amsler-Gitter ließ sich eine einwandfreie Halbseiten-Dysmetamorphopsie nachweisen, die nach dem neurologischen Befund auf eine cerebrale Durchblutungsstörung zurückzuführen war.

Da Dysmetamorphopsien in der Praxis gerne dissimuliert werden, ist es empfehlenswert, dem Probanden drei Amsler-Gitter vorzulegen, von denen zwei photographisch leicht verzerrt sind. Der Dissimulant wird alle drei Gitter als normal bezeichnen.

Im Allgemeinen dürfte aber wohl ein Fahrer mit den hier erwähnten Ausfällen schon ihretwegen, vor allem aber wegen des Grundleidens aufhören, einen Wagen zu lenken.

SCHOBER berichtet über Dysmegalopsien bei Hypotonikern, bei denen es bei Ermüdung zu retinalen und cerebralen Durchblutungsstörungen kommen kann, die so weit gehen, daß Gesichtsfeldausfälle auftreten können. „Durch die Augenbewegungen sowie Akkommodations- und Konvergenzstörungen kommt es dann im Zusammenhang mit der Ergänzung der Gesichtsfeldausfälle zu Größen- und Bewegungstäuschungen analog den ‚weißen Mäusen' der Alkoholiker".

# 1.14 Brillen

Daß Brillengestelle an sich einen Gesichtsfeldausfall verursachen können (KEERL), bedarf keiner weiteren Erläuterung. Dieser Ausfall ist bei stärkeren Sammelgläsern aus optischen Gründen (s. unten) unter Umständen größer als der durch das Brillengestell bedingte, bei starken Zerstreuungsgläsern kann der durch den Brillenrahmen bedingte Ausfall ganz oder teilweise kompensiert werden. Kraftfahrer sollten möglichst Brillen tragen, die nach seitwärts und unten randlos sind oder nur einen schmalen Rand haben. Das Sammelglas der Brille bedingt bereits durch seine optischen Eigenschaften einen Ausfall, einen Ringdefekt im Gesichtsfeld. Das Ausmaß dieses Defektes ist um so größer, je stärker das Sammelglas ist. Das ist verständlich, wenn man daran denkt, daß Plusgläser den durch sie gesehenen Teil der Außenwelt vergrößert erscheinen lassen, so daß kompensierend ein Teil des Gesichtsfeldes ausfallen muß. Umgekehrt lassen Zerstreuungsgläser die Umwelt kleiner erscheinen und wenn sie stark genug sind, kommt es in einem ringförmigen Bezirk zur Doppelwahrnehmung, wobei freilich das Doppelbild wegen der nicht ausgeglichenen Refraktionsanomalie unterwertig ist, im Normalfall wird es nicht wahrgenommen. Die Größe des Ringdefektes nimmt mit der Stärke des Glases zu. In 1 m Entfernung kann bei einem Sammelglas von $+10,0$ dptr bereits ein menschlicher Kopf im Defekt verschwinden, bei einem Konvexglas von $+12$ dptr beträgt die Winkelgröße des Skotoms 12°; ein Zerstreuungsglas von $-15,0$ dptr führt in 5 m Entfernung zu einer 145 cm breiten Zone des Doppeltsehens, die durch einen 4,9 mm breiten Rahmen kompensiert werden könnte (HAGER). Im einzelnen ergeben sich nach HAGER folgende Werte:

Tabelle 4. *Fassungsrandbreite, die die Zone des Doppeltsehens bei Konvexgläsern verschiedener Stärke aufhebt*
(nach HAGER)

| Glasstärke in dptr | Breite der Zone des Doppeltsehens in 5 m Entfernung, angegeben in cm | Die Zone des Doppeltsehens wird aufgehoben durch einen Fassungsrand von der Breite, angegeben in mm |
|---|---|---|
| — 21,0 | 200 | 6,6 |
| — 18,0 | 172 | 5,8 |
| — 15,0 | 145 | 4,9 |
| — 12,0 | 115 | 4,1 |
| —  9,0 |  86 | 3,2 |
| —  6,0 |  58 | 2,2 |
| —  3,0 |  29 | 1,2 |

„Dabei ist als Fassungsrandbreite die Größe anzusehen, welche ein Brillenrahmen quer zu den Hauptstrahlen des in die betreffende Richtung blickenden Auges bildet, etwa der Durchmesser des Fassungsrandes von innen vorn nach außen hinten; dabei ist die Einschleifkante, die Facette des Brillenglases, die ja optisch auch inaktiv ist, miteinzubeziehen" (HAGER).

Die Breite des Ringdefektes hängt demnach ab von

a) der Brechkraft der Gläser,
b) der Breite der Glasfassung und
c) dem Rand-Augendrehpunktabstand.

Der Ringdefekt ist nicht nur von theoretischem Interesse, wenn er auch vom Fahrer weitgehend durch Blick- und Kopfbewegungen kompensiert wird. In erster Linie bedeutungsvoll ist der Ringdefekt der Sammelgläser und hier in der Praxis bei Linsenlosen. Der Aphake wird weiter durch den Ausfall im Gesichtsfeld nach den Seiten im Verkehr erheblich behindert. Das Aphakenglas hat einen Durchmesser von etwa 40 mm, bildet nicht bis zum Rand punktuell ab und es kommt — da meist ein Zylinder mit eingeschliffen ist — in den Randzonen zu Abbildungsfehlern durch die sphärozylindrischen Gläser. Hiervon einmal abgesehen, fehlt nach den Seiten überhaupt jede Korrektur. JAEGER und IRMER haben auf dem Kongreß der Deutschen Ophthalmologischen Gesellschaft in Heidelberg 1965 eine Starbrille mit Gläserkombination vorgestellt, bei der das Brillenglas sich, dem Brillenbügel folgend, nach der temporalen Außenseite fortsetzt und so das Gesichtsfeld nach temporal erweitert (Panoramabrille). Mit einer derartigen Brille hat der Aphake bei sachgerechter Anfertigung nach temporal eine höhere periphere Sehschärfe als der Normale.

Der durch die optische Korrektur bedingte Gesichtsfeldausfall wird erheblich kleiner, wenn statt einer Brille eine Haftschale oder gar eine intraoculare Korrektur getragen wird. Den Unterschied zwischen Brillen- und Haftschalenkorrektur zeigt Abb. 9.

Auch der Aphake mit Haftschalenkorrektur hat gegenüber dem Normalen statische und topographische Gesichtsfeldeinschränkungen, wie es z. B. BUDDE und MACKENSEN nachweisen konnten.

Zweifellos ist die Haftschale optisch günstiger als die Starbrille, die bei Einseitigkeit überhaupt kaum vertragen wird wegen der unterschiedlichen Bildgröße. Es ist deshalb verständlich, wenn immer mehr Autoren sich für die Zulässigkeit einer Haftschalenkorrektur im Verkehr einsetzen (ABEL, PILLAT).

In Frankreich sind Haftschalen für Fahrzeuglenker verboten, weil der Gendarm schwer beurteilen könne, ob der Fahrer sie trägt oder nicht.

Bifocalbrillen erleichtern das Ablesen von Skalen und verkürzen die blinde Strecke, die bei Tachometerkontrollen oder beim Ablesen anderer Skalen durchfahren wird. Der Nahteil schneidet aber auch einen Teil aus dem Gesichtsfeld, so daß Fahrer von Wagen mit kleiner Kühlerhaube oder gar Unterflurmotor Bifocalbrillen nicht tragen sollten, um nicht Objekte unmittelbar vor dem Wagen zu übersehen. Für Fahrer von Wagen mit großer Kühlerhaube entfällt dieses Problem.

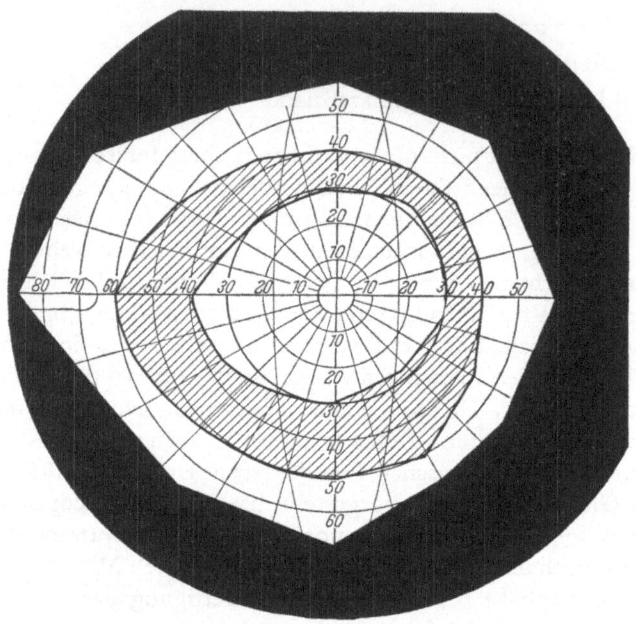

Abb. 9. Das Gesichtsfeld des Normalen (äußere Begrenzung) und des Aphaken (innere Begrenzung mit Starglas). Mit einer Haftschale sieht der Aphake noch den schraffierten Bezirk, den er mit einer Brille nicht mehr sieht (linkes Auge)

## 1.15  Sichtbehinderungen

Nach einer Statistik der ALLIANZ-Versicherung von 1957 sind 38,9% der durch unangemessene Geschwindigkeit verursachten Verkehrsunfälle auf Sichtbehinderung zurückzuführen, und zwar:

12,0% unübersichtliche Stellen im Sinne des § 9 Abs. 1 StVO,
 9,7% Sichtbehinderung durch Regen oder Schnee,
 3,4% Nebel und Rauch,
 3,0% Blendung,
10,8% sonstige Sichtbehinderung.

Auch die Unfälle an Bahnübergängen sind häufig durch Sichtbehinderung oder ähnliches verursacht; eine freundlicherweise von der Bundesbahn zur Verfügung gestellte Übersicht ergibt auszugsweise folgendes Bild:

*Ursachen bei Unfällen an Bahnübergängen*

A. bei allen Verkehrsteilnehmern
   1. Annähern und Überqueren, ohne Umschau zu halten
   2. Nichtbeachten der Warnzeichen
   3. Übermüdung, Alkoholgenuß, Schwerhörigkeit
   4. Allgemein zu hohe Geschwindigkeit, in Zusammenhang mit:
      a) Sichtbehinderung durch parkende Fahrzeuge
      b) Sichtbehinderung durch Nebel und Schneetreiben
      c) angeblicher Blendung durch Sonne und Schnee
   5. Nichtbeachtung des roten Warnlichtes infolge
      a) Ablenkung
      b) Sehfehler, Farbenuntüchtigkeit
      c) angeblicher Sonnenblendung
   6. Bewußtes Mißachten des Blinklichtes

B. bei Kraftfahrzeugen
   1. Sichtbehinderung durch vereiste Windschutzscheibe
   2. Blendung durch entgegenkommende Kraftfahrzeuge
   3. Schranke nicht oder zu spät bemerkt
   4. zwei in entgegengesetzter Richtung fahrende Lkw trotz roter Blinklichter
      auf Triebwagen gefahren, beide Fahrer angeblich geblendet

C. bei anderen Verkehrsteilnehmern
   1. Regenschirm in Richtung Zug aufgespannt.

Auf die Sichtbehinderung durch Karosserieteile und Scheibenwischer wird im Abschnitt 12 einzugehen sein.

Die Sichtbehinderung durch Windschutzscheibenverschmutzung wurde bereits erwähnt, für sie gilt ebenso wie für die durch Brillenglasverschmutzung, daß schon sehr geringe Verunreinigungen den Visus stark beeinträchtigen. Kleine Schmutzpartikel auf der Windschutzscheibe können zur Konvergenz reizen und dadurch das Sehen in die Ferne erheblich beeinträchtigen. Die einzelnen Schmutzpartikel erhöhen darüber hinaus noch durch Lichtstreuung die Blendintensität, wodurch die Sehschärfe weiter beeinflußt wird.

Ebenfalls auf Lichtstreuung beruht die Visusminderung durch Nebel, bei dem es durch die Nebeltröpfchen zu einer zusätzlichen Lichtstreuung und Absorption kommt. Auf die verschiedenen Formen des Nebels (Strahlungs-, Industrie-, Austausch-, Frontennebel usw.) ist hier nicht einzugehen, da sie für den Fahrer gleiche Bedeutung haben.

Die Sichtweite im Nebel ist dem Produkt aus Tropfenkonzentration und mittlerem Tropfenquerschnitt umgekehrt proportional. Je größer die Tropfen pro Volumeneinheit werden, um so geringer wird die Sicht. Im extremen Fall wird sie bei einem Tropfenradius von 20 $\mu$ auf den hundertsten Teil reduziert (BECKER), bei einer Tropfenzahl von 1000/cm³ beträgt die Sicht nur noch 1,5 m.

BECKER gibt folgende Tabelle für die Sichtweite in m (S) in Abhängigkeit von Tropfengröße ($r$) und Tropfenzahl/cm³ (N) an:

Tabelle 5

| $N$ | 100 | 200 | 300 | 400 | 500 | 600 | 700 | 800 | 900 | 1 000 |
|---|---|---|---|---|---|---|---|---|---|---|
| $S$ bei $r = 2{,}3\ \mu$ | 1170 | 585 | 390 | 290 | 232 | 195 | 165 | 145 | 130 | 115 |
| $S$ bei $r = 20\ \mu$ | 15,5 | 7,8 | 5,2 | 3,9 | 3,1 | 2,6 | 2,2 | 1,9 | 1,7 | 1,5 |

Durch Ruß- und Staubteile kann die Sichtweite noch weiter absinken.

Bei Nebelfahrt kommt es durch die teilweise Reflexion des Abblendlichtes zur Blendung durch die eignen Scheinwerfer und damit zu weiterer Sichtbehinderung. Je höher der Lichtstrahl des Scheinwerfers geht, desto mehr Nebeltröpfchen werden angestrahlt und beteiligen sich an der Diffusion. Fernlicht führt daher in stärkerem Ausmaß zur Eigenblendung als Abblendlicht, das wiederum für den Entgegenkommenden — auf den die englische Gesetzgebung abstellt — schlechter erkennbar ist. Die größte Sichtweite wird mit sehr tief montierten gelben Lampen erreicht, da das Auge seine Maximalempfindlichkeit im Gelben hat. Dabei kommt es allerdings in nebelfreier Luft leicht zur Blendwirkung durch zu intensive Gelblampen.

Im Nebel tritt ein Blauverlust auf, weiße Objekte erscheinen rötlich, wie es schon GOETHE in seiner Farbenlehre beschreibt. Die relative Zunahme an Rotstrahlung führt zu einer scheinbaren Hyperopie.

Nicht unterschätzt werden darf die Sehstörung durch nebelbedingte Lokaladaptation wegen des völlig einförmigen Gesichtsfeldes.

Nebel kann Dichromaten besonders behindern, wenn sie sich an Ampeln unter ohnehin erschwerten Fahrbedingungen nicht nach der Höhe der Leuchtfläche in der Ampel richten können.

Beim Lokalisieren von Nachbildern auf die Nebelwand treten Dysmegalopsien auf.

Bis zu einem gewissen Grade können gefärbte Gläser im Nebel zu einer nützlichen Kontrastverstärkung beitragen, besonders bei herabgesetzter Beleuchtung wird aber gleichzeitig Informationswichtiges unterdrückt.

# 2. Das Gesichtsfeld

## 2.1 Definition

Unter Gesichtsfeld verstehen wir den Bereich, in dem jedes Objekt, das an sich die Wahrnehmbarkeitsschwelle überschreitet, bei unbewegtem Auge bemerkt wird. Wichtiger im Verkehr ist das Blickfeld, das mit bewegten Augen und das Umblickfeld, das unter Ausnutzung aller Bewegungsmöglichkeiten bei fixierten Füßen oder im Sitzen gesehen werden kann.

Ein kleiner Teil aller drei Felder wird vom Binoculus monocular, der größere Teil binocular gesehen; dieser Teil bleibt nach Verlust eines Auges zusammen mit dem monocular gesehenen Teil des funktionstüchtig gebliebenen Auges erhalten.

Gesichtsfeld ist ein statischer, Blick- und Umblickfeld ein dynamischer Begriff.

## 2.2  Aufgaben und Verhalten des Gesichtsfeldes im Verkehr

Die Netzhautperipherie hat eine hohe Bewegungssehschärfe und macht so im indirekten Sehen auf relativ zum Betrachter bewegte Gegenstände aufmerksam (KITTEL u. a.), somit kommt dem peripheren Gesichtsfeld eine Warnfunktion zu (HABERICH u. a.). Diese Warnfunktion kommt um so eher zum Zuge, je höher die relative Bewegung zwischen Beobachter und Sehding ist. Andererseits werden mit wachsender Geschwindigkeit immer größere Gesichtsfeldpartien ausgeblendet (HOCKENBEAMER, KITE und KING), was vermutlich einmal darauf zurückzuführen ist, das sonst ein Nystagmus ausgelöst würde (GRAMBERG-DANIELSEN, 1959, JÄGER), ferner ist hierbei wohl die Tatsache von ursächlicher Bedeutung, daß bei wachsender Geschwindigkeit die Konzentration nach vorne zunimmt.

Neben diesen gleichviel auf welche Weise bedingten Gesichtsfeldeinengungen kommt es nach IRVING auch zu einer Verkleinerung des Blickfeldes, da bei zunehmender Geschwindigkeit die Augenbewegungen abnähmen. Der „interessierende Blickwinkel" werde mit steigenden Geschwindigkeiten kleiner. Exakte Untersuchungen über die Beziehungen zwischen Gesichtsfeld und Geschwindigkeit liegen begreiflicherweise nicht vor. Nach LEJEUNE soll die horizontale Ausdehnung des Gesichtsfeldes bei 50 kmh$^{-1}$ noch 150°, bei 100 kmh$^{-1}$ nur noch 50° betragen.

## 2.3  Arten und Häufigkeit von Gesichtsfeldausfällen im Verkehr

Zwei Arten von Gesichtsfeldausfällen wurden bereits erwähnt:

a) Der Ausfall durch Brillen (Gestell und Gläser),

b) der „physiologische Ausfall" nach vorn, das kinetische Raumskotom (s. auch Abschnitt 1 u. 14).

Hinzuzufügen ist, daß Karosserieteile (Türrahmen, Rückspiegel usw.) Gesichtsfeldausfälle verursachen, deren Bedeutung durch die Bewegung des Fahrers gemindert, zum Teil aufgehoben werden kann.

In der EWG und den meisten anderen europäischen Staaten hat rechts Vorfahrt bei Linkssteuerung und Rechtsverkehr. Gesichts- und Blickfeld nach rechts werden durch den Beifahrer erheblich eingeengt. Bei Linksverkehr, Rechtssteuerung und Rechtsvorfahrt (z. B. England) ist der vorfahrtberechtigte Querverkehr besser erkennbar, die von rechts kommende Straße früher und weiter einsehbar.

Das Gesichtsfeld des dunkeladaptierten Auges ist enger als das des helladaptierten.

Schließlich gibt es krankheitsbedingte intra- und extraocular verursachte Gesichtsfeldausfälle, von denen ZENKER meint, daß sie gefährlicher als Sehschärfeminderung sein könnten.

Die ocular bedingten Ausfälle sind oft mit einer Sehschärfeminderung verbunden, die ihrerseits bereits Fahruntüchtigkeit bedingt und die dadurch auch frühzeitig bemerkt werden. Es gibt aber auch Gesichtsfeldausfälle, die lange oder ständig ohne Beeinträchtigung der fovealen Sehschärfe bleiben und im Verkehr oft erstaunlich gut kompensiert werden.

Beispiel: 63jähriger Akademiker, der seit 34 Jahren Auto fährt und bei dem seit 40 Jahren ein Glaukom bekannt ist. Visus rechts = links 5/5. Seit 14 Jahren, vielleicht länger, besteht nahezu unverändert ein Gesichtsfeldausfall, wie ihn Abb. 10a/b zeigt. Der Fahrer gibt an, unfallfrei gefahren zu sein, bis er im Alter von 62 Jahren einen tödlichen Verkehrsunfall schuldhaft verursachte, an dem zweifelsfrei der Gesichtsfelddefekt ursächlich beteiligt war. Die Angaben über die Unfallfreiheit sind glaubhaft, ab 1. Januar 1958 gemäß § 13 StVZO objektiviert.

Erst das Nachlassen geistiger Wendigkeit, verlangsamte Reaktionen und eine bestimmte Verkehrssituation lösten den Defekt aus der abstrakten Unfallträchtigkeit und führten zum Unfall.

Im geschilderten Fall ließ sich nachweisen, daß die überfahrene und tödlich verletzte Frau, die von rechts nach links die Straße überquerte, stets in dem Gesichtsfeldausfall zwischen der zentralen und temporalen Gesichtsfeldinsel geblieben war. Das gleiche kann bei anderen beidseitigen Ausfällen der Fall sein, die sich binocular zur Deckung bringen lassen, bei denen also nicht das erhaltene Gesichtsfeld des einen Auges das ausgefallene des anderen ersetzt. Der Fall von AULHORN (1964) demonstriert das recht anschaulich. Auch SCHUMANN (1959) teilt einen Fall von erheblichen beiderseitigen Gesichtsfeldausfällen bei einem Lokomotivführer mit, der mit einem Röhrengesichtsfeld ein halbes Jahr Dienst tun konnte, ohne daß es zu mehr als gelegentlichen Beschwerden über ihn und zu kleineren Unfällen kam.

Bei den Gesichtsfeldausfällen, die auf einer Leitungsunterbrechung im oder oberhalb des Chiasma beruhen, kommt es zu mehr oder weniger vollständigen Gesichtsfeldausfällen nach einer Seite oder beiderseits nach außen oder innen. Derartige Ausfälle sind bei aktiven Verkehrsteilnehmern selten anzutreffen, das Grundleiden zwingt den Erkrankten, auf das Lenken eines Fahrzeuges zu verzichten.

Wie oft Gesichtsfeldausfälle bei Kraftfahrzeugführern vorkommen, ist nicht genau bekannt, da oft — und sicher gelegentlich auch mit Erfolg — dissimuliert wird. Unsere eigene Statistik weist bei 1,2% der Untersuchten einen Gesichtsfeldausfall auf, wobei Gesichtsfeldausfälle von weniger als 15°

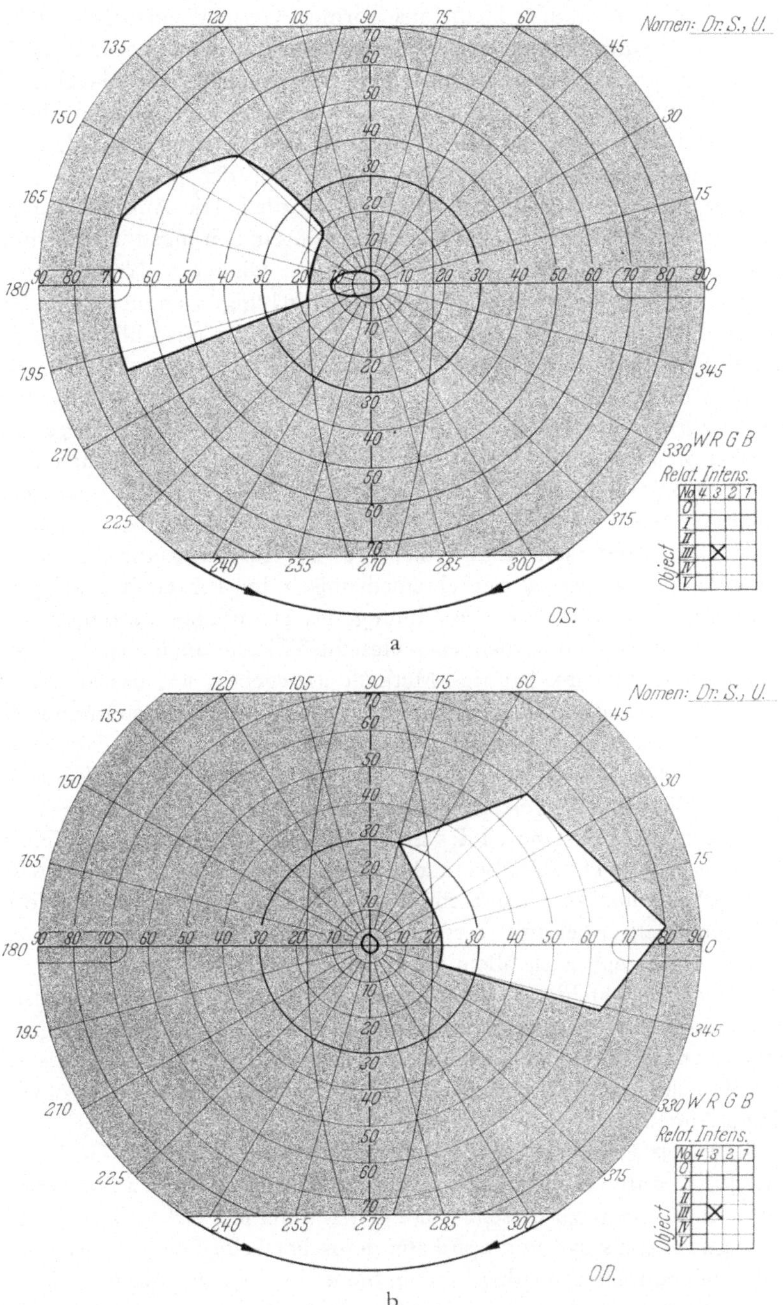


Abb. 10a u. b. Gesichtsfelder eines Glaukomkranken (s. Text)

3*

in der Horizontalen oder kleine, inselförmige Gesichtsfeldausfälle nicht berücksichtigt sind. Diese Zahl (148 Fahrer von 12370) entspricht den Feststellungen anderer Autoren (GANTER, 1955, Kaliforn. Motor-vehicle Departm.) und umschließt auch die hierher gehörigen Einäugigen, die etwa die Hälfte der Fahrer mit Gesichtsfeldausfällen stellen. Unser Material ist aber nicht auslesefrei, da überwiegend innerhalb der letzten 2 bis 5 Jahre voruntersuchte Berufsfahrer begutachtet wurden. Die Ausfälle waren (in der Reihenfolge der Häufigkeit) bedingt durch Leitungsunterbrechungen oberhalb des Chiasma, Netzhautablösungen, Glaukom, Netzhautentzündung, Netzhautdegeneration. Soweit die Einäugigen bereits einen Unfall hatten, hatten sie ihn überwiegend auf der Seite des tatsächlich oder funktionell fehlenden Auges.

Im Zusammenhang mit den funktionell Einäugigen ist auf die Fahrer mit Strabismus bei Unterwertigkeit eines Auges einzugehen. Diese Fahrer werden oft Einäugigen gleichgestellt (s. Abschnitt 7). Tatsächlich sind sie aber besser gestellt als die Monoculi, da bei ihnen oft ein mehr oder weniger großer Gesichtsfeldbezirk erhalten und funktionell verwertbar ist. Faßt man die Schwachsichtigkeit eines Schielauges als Ausdruck eines Hemmungsskotoms auf, so ist es verkehrsmedizinisch im Einzelfall von großem Interesse, etwas über die Ausdehnung des Hemmungsskotoms bzw. die Größe des tatsächlich vorhandenen Gesichtsfeldrestes im beidäugigen Sehen zu erfahren. WILCZEK hat eine Methode angegeben, wie das Hemmungsskotom im binocularen Sehen perimetriert werden kann. Das führende Auge fixiert eine rotierende Spirale in der Ferne, gleichzeitig wird das andere Auge in Schielstellung perimetriert. So können auch bei Strabismus alternans die Skotome festgestellt werden.

Wesentlicher Bestandteil des dynamischen Blick- und Umblickfeldes ist das statische Gesichtsfeld. Bei intakten Gesichtsfeldern können dessen dynamische Varianten aber eingeschränkt sein durch Einengung der Motilität (Paresen, Halswirbelsäulenversteifungen usw.). Hierauf ist unbedingt zu achten, die Campimetrie allein gibt gelegentlich ein falsches Bild.

Das Umblickfeld des Einäugigen, der rückwärts fahren will, ist nur dann ausreichend, wenn er sich um die dem Ausfall entgegengesetzte Schulter nach hinten wendet. Der Binoculus, der an ein räumliches Sehen gewöhnt ist, verliert es beim Rückwärtsfahren, weil er nur noch mit einem Auge sieht.

LEWRENZ glaubt, daß auch „ein hochgradiger peripherer Gesichtsfeldausfall sich durch eine Einstellung auf die Fahrleistung noch kompensieren läßt". Bisher liegt zu diesem wichtigen Kapitel ein viel zu kleines Erfahrungsgut vor, als daß von ophthalmologischer Seite LEWRENZ zugestimmt oder widersprochen werden könnte. Sicher hat er recht, wenn er schreibt: „Wieweit vor allem periphere Gesichtsfeldausfälle sich mit dem sicheren Führen eines Kfz vereinbaren lassen, scheint mir noch nicht ganz geklärt."

## 2.4   Berechnung der Größe von Objekten im Gesichtsfeld

Besonders im Zusammenhang mit der Unfallaufklärung interessiert oft, ob ein Sehding in einem Skotom (Blindwinkel) des Fahrers übersehen worden sein kann. Als Anleitung für die Berechnung diene Abb. 11a und b.

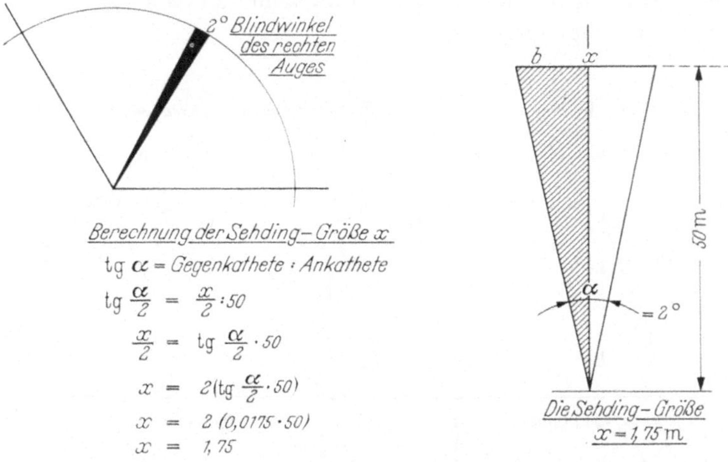


$$\text{tg}\ \alpha = \text{Gegenkathete} : \text{Ankathete}$$
$$\text{tg}\ \frac{\alpha}{2} = \frac{x}{2} : 50$$
$$\frac{x}{2} = \text{tg}\ \frac{\alpha}{2} \cdot 50$$
$$x = 2\left(\text{tg}\ \frac{\alpha}{2} \cdot 50\right)$$
$$x = 2\,(0,0175 \cdot 50)$$
$$x = 1,75$$

Abb. 11a. Berechnung der Sehdinggrößen, die innerhalb eines Blindwinkels (Skotom) von 2° nicht wahrnehmbar sind. Als Beispiel hier bei einem Blindwinkel α = 2° und einer Entfernung von 50 m (nicht maßstabgerecht)

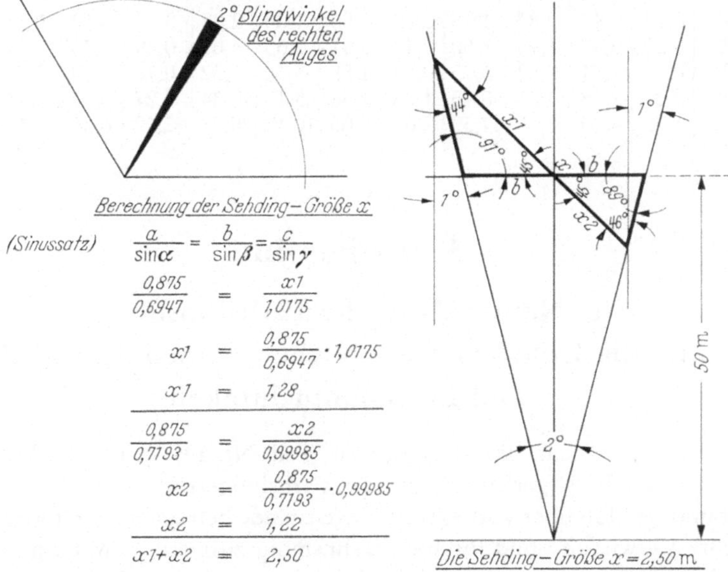


$$(\text{Sinussatz}) \quad \frac{a}{\sin\alpha} = \frac{b}{\sin\beta} = \frac{c}{\sin\gamma}$$
$$\frac{0,875}{0,6947} = \frac{x1}{1,0175}$$
$$x1 = \frac{0,875}{0,6947} \cdot 1,0175$$
$$x1 = 1,28$$
$$\frac{0,875}{0,7193} = \frac{x2}{0,99985}$$
$$x2 = \frac{0,875}{0,7193} \cdot 0,99985$$
$$x2 = 1,22$$
$$x1 + x2 = 2,50$$

Abb. 11b. Berechnung der Sehdinggrößen in 45° Schräglage, die bei einem Blindwinkel von 2° nicht wahrnehmbar sind Als Beispiel hier bei einem Blickwinkel α = 2° und einer Entfernung von 50 m (nicht maßstabgerecht)

Sofern das Sehobjekt mit seiner längsten Ausdehnung senkrecht zur Sehachse des Betrachters steht (rechtwinkliger Querverkehr), genügt eine Berechnung nach Abb. 11a (nicht maßstabgerecht gezeichnet). Bei Schrägstellung muß zunächst anhand Abb. 11a der Wert für b festgestellt werden, danach ist nach dem Sinussatz (Abb. 11b) weiter zu rechnen.

Einen Überblick gibt Tab. 6.

Tabelle 6. *Sehdinggrößen, die im Blindwinkel verschwinden können (in m)*

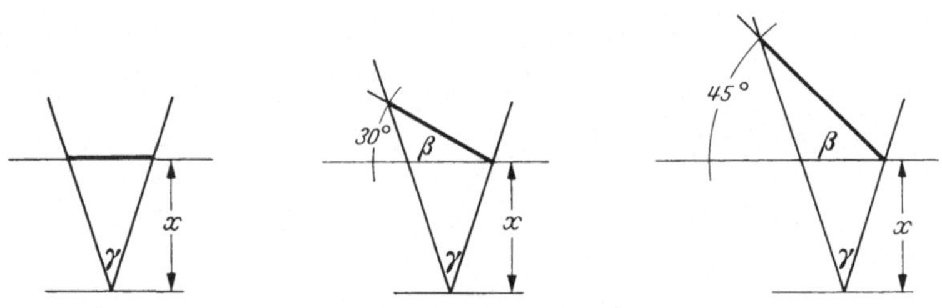

| Blindwinkel $\gamma$ | bei geraden Objekten | | | | bei Schrägobjekten | | | | | | | |
| | | | | | a) $\beta = 30°$ | | | | b) $\beta = 45°$ | | | |
| | Entfernung $x$ | | | | Entfernung $x$ | | | | | | | |
| | 10 m | 25 m | 50 m | 100 m | 10 m | 25 m | 50 m | 100 m | 10 m | 25 m | 50 m | 100 m |
|---|---|---|---|---|---|---|---|---|---|---|---|---|
| 1° | 0,17 | 0,43 | 0,87 | 1,75 | 0,20 | 0,50 | 1,00 | 2,00 | 0,25 | 0,62 | 1,24 | 2,48 |
| 2° | 0,35 | 0,87 | 1,75 | 3,50 | 0,40 | 1,01 | 2,03 | 4,07 | 0,49 | 1,23 | 2,47 | 4,94 |
| 3° | 0,52 | 1,31 | 2,62 | 5,25 | 0,63 | 1,58 | 3,16 | 6,32 | 0,76 | 1,89 | 3,78 | 7,57 |
| 5° | 0,87 | 2,18 | 4,37 | 8,75 | 1,03 | 2,56 | 5,17 | 10,34 | 1,27 | 3,17 | 6,34 | 12,68 |
| 10° | 1,75 | 4,35 | 8,75 | 17,50 | 2,03 | 5,05 | 10,12 | 20,33 | 2,62 | 6,56 | 13,12 | 26,23 |

# 3. Farbensinn

## 3.1 Nomenklatur der Farbsinnstörung und die Unterschiede zwischen Farbentüchtigkeit und Farbenuntüchtigkeit

GOETHE schreibt im didaktischen Teil Nr. 109 seiner Farbenlehre: „Wenn man die Unterhaltung mit den Farbsinngestörten dem Zufall überläßt und sie bloß über vorliegende Gegenstände befragt, so gerät man in die größte Verwirrung und fürchtet, wahnsinnig zu werden. Mit einiger Methode hingegen kommt man dem Gesetz dieser Gesetzwidrigkeiten schon um vieles näher".

„Mit einiger Methode" ist die Nomenklatur der Farbsinnstörungen aufgebaut, auf die zum leichteren Verständnis durch den nichtophthalmologischen Leser kurz eingegangen sei.

Ziehen wir zunächst einen Trennstrich zwischen den angeborenen und den erworbenen Farbsinnstörungen, so läßt sich sagen, daß angeborene Farbsinnstörungen leichter zu systematisieren sind. Die erworbenen Farbsinnstörungen treten gelegentlich mit oder im Gefolge von Netzhaut- und Sehnervenerkrankungen oder Schädigungen im Bereich der Sehstrahlung und der Hinterhauptsrinde (Area striata) auf. Das Ausmaß der Wahrnehmungsstörung kann entsprechend der Grundkrankheit wechseln, Übergang in totale Farbenblindheit ist ebenso möglich wie Heilung. Die Verkehrstauglichkeit hängt von dem im Vordergrund stehenden Grundleiden ab, aus diesem Grunde ist im Zusammenhang mit dem Verkehr die erworbene Farbsinnstörung nur ein Randproblem, zumal eine Spektrumverkürzung und eine Verschiebung des Helligkeitsmaximums im Tagessehen eine extreme Seltenheit ist.

Der normal Farbentüchtige erkennt, so nimmt es die Theorie von HERING an, drei Farbenpaare: Rot-grün, gelb-blau, schwarz-weiß. Auch die Young-Helmholtz-Theorie geht von drei Komponenten aus. Der erste Teilapparat soll auf langwelliges Licht (rot), der zweite auf mittlere Wellenlängen (grün) und der dritte auf kurze Wellenlängen (violett) ansprechen. Der voll Farbentüchtige erkennt alle drei Farbenpaare (HERING) oder drei Komponenten (YOUNG-HELMHOLTZ) mit ihren Mischungen; er ist ein Trichromat. Dem Dichromaten fehlt die Empfindung für eine der drei Komponenten, z. B. die für langwelliges Licht oder in seltenen Fällen die für kurzwelliges Licht. Fehlt die Empfindung für langwelliges Licht, so ist er ein protanoper (wörtlich übersetzt: ersten Anteil nicht Sehender) Dichromat, er ist ein Protanoper. Den, dem der zweite Anteil fehlt, nennen wir einen Deuteranopen, den, der den dritten Anteil nicht sieht, einen Tritanopen.

Der Monochromat hat nur unbunte schwarz-weiß Empfindungen, Monochromaten haben in aller Regel weitere Ausfälle in der optischen Wahrnehmung (z. B. Lichtscheu, Nystagmus, Visusminderung), deshalb spielen sie im Verkehr keine Rolle. Sie sind außerdem recht selten, auf 20 000 Männer kommt ein Monochromat.

Zwischen den Dichromaten und den Trichromaten stehen die, bei denen ein Teilsystem zwar nicht fehlt, aber unterwertig ist. Ist der erste Teil betroffen, handelt es sich um einen Trichromaten, der protanomal ist, weist der zweite Teil der Empfindungsskala eine Minderleistung auf, so handelt es sich um einen anomalen Trichromaten, der deuteranomal ist und so fort. Diese anomalen Trichromaten teilen wir je nach ihrem Verhalten am Anomaloskop in minimalanomale, anomale und extremanomale Trichromaten ein, wobei jede Gruppe in Deuter- und Protanomale unterteilt wird. Sieht man von diesen Untergruppen ab, ergibt sich folgendes Schema:

Trichromat

normal                  anomal

                 prot-, deuter-, trit-

Dichromat

Protanop        Deuteranop        Tritanop

Die bedingt normalen und die farbenschwachen Trichromaten runden das Bild ab.

Im Deutschen wird der Protanope als Rotblinder, der Deuteranope als Grünblinder bezeichnet. Gerade in der Verkehrsophthalmologie ist es aber nicht zweckmäßig, diese Ausdrücke zu benutzen, denn der als „rotblind" Klassifizierte wird mit Sicherheit auf einen Gegenstand zeigen und sagen, er sei rot, das könne er sehen. Das liegt nicht daran, daß die Diagnose falsch, sondern daß der deutsche Ausdruck schlecht ist.

Dem Protanopen fehlt nicht jede Möglichkeit, rot zu erkennen, ihm erscheint vielmehr rot dunkler als dem Normalen, das Spektrum ist ihm am roten Ende verkürzt, es beginnt für ihn am roten Ende (760 nm bis 650 nm) erst da, wo seine Grünrezeptoren angesprochen werden, im Gelben. Die hellste Stelle im Spektrum ist in Richtung gelb-grün verschoben.

Der Deuteranope, der sog. Grünblinde, sieht ein Spektrum normaler Länge, in dem die hellste Stelle nach orange verschoben ist.

Die Unterscheidungsfähigkeit für Zwischenstufen ist beim Dichromaten erheblich geringer als beim normalen Trichromaten. Letzterer unterscheidet 120 bis 160 Farbenzwischenstufen, während der Dichromat nur Sättigungsunterschiede differenzieren kann, und zwar kommt der Protanope auf etwa 27 Sättigungsunterschiede, der Deuteranope nur auf 17 (SCHOBER).

Die Möglichkeit, Farben richtig zu erkennen, besteht in größerem Maße für den anomalen Trichromaten, doch ist die Empfindlichkeitsschwelle — nach HEINSIUS, SCHOBER u. a. — heraufgesetzt, so daß zur richtigen Erkennung der Farben entweder die Beobachtungszeit verlängert oder die Flächengröße vergrößert werden müssen. Nach der modernen Haufentheorie der Rezeptoren (BERG, SILBERSTEIN und HARTRIDGE zit. n. SCHOBER), die zugleich die Farbenunabhängigkeit der Sehschärfe erklärt, ist es fraglich, ob tatsächlich eine Erhöhung der Empfindungszeitschwelle (s. 3.4) vorliegen kann, entweder wird ein Rothaufen, ein Grünhaufen usw. erregt oder nicht, von Minimalzeit mit fehlender Einstellung der Augen abgesehen. Die Leuchtflächengröße ist auch und sogar gerade nach der Haufentheorie von Bedeutung. Änderungen der Helligkeit und der Sättigung haben für den anomalen Trichromaten und Dichromaten größere Bedeutung als für den normalen Trichromaten. Durch eine erhöhte Kontrastempfindlichkeit kann

*Farbenempfindungen der wichtigsten Farbensinnstörungen*
(nach HEINSIUS)

**H.** = hellste Stelle des Spektrums; **grau** = Graustelle

<table>
<tr>
<td>Normale Farbenempfindung etwa 90%</td>
<td colspan="2">rot</td>
<td>orange</td>
<td>gelb<br>**H.**</td>
<td>gelbgrün</td>
<td>grün</td>
<td>blaugrün</td>
<td>blau</td>
<td>violett</td>
</tr>
<tr>
<td>sogenannte „Rotblinde" = protanope Dichromaten (1,5%)</td>
<td colspan="2">schwarz</td>
<td colspan="3">**H.**<br>*braun*</td>
<td>grau-braun</td>
<td>**grau**</td>
<td colspan="2">*blau*</td>
</tr>
<tr>
<td>sogenannte „Grünblinde" = deuteranope Dichromaten (2,0%)</td>
<td colspan="2"></td>
<td colspan="3">**H.**<br>*braun*</td>
<td>**g**SBu</td>
<td>blaugrau</td>
<td colspan="2">*blau*</td>
</tr>
<tr>
<td>sogenannte „Rotschwache" = protanomale Trichromaten (1,5%)</td>
<td colspan="2">dunkel-rotbraun</td>
<td>dunkel-braun</td>
<td colspan="2">**H.**<br>hellbraun</td>
<td>graugrün</td>
<td>**grau**blau</td>
<td>blau</td>
<td>violett</td>
</tr>
<tr>
<td>sogenannte „Grünschwache" = deuteranomale Trichromaten (1,5%)</td>
<td colspan="2">rotbraun</td>
<td colspan="2">**H.**<br>hellbraun</td>
<td>graugelb</td>
<td>**grau-**weiß</td>
<td>blaugrün</td>
<td>blau</td>
<td>violett</td>
</tr>
<tr>
<td>ungefähre Wellenlänge in nm</td>
<td>835—720</td>
<td>720—635</td>
<td>600</td>
<td>580</td>
<td>570</td>
<td>504</td>
<td>490</td>
<td>465</td>
<td>430—318</td>
</tr>
</table>

weißes oder gelbes Licht neben rot gleichzeitig oder zeitlich folgend für grün gehalten werden (Simultan-, Sukzessivkontrast).

Auf Einzelheiten von mehr wissenschaftlichem Interesse ohne verkehrsophthalmologische Beziehungen muß hier verzichtet werden und abschließend sei zusammengestellt, was unter dem Blickwinkel „Sehen im Verkehr" bedeutungsvoll ist:

|  | Spektrumlänge | Farbempfindungszeitschwelle (nach SCHOBER) |
|---|---|---|
| Normaler | 400 bis 760 nm | normal |
| Protanomaler | normal | im Rot verlängert |
| Protanoper | im Roten sehr verkürzt | im Rot und Grün unendlich |
| Deuteranomaler | normal | im Grün verlängert |
| Deuteranoper | normal | im Rot und Grün unendlich |

|  | Maximum der Helligkeit im Tagessehen |
|---|---|
| Normaler | 550 nm |
| Protanomaler | 520 bis 550 nm |
| Protanoper | bei 520 nm |
| Deuteranomaler | 555 bis 580 nm |
| Deuteranoper | 580 nm |

Ob über diese verkehrswichtigen Unterschiede hinaus auch die Doppelknickung in der Dunkeladaptationskurve der Dichromaten (DENDEN) von praktischer Bedeutung ist, läßt sich noch nicht entscheiden.

## 3.2  Untersuchungstechnik

Aus Gründen, die im einzelnen im Abschnitt 3.3 behandelt werden, kommt es in der Verkehrsophthalmologie darauf an, die Protostörungen einerseits und Deuterostörungen und normale Trichromasie andererseits zu differenzieren. Hierzu ist eine Untersuchung mit dem Anomaloskop und mit den pseudoisochromatischen Tafeln unerläßlich. Eine Methode, die sich auf die Prüfung an der Lichtzeichenanlage beschränkt, ist nicht ausreichend. WILCZEK schlägt beispielsweise vor, an Lichtzeichenanlagen zu untersuchen, wobei aus 200 m Entfernung ein Lichtsignal so angeboten wird, daß es unter einem Sehwinkel von 34 Winkelsekunden erscheint. Auch das Farbenfleckverfahren von TRENDELENBURG reicht zur sicheren Differenzierung nicht aus (HEINSIUS und GREVSMÜHL).

Am Anomaloskop wird nur die Foveola auf Farbentüchtigkeit geprüft, in der Netzhautgrube ist die Farbenfehlsichtigkeit meist — nicht stets —

ausgeprägter als in ihrer unmittelbaren Umgebung. Ist beispielsweise die Netzhautgrube protanop, so ist die Umgebung oft protanomal, nie sind in dieser Weise Proto- und Deuterostörungen miteinander verbunden. So war z.B. W. NAGEL bei Untersuchung mit einem Prüffeld von 2° deuteranop, legte man ihm aber Prüffelder von 10° und mehr vor, erwies er sich als deuteranomal.

Nach DIN 6160 erscheint im Anomaloskop das Prüffeld unter einem Sehwinkel von 2°.

Umgekehrt gibt es auch sehr seltene Fälle, bei denen eine nur knapp foveale Farbentüchtigkeit vorliegt, auf große Entfernungen bzw. bei kleinem Sehwinkel können die Farben z.B. einer Verkehrsampelleuchtfläche erkannt werden, nicht aber aus der Nähe bzw. bei großem Sehwinkel. Schon um auch diese Personen erfassen zu können, ist eine Untersuchung mit pseudo-isochromatischen Tafeln neben der Anomaloskopuntersuchung unerläßlich, hierbei wird zugleich die beim Farbenuntüchtigen gestörte Kontrastempfindlichkeit geprüft. Personen mit nur fovealer Farbentüchtigkeit können die pseudoisochromatischen Tafeln nicht fehlerfrei lesen. Für die Unfallaffinität von entscheidender — vermutlich auch alleiniger — Bedeutung ist die Spektrumverkürzung. Leider ist bisher kein Gerät auf den Markt gekommen, das es ermöglicht, die Spektrumverkürzung in einer Routineuntersuchung exakt zu messen. Untersuchungen bei dafür geeigneten Fahrerlaubnisbewerbern haben gezeigt, daß der an sich zeitraubende Untersuchungsgang mit pseudoisochromatischen Tafeln und Anomaloskop, den nur ein wirklich Geübter und Erfahrener beherrscht, wesentlich abgekürzt werden kann, wenn man sich auf die Frage nach der Spektrumverkürzung beschränkt und ein Gerät benutzt, das diese Frage beantwortet.

Will man nur die Protostörung erfassen, kann man sich der Florkontrastprobe bedienen, bei der nach HAGER Protogestörte mit einer Sicherheit von 100%, Deuterogestörte aber nur mit etwa 83% Sicherheit erkannt werden. Für eine Grobauslese für Verkehrszwecke wird dieses Ergebnis oft ausreichen. Will man aber eine sichere Aussage erhalten, so bleiben zur Untersuchung zwei Methoden, die bei jedem Prüfling gemeinsam anzuwenden sind:

a) Tafelsysteme,

b) Anomaloskop.

Zu a). Für die Untersuchung mit Tafelproben werden — besonders von Seiten der Verkehrsophthalmologen — zwei Forderungen erhoben:

Untersuchung bei Tageslicht und kurze, möglichst genormte Darbietungszeit der einzelnen Tafel. An diesen beiden Voraussetzungen für eine zuverlässige Befunderhebung sind gerade die Verkehrsmediziner deshalb interessiert, weil sie besonders mit Simulanten und vor allem Dissimulanten

zu rechnen haben. Als weiteres Anliegen ist dann noch zu erwähnen, daß
das Tafelsystem an sich zuverlässig sein soll, nicht jede Auflage eines an sich
bewährten Systems ist jedoch gleichwertig mit anderen Auflagen.

Die Darbietungszeit soll maximal 5 s betragen (SCHUMANN), SCHMIDT
und FLECK haben einen Apparat angegeben, der die einzelnen Tafeln 2 s
bis 3 s zeigt und zugleich eine gleichbleibende Beleuchtung gewährleistet.
Verkehrsuntersuchungen sind in aller Regel Routine-, meist Massenunter-
suchungen und können nicht auf die wenigen Stunden eines bestimmten
Wetters (nur bedeckter Himmel; wolkenlos; Sonne im Nordwesten usw.)
beschränkt werden (HEINSIUS). Es sind deshalb von verschiedenen Autoren
(HAGER, HEINSIUS, KRAHNERT, WESSELS, WOWERIES) lichttechnische Untersuchungen über das Arbeiten mit Tafelsystemen bei Kunstlicht durchgeführt worden, wobei nicht zuletzt auch auf die Bedeutung der räumlichen
Anordnung von Lampe und Tafel zum Betrachter hingewiesen wird.
KRAHNERT, WESSELS u. a. empfehlen, zu einer bestimmten Leuchtstofflampe
eine auf diese Leuchtquelle abgestimmte Farbtafelsammlung herauszugeben.
Eine Standardkunstleuchte mit definierter und reproduzierbarer Leistung
hat gegenüber der Uneinheitlichkeit des Spektrums des Tageslichtes erhebliche Vorteile und erhöht die Rechtssicherheit dadurch, daß Erkenntnisse
auf gleicher Basis gewonnen werden. HEINSIUS schlägt eine Tageslicht-
leuchtstofflampe Osram 40 W/15 vor, WESSELS hellweiß, Osram, Farb-
Nr. 20.

Bei der Untersuchung von 100 Farbenuntüchtigen und 200 Farbentüchtigen mit der 22. Auflage der VELHAGENschen Farbentafel einerseits mit
Tageslicht, andererseits mit einer 100 W Glühlampe mit Tageslichtkolben
der Berliner Glühlampenwerke fand WOWERIES im Befundergebnis keine
nennenswerten Unterschiede zwischen beiden Lichtquellen.

Beide Forderungen — genormte Darbietungszeit und Leuchtquelle —
erfüllt der bereits erwähnte Apparat von SCHMIDT und FLECK.

Die einzelnen Auflagen der Tafelsysteme fallen nicht gleich gut aus;
es ist ratsam, in Verordnungen und Richtlinien zu vermeiden, die Untersuchung „mit der jeweils letzten Auflage der Farbtafel von . . . . . . . .“ vorzuschreiben. Die „letzte Auflage“ kann schlechter als frühere sein und
ältere Auflagen sind auch noch nach längerer Zeit bei sachgemäßer Behandlung brauchbar. HAGER, HAMMER, KINDEL und STAMS fanden bei 2 bis
3 Jahre alten Tafeln der 22. Auflage der Velhagen-Tafeln 17 geeignet,
acht wenig geeignet bis ungeeignet.

Zu b). Das Anomaloskop erlaubt die Differenzierung der verschiedenen
Farbsinnstörungen. Die Erfahrung zeigt, daß es wie kaum ein anderes
ophthalmologisches Gerät zu Fehldiagnosen und damit oft zu schicksals-
schweren Fehlentscheidungen führt. Der Hauptfehler — möglicherweise
inauguriert von einigen Richtlinien, die nur nach dem Anomalquotienten

fragen, z. B. Bundeswehr u. a. — besteht darin, daß lediglich der Anomalquotient durch Einstellung der Mischschraube festgestellt wird. Bei Einstellung der Normalgleichung (40/14) durch den Probanden wird, wie epikritische Feststellungen gezeigt haben, unter Umständen die weitere Untersuchung abgebrochen, Farbentüchtigkeit angenommen, der Bewerber zugelassen. Wird dann Jahre später bei einer Kontrolluntersuchung gefunden, daß es sich um einen Dichromaten handelt, so erheben sich schwerwiegende menschliche, soziale und rechtliche Probleme. Daß eine derartige Untersuchung falsch und wertlos ist, ändert nichts an der Tatsache, daß oft so verfahren wird. Wegen der in mehreren Richtlinien erhobenen Forderung nach dem Anomalquotienten sei hier ganz klar herausgestellt, daß der Dichromat keinen sinnvollen Anomalquotienten hat, er erkennt 40/14 (Anomalquotient = 1,0) ebenso an, wie 73/14 und 0/14 (Deuteranopie) oder 0/30 und 73/5 (Protanopie). Nur der Anomale hat einen unmittelbar verwertbaren Anomalquotienten (Deuteranomale über 1,3 [2,0], Protanomale unter 0,65).

Der zweite Fehler ist, daß zu lange untersucht wird, die Neutralstimmung des Auges geht verloren. Deshalb soll zwischen je zwei Einstellungen 5...10 s eine unbunte, helle Fläche betrachtet und die Untersuchung überhaupt bei Tageslicht oder bei der Lichtfarbe des Tageslichtes (Lichtquelle B DIN 5033) durchgeführt werden. Um eine ungünstige Verzögerung der Untersuchung zu vermeiden, empfiehlt es sich, daß die Gleichung vom Untersucher eingestellt wird. Es ist gleichgültig, ob zuerst auf Dichromasie oder auf anomale Trichromasie untersucht wird. HAGER (1962) und SCHOBER beschreiben den Untersuchungsgang anschaulich und so sei hier nur tabellarisch zusammengestellt, wie das Untersuchungsergebnis grob zu deuten ist:

| | Einstellung | Farbsinnstörung |
|---|---|---|
| 1 | 0/25 bis 33 | Protostörung |
| 2 | 73/2 bis 5 | Protostörung |
| 3 | 0/ um 14 | Deuterostörung |
| 4 | 73/ um 14 | Deuterostörung |
| 5 | 40/ um 14 | *kann* normal sein |

| | Wird | |
|---|---|---|
| anerkannt | abgelehnt | Farbsinnstörung |
| 2 | 1, 3, 4 | protanomale Subdichromasie |
| 3 | 1, 2, 4 | deuteranomale Subdichromasie |
| 1 und 2 | 3, 4 | Protanopie |
| 3 und 4 | 1, 2 | Deuteranopie |

## 3.3  Häufigkeit und Verteilung der Farbsinnstörung

Wie hoch der Prozentsatz der Farbenuntüchtigkeit ist, steht für Deutschland im wesentlichen fest und es ist ohne akutes verkehrsophthalmologisches Interesse, ob in den Kulturstaaten die Farbenuntüchtigkeit „erschreckend zunimmt" (A. RIDLOME) oder abnimmt. Zu letzterer Feststellung kam die Weltgesundheitsorganisation, die eine Statistik vorlegt, nach der 1948 in Europa 3,7% der Schulkinder „farbenschwach oder farbenblind" waren, 1954 jedoch nur noch 0,9%. Diese Zahlen gelten sicher nicht für Deutschland. Wir haben mit etwa 8% farbenuntüchtigen Männern und 0,4% farbenuntüchtigen Frauen zu rechnen. Nach der bereits erwähnten Statistik des Polizeipräsidenten von Berlin sind an der Kilometerleistung im Stadtverkehr etwa 9,1% weibliche Fahrer beteiligt, die Höhe der im Überlandverkehr von Frauen erbrachten Kilometerleistungen ist nicht bekannt, höher als in der Stadt wird sie kaum sein. Demnach werden ungefähr 7% der täglichen Fahrleistung von Farbenuntüchtigen gefahren.

Von diesen 7% sind:

$$
\begin{array}{ll}
\text{protanomal} & 10\%, \\
\text{protanop} & 15\%, \\
\text{deuteranomal} & 50\%, \\
\text{deuteranop} & 25\%.
\end{array}
$$

Etwa 1,7% der Fahrer — berechnet nach Fahrleistung — sind demnach protogestört, rund 1% protanop.

## 3.4  Verkehrsgefährdung durch Farbenuntüchtige

### 3.4.1  Theoretische Erwartungen

Die Verkehrsgefährdung durch Farbenuntüchtige wird außerordentlich unterschiedlich eingeschätzt, die Meinungen reichen von einem Extrem zum anderen. Die Weltgesundheitsorganisation nimmt einen besonders krassen Standpunkt ein, sie schlägt vor, nicht einmal auf Farbenuntüchtigkeit zu untersuchen (WHO-Accid. Prev. 1 Rev. 2 Corr. 2 v. 22. 5. 1956). Zu einem ähnlichen Ergebnis kommt R. ELLIOT. NICHOLLS meint, daß der Farbenuntüchtigkeit keine Bedeutung für die Entstehung von Verkehrsunfällen zukomme, nach MIRKIN ist die Farbenuntüchtigkeit kaum von ursächlicher Wichtigkeit für Unfalle; HEINSIUS trägt eine ähnliche Auffassung vor.

Ärztliche Organisationen sind im allgemeinen gegenteiliger Auffassung, so z.B. der wissenschaftliche Beirat der Bundesärztekammer, der auf dem Standpunkt steht, daß sich bei einem Unfall derjenige strafrechtlicher Verfolgung aussetze, „der Farben verwechselt, auch wenn dies nur zeitweilig, z.B. bei Ermüdung oder bei diesigem Wetter auftritt, weil er an einem

Krankheitszustand leidet, der geeignet sei, seine Fahrtauglichkeit einzuschränken."

Verwaltungsgerichte und -behörden neigen eher zu der Auffassung der Weltgesundheitsorganisation.

Grundlage der Diskussion ist auch heute noch meist die Frage, ob ein Farbenuntüchtiger die Signalfarbe in der Lichtzeichenanlage erkennen kann. So schreibt z.B. HALLERMANN: „Wie wenig Sachkenntnis und Einsicht selbst höchste Verwaltungsstellen besitzen, konnten wir unlängst in einem eigenen Fall erleben. Ein 45jähriger Kraftfahrer hatte zur Eröffnung eines eigenen Autogeschäftes einen Omnibusführerschein beantragt. Dieser wurde von dem zuständigen Gesundheitsamt abgelehnt mit der Begründung, daß kein normaler Farbensinn bei ihm vorliege. Auch der Augenarzt am Ort äußerte Bedenken und schlug eine Anomaloskopuntersuchung vor. Wir wurden darauf von der vorgesetzten Dienststelle aufgefordert, ein Gutachten abzugeben. In dem Schreiben des zuständigen Ministeriums hieß es, es käme gar nicht darauf an, daß der zu Untersuchende im wissenschaftlichen Sinne farbentüchtig wäre. Verwechselt ein Führerscheinbewerber nur rot und grün und umgekehrt, erkennt also grün als rot und umgekehrt, so kann ihm unseres Erachtens die Fahrerlaubnis erteilt werden, wenn er nach seinen geistigen Fähigkeiten in der Lage ist, auf die Lichtzeichen, so wie sie ihm erscheinen, regelrecht zu reagieren. Es kommt uns dabei nicht darauf an, daß Herr X alle Feinheiten der Farbtafeln einwandfrei erkennt, sondern daß er rot, grün und gelb, wie es bei den Verkehrsampeln erscheint, richtig wahrnimmt. Bei der Anomaloskopuntersuchung fand sich eine Protanopie."

Die Frage nach der Verwechslungsmöglichkeit der Farbe in der Ampel ist jedoch dadurch weitgehend überholt, daß die Folge der Farben in der Ampel einheitlich geregelt ist (VkBl. 1957 S. 139). Das ist allerdings nicht überall der Fall, BYRNES (1963) berichtet, daß es in den USA vorkommt, daß in der gleichen Stadt rot mal oben, mal unten in der Ampel angebracht ist.

Tatsächlich liegt die Gefahr weniger in einer theoretisch möglichen Verwechslung der Ampelfarbe als vielmehr in der Spektrumverkürzung, die zum Übersehen von roten Warnlichtern führen kann. Hiergegen hilft auch eine „charakterliche Eignung" (GROSSJOHANN) nicht. PILLAT hält es deshalb für „selbstverständlich", daß Dichromaten keine Kraftfahrzeuge lenken dürfen und möchte auch die anomalen Trichromaten von der Zulassung ausschließen; auch JAENSCH (1951, 1953) nimmt gegenüber der Zulassung einen zurückhaltenden Standpunkt ein, ebenso NATHAN u. Mitarb., die fanden, daß besonders Protogestörte mehr Fehler bei der Erkennung von Lichtzeichenanlagen machen als Farbentüchtige.

Einen Mittelweg geht COMBERG, indem er die Farbenuntüchtigen zwar zuläßt, sie aber schriftlich belehrt und sich die Belehrung unterschriftlich bestätigen läßt, wie sein folgendes Merkblatt zeigt:

*Merkblatt für farbenuntüchtige Kraftfahrzeugführer*

Herausgegeben vom Medizinischen Dienst des Verkehrswesens

Erarbeitet von Dr. D. COMBERG
Augenarzt im Zentralinstitut des MDV Berlin

Wichtig! Gut durchlesen! Jeden Punkt genau überdenken!

*Sie sind farbenuntüchtig.* Das ergibt sich eindeutig aus den Befunden der Tauglichkeitsuntersuchung. Ihre Farbenuntüchtigkeit wurde durch spezielle Proben festgestellt. Eine Besserung ist nicht möglich; auch durch Brillen mit gefärbten Gläsern oder andere Hilfsmittel werden Sie nicht farbentüchtig. Ihre Farbenuntüchtigkeit bedeutet nicht, daß Sie gar keine Farben erkennen können. Für Sie ist die Unterscheidung roter, gelber und grüner Farbtöne erschwert bzw. unmöglich.

Auf der Straße herrschen oft schwierige Sichtbedingungen, und die Zeit zum Überblicken der Situation ist begrenzt. Dann erleichtert das rasche und richtige Erkennen der Farben und Verkehrszeichen dem Kraftfahrzeugführer ein schnelles und sicheres Handeln in wesentlichem Maße.

Trotzdem werden Sie auch als Farbenuntüchtiger zum Führen eines Kraftfahrzeuges zugelassen. Die Bedingung lautet: Sie sollen sich so vorsichtig und aufmerksam verhalten, daß Ihre Farbenuntüchtigkeit keine Gefahr mehr für den Straßenverkehr bedingt. Verursachen Sie einen Unfall, so werden Sie in gleicher Weise zur Verantwortung gezogen wie ein Farbentüchtiger. Die Farbenuntüchtigkeit gilt weder als Strafminderungsgrund noch versicherungsrechtlich als Entschuldigungsgrund.

Beachten Sie bitte im Straßenverkehr folgendes:

a) Besondere Gefahr besteht dann, wenn Sie meinen, Sie könnten sich auf Ihr Farbenunterscheidungsvermögen noch mehr oder weniger verlassen. Der Anschein trügt; glauben Sie Ihrem Arzt, der die Farbenuntüchtigkeit bei Ihnen festgestellt hat. Vergessen Sie nicht, daß Sie farbenuntüchtig sind.

b) Die Bedeutung eines jeden farbigen Verkehrszeichens kann auch von Farbenuntüchtigen erkannt werden. Bei Farbenampeln z. B. liegt das rote Licht oben, das grüne unten im Ampelgehäuse. Der Farbenuntüchtige muß besonders sorgfältig diese Verkehrszeichen beobachten, um ihre Bedeutung sicher herauszufinden. Das kann unter Umständen schwierig sein, so bei der Farbampel im Dunkeln, da dann das Ampelgehäuse schwer zu erkennen ist. Der farbenuntüchtige Kraftfahrer muß in diesen Fällen langsam an die Ampel heranfahren. Verlassen Sie sich niemals auf einen Farbeindruck, sondern urteilen Sie bei Farbenampeln ausschließlich nach der Lage des Lichtes im Ampelgehäuse und schließlich auch nach dem Verhalten der übrigen Verkehrsteilnehmer.

c) Andere Verkehrszeichen lassen ihre Bedeutung schon ganz leicht, auch für den Farbenuntüchtigen, aus ihrer Form erkennen. Diese Zeichen werden farbig angestrichen, weil durch ihre Farbe die Aufmerksamkeit des Fahrers zu ihnen hingelenkt wird. Da Sie farbenuntüchtig sind, können Sie die Verkehrszeichen leichter übersehen als ein Farbentüchtiger. Darum müssen Sie mit besonderer Sorgfalt den Straßenrand und alle die Stellen beachten, an denen ein Verkehrszeichen stehen könnte.

d) Ist die Sicht behindert durch Nebel, Rauch, Regen, Blendung oder aus anderen Gründen, so ist auch das Farbenerkennen erschwert. Dann sind die Verkehrszeichen oder Farbenampeln für den farbenuntüchtigen Kraftfahrer besonders schwer aufzufinden und richtig zu erkennen.

e) Die vielen Lichter nächtlicher Großstadtstraßen können Ihnen leicht Anlaß zu Verwechslungen geben. Komplizierte, schlecht übersehbare Verkehrssituationen beanspruchen die Aufmerksamkeit des Farbenuntüchtigen in besonderem Maße. Der Farbenuntüchtige muß darum sehr sorgfältig und aufmerksam den Straßenverkehr und das Straßengebiet beobachten, damit er nichts übersieht und die Bedeutung der Verkehrssignale sicher erkennt. Dazu braucht er mehr Zeit als der Farbentüchtige.

f) Bei einer Art der Farbenuntüchtigkeit (manchmal auch als „Rotblindheit" oder „Rotschwäche" bezeichnet) besteht die Gefahr, daß rote Lichter leicht übersehen werden. Schlußlichter, rote Warnlichter und rote Farbampeln erscheinen Ihnen unter Umständen dunkler als farbentüchtigen Kraftfahrern. Hier ist also besondere Aufmerksamkeit notwendig.

Hier abtrennen!

---

Verbleibt bei den Untersuchungsakten!

(Vom Untersuchten unterschreiben lassen!)

Hiermit bestätige ich den Empfang des „Merkblattes für farbenuntüchtige Kraftfahrzeugführer", herausgegeben vom Medizinischen Dienst des Verkehrswesens.

Ich wurde auf meine Farbenuntüchtigkeit hingewiesen und zur besonderen Vorsicht und Aufmerksamkeit entsprechend den Anweisungen des obengenannten Merkblattes angehalten. Ich wurde ferner darauf aufmerksam gemacht, daß bei einem von mir verursachten Unfall meine Farbenuntüchtigkeit nicht als Strafminderungsgrund und versicherungsrechtlich nicht als Entschuldigungsgrund anerkannt wird.

---

(Unterschrift des Untersuchten)

Auch JAHN spricht sich für eine schriftliche Belehrung aus und hat im übrigen stärkste Bedenken gegen die Zulassung von Farbenuntüchtigen.

Neben der Verwechslungsmöglichkeit an Ampeln und der Spektrumverkürzung (COMBERG, GRAMBERG-DANIELSEN) wird seit einiger Zeit die Farbempfindungszeitschwelle in den Vordergrund der Überlegungen gestellt und sicher ist nicht nur richtiges, sondern auch ein rechtzeitiges Erkennen der Lichtzeichenanlage wichtig. Wenn der Farbenuntüchtige z.B. plötzlich aufleuchtendes Gelb später erkennt als der Farbentüchtige, wird er die Forderungen des Oberlandesgerichtes Stuttgart vom 22. Februar 1965 (Az. 3 Ss 831/64, veröffentlicht in NJW *18*, 1093/65) nicht mehr erfüllen können: „Der sich einer Straßenkreuzung nähernde Kraftfahrer muß bei Gelblicht auch dann noch anhalten, wenn er sein Fahrzeug ohne Gefahrenbremsung zwar nicht mehr vor der Haltelinie oder Ampel, aber noch innerhalb der Strecke vor der eigentlichen Kreuzung zum Stehen bringen kann."

Es ist aber unwahrscheinlich, daß die Information „gelb" die Reaktion auslöst, wahrscheinlicher ist, daß die Information „untere Farbe erloschen, mittlere Farbe an" ganz im Vordergrund steht, wie es überhaupt fraglich ist, ob in der Lichtzeichenanlage der Farbe oder der Lokalisation der höhere Bedeutungsgehalt zukommt (GRAMBERG-DANIELSEN, 1960), auch einige Fälle von GANTER deuten in diese Richtung.

Offenbar wegen der erhöhten Farbempfindungszeitschwelle fordert JAHN: „.... Rotblinde im eigentlichen Sinne (protanope Dichromaten) und erheblich Rotschwache (protanomale Trichromaten) dürfen angesichts der überragenden Stellung des Rotlichtes in Warnfunktionen nur unter sonst günstigen Gegebenheiten und stets nur unter Geschwindigkeitsbeschränkung zugelassen werden."

Auf die Länge der Farbempfindungszeitschwelle wies SCHOBER hin, der angibt, sie sei bei Farbenuntüchtigen „verlängert bis unendlich lang", RYDIN und MONJÉ, SCHMIDT und SCHÜTZ erinnern daran, daß die einfachen Reaktionszeiten der Anomalen und Dichromaten denen der Normalen gleich seien, doch wären die Unterscheidungszeiten der Farbsinngestörten länger als die der Normalen. BALLY übertrug diese Erkenntnisse 1954 auf die Belange des Verkehrs und seine Untersuchungen hat 1964 SPIECKER wieder aufgenommen. Auf Grund praktischer Fahrversuche kommt er zu der Annahme, daß Deuteranomale eine Erkennungsverzögerung von bis zu 100 s haben, das ist eine Zeit, die wesentlich über die Annahme von SAPRJANOFF hinausgeht. In den praktischen Versuchen von SPIECKER ist jedoch nicht unter konstanten Bedingungen untersucht worden, denn er hat seine Zeiten im Heranfahren an Verkehrsampeln gemessen. Hierbei werden die Leuchtdichte und der Sehwinkel, unter dem die Leuchtflächen der Verkehrsampeln erscheinen, vergrößert. Die gemessene Zeit hängt überdies entscheidend von der Fahrgeschwindigkeit des Wagens ab. In seinen Feststellungen fehlt auch die Angabe über die Farbwerte der zur Untersuchung benutzten Leuchtflächen. Eine Konstanterhaltung von Leuchtdichte und Leuchtfläche ist bei derartigen Versuchen jedoch unerläßlich, da sich, bei genügender Herabsetzung der Leuchtdichte, Normale ähnlich einem Dichromaten verhalten (Brücke-Bezold-Phänomen). Neben diesem Phänomen, das sich auf die Leuchtdichte bezieht, ist ein weiteres lange bekannt, nämlich, daß die Erkennbarkeit von der Leuchtflächengröße — gekoppelt mit der Aufmerksamkeitserregung — abhängt. Ein anschauliches Beispiel hierfür lieferte die Vergrößerung der Leuchtflächengröße in den Verkehrsampeln der Landstraße erster Ordnung Nr. 190 bei Hannover. Nach Vergrößerung der Leuchtflächen gingen die Unfälle, und zwar besonders die Auffahrunfälle infolge der Erhöhung des Auffälligkeitswertes der Signalgeber zurück, wie das Kollisionsdiagramm (Abb. 12) zeigt.

Tatsächlich kommt der Farbempfindungszeitschwelle vor Verkehrsampeln keine Bedeutung zu, wenn die Farbwerte der Leuchtflächen richtig gewählt werden, wie eigene Versuche zeigten.

Es wurde von der Überlegung ausgegangen, daß die Geschwindigkeit, mit der ein Fahrer an eine Verkehrsampel heranfährt, kaum über 110 kmh$^{-1}$ betragen wird, sein Halteweg beträgt dann bei einer mittleren Bremsverzögerung von 4 m/s$^2$ und einer Reaktionszeit von 1 s 140 m. Im innerörtlichen Verkehr ist die Geschwindigkeit gemäß § 9 StVO niedriger, im außerörtlichen Verkehr wird in den seltenen Fällen einer unvermutbar angebrachten Verkehrsampel durch Vorzeichen auf die Ampel hingewiesen und die Geschwindigkeit ist gemäß § 9 StVO herabzusetzen.

In einer Distanz von 140 m erscheint eine Leuchtfläche von 200 mm Durchmesser unter etwa 5 Winkelminuten. Der Versuchsperson wurden

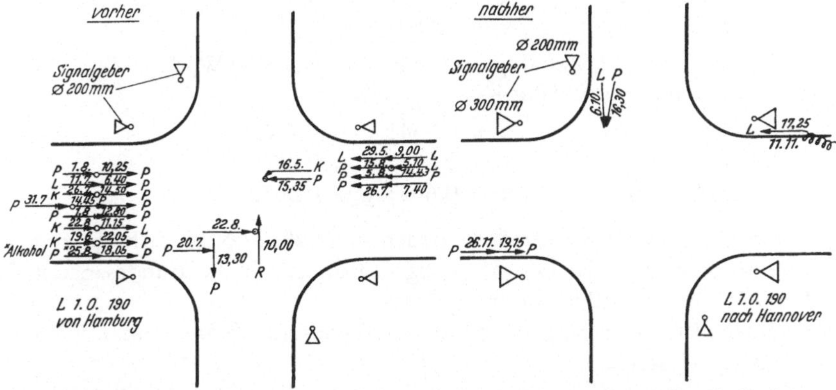


Abb. 12. Kollisionsdiagramm. Nach Vergrößerung der Ampelleuchtfläche um 50% gehen die Auffahrunfälle um 86% zurück. Es wurden ausgewertet vor Vergrößerung der Ampelleuchtfläche die Tage 15. 5. bis 27. 8. 1959 (105 Tage), nach der Umstellung die Tage vom 10. 9. bis 30. 11. 1959 (82 Tage).
$K$ = Kraftrad; $L$ = Lastkraftwagen; $P$ = Personenkraftwagen; $R$ = Radfahrer

die Leuchtflächen von zwei zweiflächigen Originalverkehrsampeln, die die Hamburgischen Elektrizitätswerke — Öffentliche Beleuchtung — freundlicherweise zur Verfügung stellten, so dargeboten, daß jede der drei Farben (rot, gelb, grün) in jeder der möglichen vier Positionen aufleuchten konnte. Die Reaktionszeit wurde mit einer elektronischen Stoppuhr gemessen, die zugleich mit dem Aufleuchten der Signalfläche angestellt wurde. Die Versuchsperson erhielt den Auftrag, bei einer bestimmten Farbe, beispielsweise nur bei rot oder nur bei gleichzeitigem Aufleuchten von gelb und grün einen Knopf zu drücken, wodurch die Stoppuhr angehalten wurde. Wie bereits nach der Haufentheorie zu erwarten war, wurden die Farben entweder sofort erkannt oder es konnte auch nach längerer Betrachtung keine sichere Angabe über die Farbe gemacht werden. Wurde die Farbe erkannt, so lagen die Reaktionszeiten zwischen 0,3 und 0,8 s und entsprachen damit vollauf den Zeiten bei Normalen; lediglich eine Abhängigkeit vom Alter war nachweisbar.

4*

Folgende Ampelscheiben wurden untersucht:

a) Im Glas gefärbte Scheiben mit folgenden Farbwerten:
   60 W Glühlampe, 220 Volt, Farbtemperatur 2250 bis 2550° K,
   blau-grüne Scheibe   x = 0,246; y = 0,515,
   gelbe Scheibe        x = 0,596; y = 0,400,
   rote Scheibe         x = 0,689; y = 0,311.

b) Farbloses Glas, Farbgebung durch bunte Glühbirne,
   60 W, 220 Volt, Farbtemperatur wie oben,
   grüne Scheibe        x = 0,215; y = 0,737,
   gelbe Scheibe        x = 0,596; y = 0,399,
   rote Scheibe         x = 0,689; y = 0,320.

c) Phantomarme Signaloptiken mit Glühbirne 60 W, 22 Volt,
   Farbtemperatur 2500° K,
   grüne Scheibe        x = 0,234; y = 0,476,
   gelbe Scheibe        x = 0,595; y = 0,402,
   rote Scheibe         x = 0,694; y = 0,305.

Die Normalfarbwertanteile beziehen sich auf die Normfarbtafel mit der Mittelpunktsfarbart E. Die Messung wurde durch die Bundesanstalt für Materialprüfung in Berlin durchgeführt.

Hinsichtlich der Einordnung der Farbwertanteile wird auf DIN 6163, Blatt 5 verwiesen.

Es wurden jeweils je zehn Deuteranomale, Protanomale, Deuteranope, Protanope und Normale mit je drei Messungen pro Leuchtfläche zur Untersuchung herangezogen.

Bei der Scheibe a ließ sich ein Unterschied zwischen den Farbsinngestörten und den Normalen kaum feststellen, lediglich ein Protanomaler und ein Protanoper hatten Schwierigkeiten in der Differenzierung von gelb und rot. Auch beliebig langes Betrachten der Leuchtfläche änderte hieran nichts.

Bei den Scheiben b und c bereitete die Unterscheidung zwischen grün einerseits und den beiden anderen Farben andererseits keine Schwierigkeiten. In der Gruppe b konnte gelb von 5 Protogestörten (3 Protanope), in der Gruppe c von 6 Protogestörten (3 Protanope) nicht zuverlässig von rot getrennt werden.

Schwierigkeiten traten also lediglich bei einem kleinen Teil der Protogestörten auf, umgerechnet bei weniger als 1% (s. 3.3) der Verkehrsteilnehmer. Auch bei diesen Personen gelang eine mühelose Erkennung, sobald Leuchtflächengröße und Leuchtdichte ausreichend vergrößert wurden. Da sowohl gelb als auch rot eine Warnfunktion haben, ist eine exakte Differenzierung nicht immer nötig, eine Verwechslung zwischen rot und grün oder gelb und grün wurde in keinem Fall beobachtet.

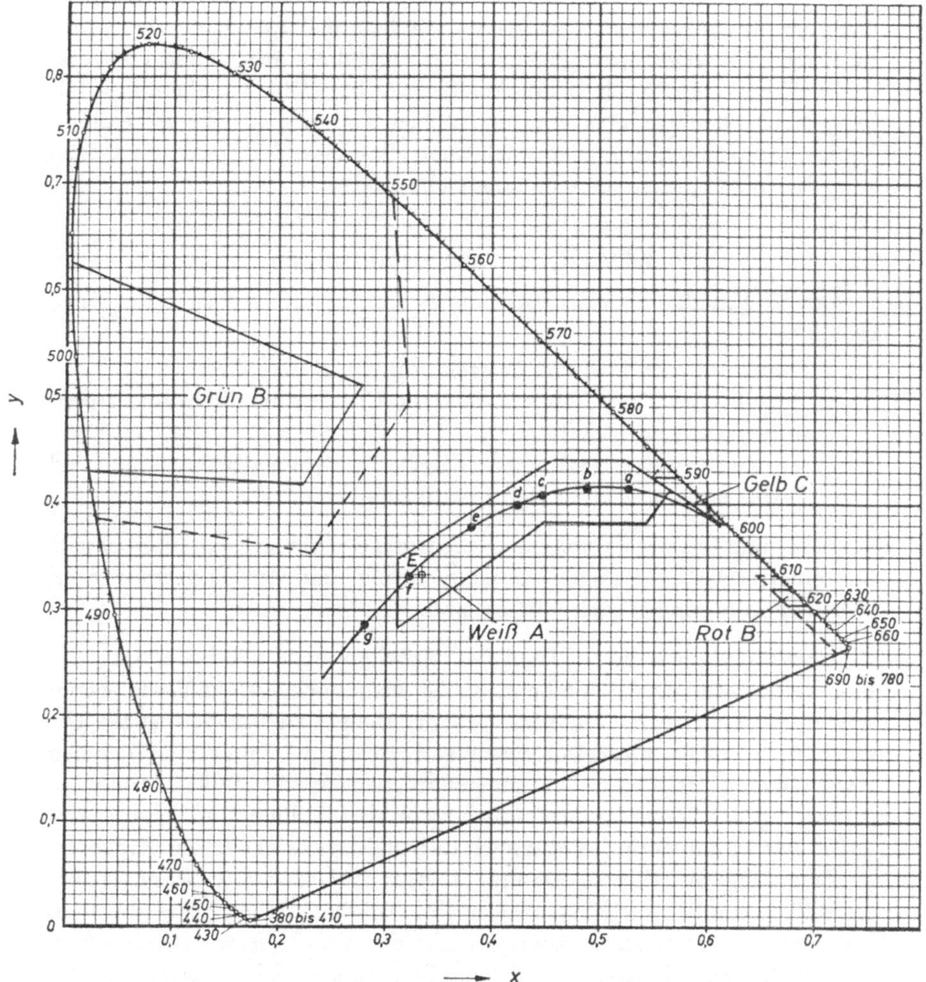


Abb. 13. Farbtafel nach DIN 5033 mit den Farbgrenzlinien der einzelnen Signallichter. Die gestrichelten Farbgrenzlinien geben die international empfohlenen
allgemeinen Bereiche für die einzelnen Signallichter an
Die Buchstaben *a* bis *g* an den Punkten des Kurvenzuges bezeichnen die Farbörter
der schwarzen Strahlungen: $a = 2000°$ K, $b = 2360°$ K, $c = 2850°$ K, $d = 3200°$ K,
$e = 4000°$ K, $f = 6000°$ K, $g = 10000°$ K
Wiedergegeben mit Genehmigung des Deutschen Normenausschusses. Maßgebend ist die jeweils
neueste Ausgabe des Normblattes im Normformat A 4, das bei der Beuth-Vertrieb GmbH., 1 Berlin 30
und 5 Köln, erhältlich ist

Auf Grund dieser Feststellungen scheint der Farbempfindungszeitschwelle vor Verkehrsampeln keine Bedeutung zuzukommen, doch muß
die Farbe der Leuchtfläche wirklich den Werten entsprechen, die das
Bundesverkehrsministerium empfohlen hat (Abb. 13); diese Werte erfüllen

auch die Forderung von AHLENSTIEL, nämlich, daß das Grün nach grün-
blau, das Rot gegen orange tendiert (Empfehlung des Bundesverkehrsministeriums vom 26. 11. 1956). Auf Bremslichter läßt sich diese Feststellung nicht ohne weiteres übertragen, hier kommen für die Erkennung
andere Momente hinzu, hier spielt auch die Frage der Spektrumverkürzung bei den Protanopen eine erhebliche Rolle.

### 3.4.2  Praktische Erfahrungen

Um die Unfallaffinität der Farbsinngestörten zu erfassen, sind drei Wege
möglich:

a) Sammlung und kritische Betrachtung von Einzelfällen.

b) Prüfung der Frage, ob sich in einer Unfallgruppe gehäuft Farbenuntüchtige finden und

c) Vergleich zweier vergleichbarer Kollektive von Farbentüchtigen und
   Farbenuntüchtigen auf ihre Unfallhäufigkeit.

Bei a) und b) wäre zu prüfen, ob die Unfälle in einem theoretisch bereits
bekannten oder erklärbaren Zusammenhang mit der Farbsinnstörung
stehen, stehen können oder zufällig sind.

Überblickt man die Vielzahl der Arbeiten über die Bedeutung der
Farbenuntüchtigkeit im Verkehr, so ist man doch erstaunt, wie wenig
statistisch verwertbares Material vorliegt. Mangel an Unfällen ist die Ursache hierfür nicht. Allein in Deutschland erreicht die Zahl der jährlich den
Kraftfahrzeugversicherern bekannt gewordenen Unfälle fast die 2 Millionen-
grenze, auf der Welt kommen täglich mehr als 1 Million Unfälle vor, etwa
70 000 Farbenuntüchtige sind täglich in Unfälle verwickelt. Das Ergebnis:

Zu a). Eine Arbeit von GANTER, die über 10 Jahre alt ist, berichtet über
sechs Fälle von Fehlverhalten an Ampeln. Daß diese Arbeit heute noch von
Interesse ist, ist um so erstaunlicher, als hier zwei Fälle auf falsches Auf-
hängen der Verkehrsampel zurückzuführen sind und in zwei Fällen vermutlich Schutzbehauptungen vorliegen. Wenn auch inzwischen weitere
Einzelfälle veröffentlicht wurden (GRAMBERG-DANIELSEN, 1961), so steht
die Zahl bekannt gewordener Unfälle von Farbenuntüchtigen doch in
keinem Verhältnis zu der Häufigkeit der Farbsinnstörung und es bleibt bei
fast jedem Unfall überdies die Frage, ob denn die Farbenuntüchtigkeit wirklich hier die wesentliche Ursache war.

Beispiel: Ein Protanoper fährt bei Rot auf die Kreuzung und verursacht dort
einen schweren Sachschaden. Der Lokaltermin zeigt, daß die Protanopie hierbei
keine Rolle gespielt haben kann. Der Fahrer hatte links von einem Lkw gestanden,
der nach rechts abbog, als er durch ein Vorlaufzeichen nach rechts freie Fahrt
bekam. Der Protanope fuhr — vorschriftswidrig — mit an und verursachte auf
der Kreuzung schuldhaft, aber nicht wegen seiner Farbenschwäche, einen Zusammenstoß.

PEUKERT und WIEGAND messen der Farbenuntüchtigkeit eine gewisse Bedeutung schon deshalb zu, weil das rote Blinklicht an den Bahnübergängen zu Verwechslungen Anlaß geben könnte. Einmal ist aber nach Auskunft des Zentralamtes München bisher eine derartige Verwechslung nicht vorgekommen, alle derartigen Behauptungen haben sich als Schutzbehauptungen erwiesen und zum anderen sind Blinklichtanlagen, die zu derartigen Verwechslungen Anlaß geben könnten, nicht mehr im Betrieb.

Dieser Weg führt demnach nicht zu der Erkenntnis, daß die Farbenuntüchtigkeit für Verkehrsunfälle irgendwie relevant sein könnte.

Zu b). Gruppen von Fahrern mit Unfällen untersuchten HAGER, ferner SACHSENWEGER und NOTHAAS. Die letztgenannten Autoren fanden bei der schon erwähnten Durchmusterung von 4011 Unfällen bei den untersuchten 110 Fahrern den üblichen Prozentsatz von Farbsinngestörten (9 von 110). Die nichtmotorisierten Verkehrsteilnehmer waren in weit höherem Maße nicht farbentüchtig, nämlich 19 von 86, aber sie waren passive Verkehrsteilnehmer und ihre Wahrnehmungsstörung ohne Ursache für ihren Unfall. HAGER berichtet über „Unfäller", die ihm von der Polizei gemeldet wurden. Er vergleicht sie mit Angaben von „sämtlichen in der Rostocker Augenklinik registrierten Fahrerlaubnisinhabern, unter denen sich viele Augenkranke (Glaukom usw.) befinden". JAHN meint, „HAGER hat sich durch die Auswahl der Fälle und Anordnung des Materials in die Irre führen lassen. Die Nachprüfung ergibt, daß bei statistisch sachgerechter Ordnung seine Unfälle und seine Kontrolle nicht, wie er annimmt, signifikant unterschiedliche Anteile von Sehschwachen aufweisen und daß die Anteile der Unfälle bei Einäugigen und bei Farbenuntüchtigen nicht signifikant höher sind als bei den voll sehtüchtigen Kontrollpersonen."

Aus folgendem Grunde scheint diese Stellungnahme berechtigt:

1. Es werden 2236 Kontrollpersonen mit 342 Unfällern verglichen. 4,6% der Kontrollpersonen, aber 8,5% der Unfäller sind farbenuntüchtig. Die von HAGER angegebene Art der Auswahl seiner Kontrollpersonen läßt die Vermutung zu, daß sich in dieser Gruppe Frauen befinden. Der Prozentsatz von 4,6 läßt sich ebenfalls nur dadurch erklären, daß etwa 40% seiner Kontrollpersonen Frauen sind, zumal die Verteilung der Deutero- und Protostörung der normalen entspricht. Da Frauen eine geringere Kilometerleistung haben, ist a priori zu erwarten, daß seine Kontrollpersonen weniger Unfälle haben als die Unfäller.

2. Die „Unfäller" gehen bei der Anordnung von HAGER jedenfalls mit einem Unfall in die Statistik ein, sie wurden ja deshalb geschickt. Die Kontrollpersonen werden nur dann mit einem Unfall belastet, wenn sie ihn freiwillig angeben. Das ist nach einer eigenen Statistik nur in etwa jedem dritten Fall zu erwarten.

Interessant an dieser, die erhöhte Unfallaffinität der Gesamtgruppe der Farbsinngestörten nicht beweisenden Aufstellung ist, daß unter den 342 Unfällern sich die Protogestörten zu den Deuterogestörten wie 3,5 zu 5,0 verhalten. Ein Verhältnis von 1 zu 3 (1,66 zu 5,0) wäre zu erwarten. Die Unfallaffinität der Protogestörten ist demnach doppelt so hoch wie die der Deuterogestörten. Eine bemerkenswerte Erfahrung, die leider nicht weiter verfolgt werden kann; HAGER gibt keine Unfallaufgliederung an, da es „nicht von ausschlaggebender Bedeutung ist, ob z.B. ein Farbenuntüchtiger im Straßenverkehr im einzelnen Falle tatsächlich eine Verkehrsampel verkannt hat . . . . . . ".

Auch der hier unter b) gezeigte Weg läßt nicht den Rückschluß zu, daß Farbenuntüchtigkeit und gehäufte Unfälle miteinander gekoppelt seien.

Zu c). Den dritten Weg, vergleichbare Kollektive auf ihre Unfallhäufigkeit zu untersuchen, sind GRAMBERG-DANIELSEN und NORMAN gegangen.

GRAMBERG-DANIELSEN stellte epikritische Betrachtungen bei zwei Kollektiven an, einmal bei Berufsfahrern, zum andern bei Fahrern von Einsatzfahrzeugen. Die von uns anhand objektiver Unterlagen kontrollierten Berufsfahrer haben jetzt etwas über 100 Millionen Kilometer zurückgelegt, und zwar, da es sich überwiegend um Taxi- und Busfahrer handelt, überwiegend in Hamburg, d. h. im Stadtverkehr. Das beeinträchtigt den Aussagewert insofern, als in Hamburg langsam gefahren wird, die Betrachtungszeiten für Ampeln und andere Warnlichter lang und die Bremswege kurz sind. Auf der anderen Seite ist bei der Überfüllung dieser Straßen auch der zum Bremsen zur Verfügung stehende Weg kurz. Die theoretisch für den Protogestörten gefährliche Situation: Dunkle, verschmutzte, rote Warnlichter in sonst unbeleuchteter Umgebung wurde diesem Kollektiv sicher seltener geboten, als es in einem ländlichen Bezirk der Fall gewesen wäre. Als Beispiel für einen derartigen Unfall diene folgender Fall, der sich in unserem Kollektiv fand: Auf der Bundesautobahn fuhr ein mit fünf Personen besetzter Wagen mit hoher Geschwindigkeit unter einen mit roten Warnlichtern gesicherten Lkw mit schwerem Personen- und Sachschaden, der Fahrer und Beifahrer waren tot. Der Fahrer war, wie uns bekannt war, protanop.

Die Erfassung derartiger Fälle ist sehr schwer, statistisch sind sie nicht zu bearbeiten. Da hohe Geschwindigkeiten ohne ausreichenden Bremsweg meist zu tödlichen Unfällen führen, muß der Fahrer *vor* dem Unfall untersucht worden sein, dann muß er in seine Unfallsituation geraten und schließlich muß der Untersucher von dem Unfall erfahren. Diese Voraussetzungen sind nur selten erfüllt, Vergleiche mit „Normalfällen" nicht möglich und der Einwand, auch Farbentüchtige hätten tödliche Auffahrunfälle, ist niemals zu widerlegen.

Insgesamt haben die Protogestörten in diesem Kollektiv von Anfang an etwas mehr Auffahrunfälle gehabt, aber es kann sich hierbei statistisch um einen reinen Zufall handeln. Immerhin ist die Übereinstimmung von Theorie und Praxis auffallend.

Die Prozentzahl der Unfälle jeder Gruppe (Trichromaten, anomale Trichromaten, Dichromaten bzw. Deutero- und Protogestörte) ist etwa gleich. Damit entfällt der vielfach vorgebrachte Einwand, daß die Farbenuntüchtigen besser aufpaßten, langsamer führen usw. Im übrigen wäre es gleichgültig, *warum* die Farbenuntüchtigen nicht mehr Unfälle haben als die Farbentüchtigen, wenn sich anhand großer Zahlen nachweisen läßt, daß sie tatsächlich nicht mehr Unfälle haben.

Der Einwand, die Farbenuntüchtigen führen eben langsamer, entfällt sicher bei dem zweiten Kollektiv, das wir untersuchen konnten, nämlich bei den Fahrern der Feuerwehr einer norddeutschen Großstadt, bei denen uns auffiel, daß sie einen relativ hohen Prozentsatz von Farbenuntüchtigen in ihren Reihen hatten, obwohl sie bestimmungsgemäß farbentüchtig sein sollen.

Im einzelnen fanden sich folgende Zahlen:

|                                        |     |       |
|----------------------------------------|-----|-------|
| Fahrer insgesamt                       |     | 1 045 |
| davon                                  |     |       |
| deuteranomal                           | 21  |       |
| deuteranomale Dichromaten Goethlin     | 17  |       |
| deuteranop                             | 9   |       |
| protanomale Subdichromaten Goethlin    | 1   |       |
| protanop                               | 4   |       |
|                                        | 52 = 5% |   |

In den 5 Jahren, die wir epikritisch untersuchen konnten (1959 bis 1963) verursachten die 1 045 Fahrer der Feuerwehr 188 Unfälle, zehn Unfälle gingen auf das Konto der Farbenuntüchtigen, das sind 5,3%, d. h., die Zahl der farbenuntüchtigen Fahrer entsprach ihrer prozentualen Beteiligung an den Unfällen. Im letzten Beobachtungsjahr waren an 45 schuldhaft verursachten Unfällen nur zwei Farbenuntüchtige beteiligt, das ist etwas weniger als dem Prozentsatz der Farbsinngestörten entsprach. Im einzelnen sind folgende Verkehrsübertretungen von Farbsinngestörten in diesem Kollektiv festgestellt worden:

1. Auffahren auf ein haltendes Fahrzeug (Tagesunfälle).
2. Auffahren auf ein vorausfahrendes Fahrzeug (Tagesunfälle).
3. Falsches Einordnen in den fließenden Verkehr nach Halten oder Parken.
4. Übermäßige Geschwindigkeit unter Berücksichtigung der Umstände.
5. Verkehrswidriges Halten von Fahrzeugen.
6. Verletzung des Gebotes des Rechtsfahrens.

7. Zu dichtes Vorbeifahren an anderen Fahrzeugen.
8. Nichtbeachten der Vorfahrtsregel rechts vor links.
9. Nichtbeachten der vorfahrtregelnden Verkehrszeichen.
10. Unachtsames Öffnen der Wagentür.
11. Falsches Wenden.

Kein einziger Unfall, der mit Farbenerkennung etwas zu tun haben könnte, ging zu Lasten der Farbenuntüchtigen. Zu den zwei Unfällen zu Nr. 9, die bekannt wurden, ist zu sagen, daß der eine Unfall auf das Übersehen der Zeichen eines Verkehrsbeamten zurückgeführt werden mußte, der andere Unfall auf ein Übersehen eines Vorfahrtschildes (Abb. 30 StVO).

Im Rahmen dieser Untersuchung wurden 1,6 Millionen Fahrkilometer nachgeprüft, die fast ausschließlich im Großstadtgebiet gefahren waren, die Fahrleistung der Farbenuntüchtigen entsprach ihrem Prozentsatz an dem Gesamtkollektiv (80 000 km).

Unfälle durch Nichtbeachten einer roten Verkehrsampel hatten lediglich Farbentüchtige.

Zwei sehr gut vergleichbare Kollektive stellte NORMAN gegenüber. Er verglich 149 farbenuntüchtige Busfahrer der London-Transport mit 149 farbentüchtigen Fahrern. Die Farbenuntüchtigen und die Kontrollpersonen fuhren jeweils die gleiche Strecke. Jede Gruppe hatte rund 4200 Fahrjahre aufzuweisen. Die genaue Art der Farbsinnstörungen ist leider nicht angegeben, es wird lediglich unterschieden zwischen „schwereren" und „leichteren" Farbsinnstörungen. Im einzelnen fand NORMAN folgendes Ergebnis (Tab. 7):

Tabelle 7. Farbsinngestörte

| | schwerere Form | leichtere Form | Insgesamt | Farbentüchtige |
|---|---|---|---|---|
| Fahrer | 76 | 73 | 149 | 149 |
| Unfälle | 327 | 354 | 681 | 712 |

NORMAN schließt aus seinen Ergebnissen, daß die farbenuntüchtigen Busfahrer nicht mehr Unfälle hatten als die farbentüchtigen. „Diese Fahrer sind Berufsfahrer, die ihrer Arbeit zu jeder Tagesstunde in ihrem Arbeitsleben nachgehen. Es wäre möglich, daß Untersuchungen an Fahrern, die nur gelegentlich fahren, ein anderes Ergebnis erbringen würden."

Anhand der unter a) bis c) zusammengestellten Ergebnisse können wir den Ausführungen von HARTLEBEN nicht widersprechen, der sagte: „Nach den uns bisher vorliegenden Übersichten haben wir den Eindruck, daß die Farbenfehlsichtigkeit durchschnittlich nicht zu einer erhöhten Unfallbeteiligung führt."

Um so unbefriedigender ist es, wenn in den einzelnen europäischen Ländern unterschiedliche Anforderungen an die Kraftfahrer gestellt werden und mit Recht empfindet es GOGLER als ärgerlich, daß beispielsweise in Österreich farbenuntüchtige Touristen aus dem Ausland auf ihnen unbekannten Straßen fahren dürfen, während ortsansässige Dichromaten keinen Führerschein erhalten.

Die Gründe für die unterschiedliche, zum Teil auch unentschlossene Bewertung der Farbsinnstörung im Verkehr nennt LEWRENZ: „Die exakte Bestimmbarkeit der Farbsinnstörung und die experimentell jedenfalls sehr eindrucksvoll nachzuweisenden Täuschungsmöglichkeiten müssen wohl als der wesentliche, mehr psychologische Grund dafür angesehen werden, daß man ein ungestörtes Farbensehen für den Kraftfahrer bis heute immer noch sehr ernst genommen hat.“

## 3.5  Beeinflußbarkeit des Farbensinnes und der Farbenuntüchtigkeit

Über den Zusammenhang zwischen Farbensinn und der Einwirkung chemischer Substanzen (auch Alkohol) siehe auch unter Intoxikationen (Abschnitt 9).

### 3.5.1  Farbentüchtigkeit und Sauerstoffmangel

Unter den im Kraftfahrzeug herrschenden Bedingungen ist eine Beeinflussung des Farbensinnes durch Sauerstoffmangel extrem selten zu erwarten, etwa wenn ein Kreislaufkranker über einen sehr hohen Paß fährt und es infolge starken Rauchens zu einer Kohlenmonoxydanreicherung im Wagen kommt. RUFF glaubt, daß es „eine Abnahme der Unterschiedsempfindlichkeit im Farbensehen gibt, bei Personen mit labilem Farbensystem zeigt sich diese schon bei 3000 m Höhe“. FICHTER (zit. nach I. SCHMIDT) untersuchte, angeregt durch Arbeiten von VELHAGEN (1936) und I. SCHMIDT (1937) an 57 Normalen, 10 Deuteranomalen und 3 Protanomalen das Verhalten des Farbensinnes im Unterdruck. Er fand bei steigender Höhe in den meisten Fällen eine Abnahme der Farbenempfindlichkeit, doch blieb das Farbensehen normaler Trichromaten normal, lediglich eine Farbenasthenopie wurde im Sauerstoffmangel verstärkt. Im Gegensatz zu VELHAGEN gibt I. SCHMIDT an, daß durch Unterdruck nicht die eine Form der Farbsinnstörung in eine andere transponiert werden könne, im Sauerstoffmangel käme es auch nicht zu einer Deuteranopie aus einer Deuteranomalie. Der Fall 19 von I. SCHMIDT (1937) läßt daran denken, daß es neben dem Sauerstoffmangel noch einer weiteren Komponente, z.B. der Ermüdung oder des Alkohols bedarf, um eine Farbenasthenopie durch Unterdruck zu erzeugen. Schließlich ist aus dieser Arbeit noch erwähnenswert, daß es beim normalen Trichromaten zu „einer geringen Verschiebung nach der grünen Seite bei 5000 m und noch mehr in 6000 m Höhe, vermutlich infolge einer geringen Herabsetzung der Grünempfindlichkeit bzw. unwahrscheinlicher Steigerung der Rotempfindlichkeit oder einer Veränderung der subjektiven Helligkeit der Farbe kommt."

Bei all diesen Untersuchungen ist jedoch zu bedenken, daß bereits in 3000 m Höhe die alveoläre Sauerstoffspannung auf 52 mm Hg (ohne Berücksichtigung der individuell verschiedenen Hyperventilation und der Adaptation) und die Sauerstoffsättigung auf 85% abgesunken ist und somit die Untersuchung durch die physiologische Schläfrigkeit und Aufmerksamkeitseinschränkung erheblich erschwert ist.

### 3.5.2  Farbentüchtigkeit und Lärm sowie Ermüdbarkeit

Auf die Zusammenhänge zwischen Lärm und optischer Wahrnehmung ganz allgemein wurde bereits in Abschnitt 1 eingegangen.

KRAVKOV hat in zwei Arbeiten 1936 und 1937 seine Befunde über den Einfluß von Lärm auf die Farbentüchtigkeit veröffentlicht und glaubt, daß durch Lärmeinwirkung Normale und Protanope (eine Versuchsperson!) eine niedrigere Schwelle für die Grünempfindung, eine höhere für orange bekommen. GROGNOT und PERDRIEL haben dies Ergebnis 1961 nachgeprüft und die generelle Schlußfolgerung von KRAVKOV nicht bestätigen können. Wohl kam es bei einer Lärmexposition mit 90 dB mit unterschiedlichem Spektrum für 5 bis 10 min zu einer Verschiebung der Rayleigh-Gleichung, aber eine bestimmte Tendenz in Richtung Deuteranomalie oder Protanomalie fanden sie nicht (Anomalquotient 0,9...1,5). Eine Stunde nach Abschalten des Lärms wurden die alten Gleichungen am Anomaloskop wieder eingestellt. Diese Arbeit wird oft falsch zitiert, da sie in der deutschsprachigen Zusammenfassung über dieses Thema das Gegenteil von dem sagt, was im französischen Text steht.

In jüngster Zeit hat BROSCHMANN (1965) das Problem erneut vom Standpunkt des Augenbahnarztes aufgegriffen. Er belastete mit dem Fahrgeräusch einer Lokomotive der Baureihe 01 der Deutschen Reichsbahn bei 100 kmh$^{-1}$ 1 h lang, der Summenpegel betrug 95 dB. Er fand eine erhebliche Zunahme der Einstellungsbreite am Anomaloskop bis zu elf Teilstrichen nach beiden Seiten „und damit Verhältnisse, wie bei einer Farbenuntüchtigkeit". Nach 1 h Aufenthalt im Ruheraum war der Befund wieder normal. Der Unterschied zwischen der Untersuchung vor der Belastung und der Kontrolle nach Ruhe einerseits und dem Ergebnis unmittelbar nach dem Lärmeinfluß wird als stark signifikant bezeichnet, die Irrtumswahrscheinlichkeit mit weniger als 0,1% angegeben. BROSCHMANN fordert deshalb, schärfere Anforderungen an das Lokomotivpersonal in bezug auf die Stabilität des Farbensinnes zu stellen, oder den Lärm auf der Lokomotive zu mindern. Das Ergebnis sei ausschließlich auf den Lärm, nicht auf Ermüdung zurückzuführen.

Bisher hat lediglich HORVATH über den Einfluß der Ermüdung auf den Farbensinn berichtet, er meint, daß sich das Farbensehen „innerhalb der Grenzen der Trichromasie" bei Ermüdung verschlechtert.

SCHUMANN (1959) bezieht die Beeinflußbarkeit der Augen vom Ohr her auf das vegetative Nervensystem.

### 3.5.3 Farbenuntüchtigkeit und Sonnenschutzbrillen

Eine ganz andere Frage ist, ob die Farbenerkennung des anomalen Trichromaten oder des Dichromaten durch irgend etwas positiv zu beeinflussen ist. Da eine medikamentöse Therapie nicht bekannt ist, wurden immer wieder Versuche mit gefärbten Gläsern gemacht, und zwar beim Normalen und beim Farbenuntüchtigen. SCHUMANN (1959) untersuchte die spektrale Durchlässigkeit von Sonnenschutzgläsern mit dem Nagel-Anomaloskop. Von den untersuchten Gläsern (Zeiss-Umbral, Heliosin, Neophan und Roviex) sind nach den Feststellungen des Verfassers nur die Zeiss-Gläser bis zu 75% Absorption für einwandfrei sicher und nicht verstimmend befunden. Die anderen Gläser „führten zur Deuteranomalie" oder werden als „Ausschuß" bezeichnet. VELHAGEN (1936) fand, daß die Farbenschwäche durch das Tragen von Neophan-Gläsern nicht korrigiert wird, zwar nahm bei Farbenuntüchtigen eine Reihe von Fehlern ab, im gleichen Prozentsatz traten aber neue Fehler auf. Im übrigen ist zu beachten, daß nach längerer Betrachtung der Umgebung durch gefärbte Gläser alle Objekte wieder in ihrer natürlichen Farbe erscheinen, wenn sie an sich bekannt ist und wenn sie lange genug betrachtet werden. Man sollte aus diesem Grunde zunächst mehrere Minuten die Brille tragen, ehe man sich zum Kauf entschließt. Die erforderliche Zeit steht aber dann im Verkehr nicht immer zur Verfügung, und so weist HABER darauf hin, daß gefärbte Gläser — auch Windschutzscheiben — nicht viel nützen, weil sie entweder zu schwach gegen die Sonne oder zu stark für Farbsignale seien. Außerdem unterdrücken sie unter Umständen Informationswichtiges, denn wenn ein bestimmter Spektralbereich vollkommen absorbiert wird, fallen auch die durch ihn bewirkten Kontraste fort.

## 3.6 Lichtzeichenanlagen
### (s. auch Abschnitt 12)

Die verkehrsregelnden Lichtzeichenanlagen sind von der Eisenbahn für den Straßenverkehr übernommen; es bleibe dahingestellt, ob die Straßenverkehrstechniker damit gut beraten waren. Jedenfalls sind die Voraussetzungen für die Erkennbarkeit im Straßenverkehr andere. Einmal sind im Gegensatz zum Lokomotivführer die Kraftfahrer nicht alle farbentüchtig. Zum anderen stehen die Lichtzeichenanlagen im Straßenraum nicht als einzige Selbstleuchter; betriebsfremde Lichter, am Bahnkörper und in angemessener Entfernung davon verboten, sind auf der Straße in Überzahl vorhanden. Es ist aber bekannt, daß die Erkennbarkeit eines Verkehrszeichens weitgehend von der Umgebung, insbesondere vom Hintergrund abhängt. Nach CRAWFORD ist die Kombination von intermittierendem Signal mit intermittierendem Hintergrund am schlechtesten. Sicher besteht auch die Gefahr der fehlerhaften Beeinflussung, sobald Beziehungsmöglichkeiten fehlen (VELHAGEN, 1936), doch ist diese Fehlerquelle im Flugverkehr erheblich bedeutungsvoller als im Straßenverkehr.

Es ist eine Vielzahl von Versuchen gemacht worden, die Erkennbarkeit für Lichtzeichenanlagen für alle motorisierten Verkehrsteilnehmer zu verbessern. Eine Reihe von Vorschlägen läuft auf eine Kopplung mit der Form hinaus (so z.B. GOGLER, 1959); in der Schweiz sind derartige Vorschläge in die Praxis umgesetzt worden. Sie sind im Prinzip nicht falsch, führen in der Praxis aber nicht zum Erfolg, im Gegenteil. Es ist verhältnismäßig billig, in eine Lichtzeichenanlage eine Schablone zu stellen, die das austretende Licht als Ring, Viereck oder Dreieck erscheinen läßt. Hierzu genügt sogar schon ein schwarzer Anstrich. Soll jedoch die Leuchtfläche gleich groß bleiben, so erfordert eine Formgebung neue Ampeln mit erheblichem Kostenaufwand. Die Ausfilterung des Innenfeldes ist aber naturgemäß mit einer Verkleinerung der Leuchtfläche verbunden und wegen der Verkleinerung des Sehwinkels, unter dem das Signal erscheint, abzulehnen. Für Entfernungen unter 2000 m — und nur auf diese kommt es im Straßenverkehr an — ist der Sehwinkel wichtiger als die Leuchtdichte (BROSCHMANN, 1963). Die Feststellungen von BROSCHMANN decken sich mit denen von BALLY, SCHMIDT-CLAUSEN und eigenen Feststellungen.

Eigenartigerweise ist in der Straßenverkehrsordnung praktisch jedes Verkehrszeichen exakt beschrieben und in der Anlage zur StVO illustriert, über den Bau von Lichtzeichenanlagen findet sich jedoch in der StVO nichts. Lediglich in den „Richtlinien für Entwurf, Bau und Betrieb von Lichtsignalanlagen im Straßenverkehr", herausgegeben von der Forschungsgesellschaft für das Straßenwesen, Köln 1964, sind Maße und Hinweise zu finden (s. auch Abschnitt 12).

## 3.7  Farben im Straßenraum und im Wagen

Übereinstimmung besteht bei fast allen Autoren darin, daß auffallende Farben und Lichter die Aufmerksamkeit des Fahrers oft zu Unrecht beanspruchen, ihn ablenken und daher eine Unfallgefahr darstellen oder darstellen können. Eine gegenteilige Meinung vertritt SCHMIDT-LAMBERG, der aus Erfahrungen in Italien schließt, daß gerade eine Zunahme der Lebhaftigkeit und Buntheit im Straßenraum zu einer Abnahme der Verkehrsunfälle führe. Er führt das auf eine wirksame Bekämpfung der Ermüdung zurück, ohne exakte Zahlen vorzulegen. Der von SCHMIDT-LAMBERG zitierten Auffassung der Health- and Welfare-Commission, daß „Farbeneinwirkung auf Kraftfahrer in erster Linie einen die Aufmerksamkeit fördernden Erfolg hat", ist in Grenzen zuzustimmen; im Interesse der Unfallverhütung darf die Aufmerksamkeit aber nicht vom Verkehr abgelenkt werden.

Die Frage nach dem günstigsten Außenanstrich eines Fahrzeuges ist bisher nicht beantwortbar, zu viele unterschiedliche, zum Teil gegensätzliche Interessen begegnen sich hier. Der Wagen soll bei verschiedensten Sichtverhältnissen (Sonnenschein, Nebel, Dunkelheit) und bei verschiedenem Wetter (Schnee, Regen usw.) erkennbar sein, sich optimal von der Fahrbahn und vom Hintergrund abheben. Fragen der Meteorologie, der Ophthalmologie, der Physik, der Psychologie, der Lichttechnik und viele andere spielen in diesen Komplex mit hinein. Aus einer Vielzahl von Gründen heraus ist ein zweifarbiger oder gar mehrfarbiger Anstrich günstiger als ein einfarbiger, mag er auch noch so grell sein; durch einen grellen Anstrich wird unter Umständen zwar die Aufmerksamkeit anderer Verkehrsteilnehmer auf dieses Fahrzeug gelenkt, doch geschieht das auf Kosten der anderen Verkehrsteilnehmer. Von Seiten der Meteorologen wird z. B. darauf hingewiesen, daß in Fahrzeugen mit dunklem Farbanstrich des Wagendaches die Innentemperatur erheblich über der von Fahrzeugen mit hellem Anstrich liegt und dadurch ein Schwülegefühl und Erschöpfungserscheinungen hervorgerufen werden können. Vom bioklimatischen Standpunkt her sind daher hellere Farben besser als dunkle.

Eine weitere Frage in diesem Zusammenhang ist die Kombination zwischen Fahrzeugfarbe und Straßenbeleuchtung. In der Dämmerung und bei Helligkeit bleiben die Leuchtdichtekontraste stets sichtbar, doch kann es durch die Monochromasie des Natriumlichtes unter Umständen dazu kommen, daß eine Farbunterscheidung im Dunkeln ausgeschlossen ist. Der Farbunterschied einer bestimmten Kombination kann auffälliger sein als der Leuchtdichteunterschied und aus diesem Grunde sollte die Natriumdampflampenbeleuchtung im Straßenraum erst dann eingeschaltet werden, wenn eine Farbwahrnehmung wegen der Dunkelheit ohnehin nicht mehr möglich ist.

Es wird der Zusammenarbeit der verschiedensten Fachrichtungen bedürfen, um hier eine günstige Lösung finden zu können, dann aber bleibt es die Frage, ob derart von allen Richtungen her optimal angestrichene Fahrzeuge noch verkäuflich sind.

Die Farbe im Wageninneren soll in erster Linie so gewählt werden, daß sie nicht reflektiert, ein matter Innenanstrich ist jedenfalls vom Standpunkt der physiologischen Optik zu bevorzugen. Unterschiedliche Farbgebung der Kontrollknöpfe mag für das Einlernen am Tage günstig sein, in der Nacht kommt es mehr auf eine örtlich günstige Anbringung an, da die Farbe im Dunkeln ohnehin nicht wahrgenommen werden kann. Die Farbe der Kontrollampen ist weitgehend durch Verordnungen, zum Teil durch internationale Vereinbarungen geregelt.

## 3.8  Nachbilder, Umstimmung

Nachbilder sind optische Empfindungen, die nicht auf einem gleichzeitigen physikalischen Reiz des Auges beruhen. Im Zusammenhang mit dem Verkehr ist allenfalls das Purkinjesche Nachbild von Interesse, das 0,2 s nach Beendigung des Lichtreizes als negatives Nachbild in der Gegenfarbe auftritt und 0,25 s dauert. Bei längerer Betrachtung des Vorbildes tritt es nicht auf. Einen Sonderfall der Nachbilderscheinungen stellt der Sukzessivkontrast dar, der bei sehr langer Dauer des erregenden Reizes auftreten kann.

Das Purkinjesche Nachbild tritt nach Spektralreizen über 650 nm nicht auf, es ist in der Netzhautgrube gegenüber der Netzhautperipherie stark herabgesetzt (SCHOBER).

Zwar wird ein aufmerksamer Fahrer das echte Bild vom Nachbild unterscheiden, doch sollte beim Aufstellen von farbiger Reklame nicht nur an ihre direkte Wirkung auf den Verkehrsteilnehmer gedacht werden, sondern auch an die im zeitlichen, im bewegten Verkehr also auch örtlichen Zusammenhang und Abstand dazu auftretenden negativen und positiven Nachbilder. Ob durch derartige Nachbilder bereits ein Verkehrsunfall verursacht wurde, ist aus der Literatur nicht bekannt.

Der Umstimmung dürfte im Verkehr kaum eine Bedeutung zukommen, weil außer beim Tragen von gefärbten Sonnenschutzbrillen die Voraussetzungen dafür meist fehlen.

## 3.9  Verbesserungsvorschläge

Nicht nur die Farben der Lichtzeichenanlagen, sondern auch die Signalfarben an den Fahrzeugen (Rücklichter, Bremslichter, Blinker) sollten der Empfehlung des Bundesverkehrsministeriums folgen, und die rote Farbe sollte weitestmöglich zum orange hin tendieren (AHLENSTIEL, COMBERG, GRAMBERG-DANIELSEN). Eine Differenzierung der Leuchtflächen der Verkehrsampeln durch Formgebung darf nicht mit einer Verkleinerung der Leuchtfläche erkauft werden, da hierdurch der Auffälligkeitswert sinkt und die Verwechslungsmöglichkeiten auch für den Dichromaten zunehmen. Will man die bisherige Form der Lichtzeichenanlagen beibehalten — jede andere Voraussetzung erscheint utopisch —, so kann man eine Differenzierung nur durch eine unterschiedliche Betriebsart der einzelnen Lichtsignale erreichen. Eine mögliche und billige Änderung wäre z. B.:

Freie Fahrt: grünes Dauerlicht,

Halt: rotes Blinklicht,

Achtung (bisher gelb): gelbes Blinklicht in Verbindung mit rotem Dauerlicht nach der Rotphase und grünem Dauerlicht nach der Grünphase.

Es ist zu überlegen, ob auf das Gelblicht nach rot nicht überhaupt verzichtet werden kann, zumindest sollte die Dauer des Gelblichtes nach rot bzw. die der Rot-Gelbphase generell geregelt und überall gleich sein; auf die Breite der Kreuzung oder andere Verkehrsgesichtspunkte kommt es hierbei nicht an, da die Gelbphase nach rot und die Gelbphase nach grün nicht von gleicher Dauer sein müssen.

# 4. Tiefenwahrnehmung

## 4.1 Monoculare Dominanz

Nach ENGEL und FISCHER liegt in Abhängigkeit von der Pupillendistanz die theoretische Grenze des stereoskopischen Sehens bei 250...1200 m, die Grenze des optimalen stereoskopischen Sehens liegt bei 90 m (HEINSIUS). Echtes stereoskopisches Sehen wird nur durch ein beidäugiges Sehen vermittelt, hierbei ist die Sehferne (Entfernungseindruck) eine Funktion der Konvergenz und die Sehtiefe (Tiefeneindruck eines räumlichen Objektes) eine Funktion der Querdisparation, wobei unter Querdisparation der kleine Unterschied in den Bildern zu verstehen ist, der von einem Objekt mit räumlicher Tiefe im rechten und im linken Auge dadurch entsteht, daß die Augen horizontal eine gewisse Entfernung, den Augenabstand, haben. Dadurch sieht jedes Auge das Objekt unter verschiedenem Winkel. Somit ist die Querdisparation abhängig von der Entfernung des Sehdinges zum Beobachter und von der Entfernung seiner beiden Augen untereinander, sowie von der räumlichen Tiefe des Objektes. Wichtiger für den Autofahrer ist die Sehferne und hierzu genügen eine Reihe von Hilfsmitteln, wie die scheinbare Größe der Sehdinge, die Überschneidung von Konturen, die Perspektive, Leuchtdichten und anderes. Für das Abschätzen der Sehferne ist besonders die von GLEES, HAMBURGER, KÜCHLE und REMKY herausgestellte Tatsache von Bedeutung, daß die Sehferne auch, ja sogar überwiegend, monocular erfolgen kann (monoculare Dominanz von HAMBURGER). GLEES wertete Versuche über die Beziehung zwischen dem Abschätzen der Sehferne und der Dominanz eines Auges aus und fand, daß in 89% der Fälle das führende Auge das bessere Schätzungsvermögen aufwies. Für die Verkehrsophthalmologie folgt hieraus, daß der Verlust eines Auges nicht schematisch bewertet werden kann, der Verlust des führenden Auges erfordert eine längere Gewöhnungszeit als der des anderen. Weiter interessiert hier die Tiefenwahrnehmung bei stark differenter Sehschärfe beider Augen, über die SACHSENWEGER 1956 berichtete. Er fand, daß bei Arbeitern der metallverarbeitenden Berufe Unfälle bei den Personen gehäuft auftraten, die auf dem schlechteren Auge weniger als 66% sahen. SACHSENWEGER führt das unter anderem darauf zurück, daß sich diese Personen dank der guten Sehleistung des einen Auges ihrer Minderleistung nicht bewußt werden, jedoch in bestimmten Situationen, die ein gutes räumliches Sehen verlangen, versagen können. In einer weiteren Arbeit gemeinsam mit PIEHLER (1966) hält er das fehlende räumliche Sehen im Beruf des Kranführers auf Grund epikritischer Untersuchungen aber nicht für unfallträchtig. Auch bei diesem Beruf, von dem bisher angenommen wurde, daß er ein besonders gutes Abschätzen der räumlichen Verhältnisse erfordere, sei das Sehen sekundär gegenüber der Umsicht, Vorsicht, Aufmerksamkeit und Erfahrung des Kranführers.

## 4.2 Tiefenwahrnehmung in Abhängigkeit von der Leuchtdichte im Objektraum

Ametropien selbst geringen Grades beeinträchtigen die Tiefenwahrnehmung bei optimaler Beleuchtung erheblich, nicht dagegen in der Dämmerung. Wahrscheinlich ist das darauf zurückzuführen, daß die Tiefensehschärfe zahlenmäßig und in ihrer Abhängigkeit von der Leuchtdichte und Leuchtdichteverteilung im Objektraum mit der Noniussehschärfe des betreffenden Beobachters übereinstimmt (MÜNSTER). Das Auge mit der schlechteren Noniusschärfe fällt mit zunehmender Dämmerung zunehmend aus.

Während Ametropien also bei herabgesetzter Leuchtdichte weniger stören als am Tage, ist es mit den Heterophorien umgekehrt: Bei Tageslicht stören sie die Tiefenwahrnehmung entsprechend der monocularen Dominanz wenig, in der Dämmerung machen sie sich rasch störend bemerkbar (SACHSENWEGER u. a.). Auch die Nachtmyopie (s. 1.12) stört die Tiefenwahrnehmung erheblich.

Die Wahrnehmung relativer Bewegung beleuchteter Objekte, besonders sehr kleiner leuchtender Flächen (Rücklichter), ist in der Dämmerung und im Dunkel erheblich erschwert, die Entfernungsschätzung erfolgt weitgehend auf der Basis der Helligkeit des Lichtes, so daß helleres Licht im allgemeinen näher angenommen wird als das tatsächlich gleichweit entfernte dunklere (POTTER, 1961). Die Fehlschätzung wird um so geringer, je größer die beleuchtete Fläche ist, so daß es von diesem Standpunkt aus vorteilhaft ist, die ganze Wagenrückfläche zu beleuchten. Da nach den Untersuchungen von HAEKINEN, JOHANSSON u. a. ohnehin Fahrer dazu neigen, Entfernungen zu überschätzen und Geschwindigkeiten zu unterschätzen, kann es leicht zu Auffahrunfällen kommen, wenn die Entfernungsschätzung dadurch erschwert wird, daß sie allein auf der Beurteilung relativ kleiner Rücklichter basiert.

Bei gleichmäßiger Ausleuchtung der Netzhaut (Nebel) kann eine Tiefenwahrnehmung nur dann erfolgen, wenn das Sehobjekt auf der Netzhaut örtlich oder zeitlich differenziert werden kann (NATSOULAS). Nachts ist nach HABERICH eine monoculare Entfernungsschätzung nicht möglich.

## 4.3 Tiefenwahrnehmung bei beidseitiger Linsenlosigkeit

Nach SACHSENWEGER und LUKOFF ist bei beidseitiger Aphakie — sofern die Bestsehschärfe etwa voll ist —, weniger die Tiefensehschärfe in der Ferne und in der Nähe gestört, sondern es kommt durch die optischen Eigenschaften des Starglases zu einer Bildverzerrung und damit zu einer Störung der Tiefenwahrnehmung in der Peripherie des Gesichtsfeldes. Es ist aber die Frage, wieweit beidseitige Aphakie bereits ohnehin Fahruntüchtigkeit im Sinne des § 2 StVZO bedingt (s. 16.2.2, Urteil des OLG Hamm).

## 4.4 Tiefenwahrnehmung bei Intoxikationen

Daß durch Alkohol die Tiefenwahrnehmung gestört wird und Doppelbilder auftreten und daß das ganz besonders der Fall ist, wenn latente Heterophorien vorliegen, ist allgemein bekannt. Für den Sauerstoffmangel gilt Ähnliches. Auf die Frage der gestörten Tiefenwahrnehmung bei einseitiger Pupillenerweiterung (Pulfrich-Effekt) wird im Abschnitt 9 näher eingegangen werden, da diesem Problem eine erhebliche verkehrsmedizinische Bedeutung zukommt (GRAMBERG-DANIELSEN, SIEBECK).

# 5. Dunkeladaptation, Blendung, Beleuchtung

Dunkeladaptation, Blendung und Beleuchtung sind drei Gebiete, die sich eng berühren und gegenseitig beeinflussen. So sieht man beispielsweise unabhängig von der Adaptation bei periodischer Blendung durch entgegenkommende Kraftfahrzeuge oder durch ortsfeste Beleuchtung nur in den Dunkelperioden, in den Hellperioden ist man geblendet. Fragen, die in zwei oder drei dieser Gebiete fallen, sind zur Vermeidung von Wiederholungen nur in einem Abschnitt besprochen.

## 5.1 Dunkeladaptation

### 5.1.1 Nomenklatur, Allgemeines

Unter adaptieren verstehen wir die Fähigkeit des menschlichen Auges, sich auf verschiedene Leuchtdichten einzustellen. Das Verhältnis der vom Auge erfaßbaren Leuchtdichten beträgt etwa 1:10 Millionen und kann unter Umständen 1:100 Milliarden erreichen, dem Verhältnis der Helligkeiten zwischen einer dunklen, gestirnlosen Nacht und hellstem Sonnenschein. Die Adaptation (Synonym:Adaption) verschiebt nach RANKE

5*

„keineswegs nur die Schwellen für die Leuchtdichten, diese ist nur ein bequemes und daher vielfach angewandtes Maß der Adaptation. Die eigentliche Aufgabe der Adaptation scheint es vielmehr zu sein, die größte Unterschiedsempfindlichkeit für Leuchtdichten gerade in den Bereich zu verschieben, auf den im Augenblick adaptiert wird" wobei nach KERN die beste Unterschiedsempfindlichkeit bei einer Leuchtdichte von 1 asb gegeben ist.

Die Unterschiedsempfindlichkeit für Leuchtdichten ist ein Kriterium für die *Wahrnehmungs*fähigkeit einer bestimmten Netzhautstelle. Erst bei weiterer Erhöhung der Leuchtdichte können Einzelheiten eines Sehdinges *erkannt* werden, diese Schwelle ist ein Maß für die Sehschärfe.

Die „Schwellenleuchtdichte des Auflösungsvermögens wird immer höher als die des Lichtunterscheidungsvermögens liegen, denn ohne Lichtwahrnehmung ist kein Erkennen von Einzelheiten möglich" (E. AULHORN). Für die Lichtunterschiedsempfindlichkeit präzisierte RANKE den Satz von RICCO:

„Der Riccosche Satz von der Konstanz des Produktes aus Beleuchtungsstärke und beleuchteter Netzhautfläche gilt nicht nur für Schwellenleuchtdichten, sondern im ganzen Helligkeitsbereich von etwa 10 Bogenminuten Sehwinkel um so genauer, je mehr man sich der Sehschärfe von 1 Bogenminute nähert. Oberhalb von 20 Bogenminuten geht die Unterschiedsschwelle für jede Leuchtdichte in eine Konstante über", und er fährt fort: „Kurven gleicher Sehschärfe, abhängig von der Leuchtdichte und dem Leuchtdichteverhältnis haben im Bereich der Gültigkeit des Riccoschen Satzes alle gleiche Verlaufsform. Hier ist also die Zunahme der Sehschärfe nur eine Funktion der Zunahme der Unterschiedsempfindlichkeit. Insbesondere hat auch die Sehschärfe ebenso wie die Unterschiedsempfindlichkeit ein flaches Maximum bei 3000 asb, ist also keine Sättigungskurve. Zahlenmäßig ergibt sich, daß eine Verdoppelung der Sehschärfe erst durch Verstärkung der Leuchtdichte auf das 135fache erreicht werden kann. Eine Steigerung der Leuchtdichteverhältnisse ist für die Sehschärfe wirksamer als eine Steigerung der Leuchtdichte."

E. AULHORN schränkt den Riccoschen Satz dahingehend ein, daß er bei Prüfzeichengrößen zwischen 0,76 Bogenminuten und 2,5 Bogenminuten annähernd stimmt, aber nur bei einem Umfeld von 10 asb. „Die Konstanz des Produktes aus Beleuchtungsstärke und beleuchteter Netzhautfläche gilt nur für Helladaptation auf 10 asb und nicht für andere Adaptationszustände."

In jüngster Zeit hat E. AULHORN (1964) die Beziehungen zwischen der Lichtunterschiedsempfindlichkeit und der Sehschärfe (Wahrnehmung und Erkennung) untersucht und einen quantitativen Zusammenhang zwischen beiden nachweisen können: „Die Schwellenleuchtdichte für Wahrnehmen und Erkennen liegen um so höher, je kleiner das Prüfzeichen ist. Die

Schwellenerhöhung ist für die Erkennungskurven stärker als für die Wahrnehmungskurven. Der notwendige Leuchtdichteunterschied für die Erkennung von Prüfzeichen ist ebenso hoch wie der für die Wahrnehmung einer Prüffläche in der Größe des Formkriteriums des Sehzeichens." Im einzelnen wird hierauf noch unter 5.1.2 einzugehen sein. Wichtig ist die Erkenntnis, daß Sehschärfe und Lichtunterschiedsempfindlichkeit in einer festen Beziehung zueinander stehen.

Den Zustand des Anpassens an die veränderten Leuchtdichteverhältnisse nennen wir Adaptationsprozeß, nach Anpassung an die gegebenen Leuchtdichten ist der Endzustand, der Adaptationszustand erreicht. Erfolgt die Anpassung an ein höheres Leuchtdichteniveau, so sprechen wir von Helladaptation, wird auf ein niedrigeres Niveau adaptiert, sprechen wir von Dunkeladaptation, wobei die Begriffe „höher" und „niedriger" sich auf das jeweils vorangehende Leuchtdichteniveau beziehen. Die Adaptation erfolgt auf drei Arten, die sich gegenseitig ergänzen:

a) Veränderung des Pupillendurchmessers,

b) Übergang vom Zapfen- auf das Stäbchensehen oder umgekehrt,

c) Empfindlichkeitsveränderung der Zapfen und der Stäbchen.

Zu a). Je weiter die Pupille ist, desto mehr Licht kann in das Auge einfallen. Für den Verkehr bedeutet das, daß die dynamische Reaktion der Pupille auf Licht einmal die Dunkeladaptation fördern, zum anderen die Blendung herabsetzen kann. Bei Jugendlichen kann die Pupillenweite zwischen 2 und 8 mm schwanken und der einfallende Lichtstrom dadurch im Verhältnis 1:16 reguliert werden. Mit zunehmendem Alter bleibt die Pupille enger, der Regelungsbereich schrumpft zusammen. Nach TRENDELENBURG bestehen folgende Beziehungen zwischen Pupillenweite und Alter:

Tabelle 8

| Alter | Pupillenweite im Hellen | Pupillenweite im Dunkeln |
|---|---|---|
| 20 | 4,7 mm | 8,0 mm |
| 40 | 3,9 mm | 6,0 mm |
| 60 | 3,1 mm | 4,1 mm |
| 80 | 2,3 mm | 2,5 mm |

Für das mittlere Lebensalter gilt, daß zwischen dem Logarithmus der Beleuchtungsstärke auf der Pupille und der Weite der Pupille folgender Zusammenhang besteht:

$$d_p = -0{,}913 \lg E + 5{,}8 \quad \text{wobei}$$

$d_p$ den scheinbaren Pupillendurchmesser in mm bedeutet und $\lg E$ den dekadischen Logarithmus der Beleuchtungsstärke E in lx.

Diese dynamische Pupillenreaktion ist Glied eines Regelvorganges, der eine gewisse Zeit erfordert. Die Verengung erfolgt etwa viermal so schnell wie die Erweiterung (s. auch Abschnitt 5.2).

Nicht vernachlässigt werden darf, daß die Änderung der Pupillenweite nicht nur zu einer Anpassung an die veränderten Leuchtdichten führt, sondern gleichzeitig einen erheblichen Einfluß auf die Bildschärfe hat.

Zu b) und c). Diese Fragen führen in ein rein physiologisches Problem, auf das im Zusammenhang mit den Verkehrsproblemen hier nicht eingegangen werden kann; es sei jedoch vermerkt, daß der Wechsel zwischen

Tabelle 9. *Beleuchtungsstärke, Untersuchungsmöglichkeiten und Sehschärfewerte bei verschiedenen Beleuchtungsbedingungen*
(nach HEINSIUS)

| Beleuchtungs- bedingungen | Leucht- dichten in Stilb | Beleuchtungs- stärke in Lux | Bedingungen gegeben bei Untersuchung mit | Durchschnitt- liche Seh- schärfe des Normalen |
|---|---|---|---|---|
| Sonnenlicht (Mittags, Sommer) | 3,17 | 100 000 | | $1' = 1,0$ |
| Sonnenauf- und untergang | $9,5 \cdot 10^{-3}$ | 300 | gewöhnlicher Sehprobentafel | $1' = 1,0$ |
| Künstliche Mindest- beleuchtung (Lesen) | $6,3 \cdot 10^{-4}$ | über 20 | | $1' = 1,0$ |
| Dämmerung | $1,6 \cdot 10^{-5}$ | 0,5 | Nyktometer $i = 1$ | $2' = 0,5$ |
| Vollmond | $6,3 \cdot 10^{-6}$ | 0,2 | Nyktometer $i = {}^1/_4$ | $3' = 0,33$ |
| Mittlere Nachthellig- keit um Neumond | $10^{-7}$ | 0,003 | Nyktoskop | $10' = 0,1$ |
| | $1,3 \cdot 10^{-9}$ | 0,0004 | Nyktoskop, Nowak-Wetthauer- Gerät | $20' = 0,05$ |
| absolute Reiz- schwelle nach 120' Dunkeladaptation | $6,7 \cdot 10^{-11}$ | 0,00002 | Adaptometer | $40' = 0,025$ |

Zapfen- und Stäbchensehen im Bereich zwischen 0,02 und 50 asb erfolgt, das ist gerade das Gebiet der künstlichen Straßenbeleuchtung und hieraus erklärt sich die Tatsache, daß vielen Menschen gerade in den ersten Anpassungsminuten der Dunkeladaptation das Fahren in diesem Leuchtdichtegebiet größere Schwierigkeiten bereitet, als in einem Bereich höherer oder niedrigerer Leuchtdichten (Dämmerungsblindheit).

Weiter ist für die Dunkeladaptation im Straßenverkehr von Bedeutung, daß der Kraftfahrer nicht — etwa wie in der augenärztlichen Praxis — optimal dunkeladaptiert ist, sondern hinter dem hellen Feld seiner Scheinwerferbündel herfährt (BRAUN). Die Wahrnehmungsschwelle wird dadurch heraufgesetzt. Die Beziehungen zwischen der Sehschärfe bei Tageslicht und der Sehschärfe bei herabgesetzter Beleuchtung sind für die Praxis nicht bekannt. HEINSIUS gibt Beziehungen zwischen Beleuchtungsstärke und Sehschärfe an, die jedoch im Labor und mit augenärztlichen Untersuchungsgeräten gewonnen wurden und in dieser Form nicht ohne weiteres auf den Straßenverkehr übertragen werden können (Tab. 9).

## 5.1.2 Methodik

Der Kraftfahrer muß *erkennen* können, ob das, was er *wahrgenommen* hat, für ihn von Bedeutung ist, ob er reagieren muß oder nicht. Er muß im Dämmerlicht einen Baumschatten von einem Ölfleck, ein dreieckiges von einem viereckigen Verkehrsschild differenzieren können. Das Formenerkennen ist das Wesentliche. Verkehrsmedizinische Untersuchungen dürfen sich daher nicht auf eine reine Prüfung des Lichtsinnes beschränken, sondern neben der Schwellenempfindlichkeit ist die Sehschärfe im Verlauf der Dunkeladaptation zu untersuchen, wobei Blendreize einschaltbar sein sollten. Geräte wie z.B. das Engelking-Hartung-Gerät erfüllen diese Forderung nicht. Am Engelking-Hartung-Gerät gewonnene Ergebnisse sind zudem nicht ohne weiteres von einem Gerät zum anderen vergleichbar, auch ein Vergleich mit dem Comberg-Nyktometer oder dem Nowak-Wetthauer-Gerät, das die Prüfung der Sehschärfe bis zu 1/20 bis 1/40 erlaubt, ist kaum möglich (HEINSIUS und HAMBURGER).

Das Nyktometer von W. COMBERG erlaubt die Feststellung der Dämmerungssehleistung, ist aber nicht mehr im Handel. Das gleiche gilt für das Gerät von GRAF, das vor allem die Dauerleistung prüfte. Bei diesem Gerät dreht sich auf hellem Grund ein dunkler Balken, der Proband hat durch ein Lenkrad über 20 min nachzusteuern. Mit erheblicher Sicherheit wurden nach SCHOLZ mit diesem Gerät Schwellenwerte gefunden (Bewegungskompensationsgerät). Das Integral über eine bestimmte Strecke zeigte den durchschnittlichen Fehler in dieser Zeit an, peripher einwirkende Kurz- und Dauerblendung war möglich. Das Gerät hatte den großen Vorteil, auch die Ermüdbarkeit mit zu erfassen. Hierbei wird das Problem der Beziehungen zwischen Reaktionszeit und Dunkeladaptation berührt, von dem MACHEOD und BARTLETT zeigen konnten, daß die Latenzzeit um so mehr abnimmt, je weiter die Dunkeladaptation fortschreitet. Die Abnahme endet nach den beiden Verfassern für die Netzhautgrube nach 3 min, für die Peripherie nach 15 min.

Ein einfach zu handhabendes Gerät, das auf dem Distinktionsvermögen, dem Unterscheiden von geringen Helligkeitsunterschieden, aufbaut, ist das Skotoptikometer. Die Untersuchungsdauer beträgt 4 min und erlaubt eine Vororientierung über die Unterschiedsempfindlichkeit. Eine sehr gute Nachtsehleistung ist zu erwarten, wenn drei oder vier Sehproben innerhalb von 2 min erkannt werden, werden mehr als 4 min zur Erkennung benötigt, so ist die Nachtsehleistung ungenügend.

JUNGHANNSS konnte die guten Erfahrungen von HEINSIUS mit diesem Gerät nicht bestätigen, ohne aber ein anderes „brauchbares, einfaches Gerät zur Bestimmung der Sofortadaptation und Blendungsempfindlichkeit angeben zu können" (BROSCHMANN).

Als Universalgerät steht das Adaptometer von GOLDMANN-WEEKERS zur Verfügung, das nicht nur die oben angeführten Forderungen erfüllt, sondern darüber hinaus eine objektive Bestimmung der Dunkeladaptation erlaubt. Folgende Leistungen können geprüft werden (nach COMBERG):

a) Die absolute Schwellenempfindlichkeit im Verlaufe der Dunkeladaptation,

b) die absolute Schwellenempfindlichkeit im Verlaufe der Dunkeladaptation der gesamten Netzhaut (integrale Dunkeladaptation),

c) die Adaptation des Zapfenapparates im Bereiche der Macula oder der Netzhautperipherie und der ganzen Netzhaut,

d) das Verhalten der Schwellenempfindlichkeit bei einer objektiven Bestimmung während der Dunkeladaptation (Prinzip RIEKEN-MEESMANN),

e) das Verhalten der Sehschärfe in der ersten Zeit der Dunkeladaptation und bei herabgesetzter Beleuchtung und gleichzeitiger oder vorhergegangener Blendung,

f) die Untersuchung der Sehschärfe bei vollständiger Dunkeladaptation,

g) die Untersuchung der Unterschiedsempfindlichkeit.

Schließlich ist noch das Mesoptometer von HARMS und AULHORN zu erwähnen, das sich aber zur Zeit noch in der Entwicklung befindet. Es prüft die Frage der Leuchtdichteunterschiedsempfindlichkeit durch Änderung der Leuchtdichte, wobei durch zwei Projektoren die Helligkeitsunterschiede zwischen In- und Umfeld variiert werden können. Der Unterschied zur üblichen Prüfung in der Praxis ist der, daß die *Leuchtdichten* und nicht die *Sehzeichengröße* verändert werden. Untersuchungen im Rahmen einer Arbeitsgruppe haben gezeigt, daß die Ergebnisse verschiedener Untersucher an verschiedenen Geräten vergleichbar sind.

### 5.1.3 Der Zeitfaktor bei der Dunkeladaptation

Es wurde bereits gesagt, daß die Dunkeladaptation ein Regelvorgang ist und als solcher eine Zeit beansprucht, die für den Fußgänger meist belanglos ist, dem motorisierten Verkehrsteilnehmer aber nicht immer zur Verfügung steht.

Der oft rasche Wechsel zwischen photopischem (über 10 asb) und mesopischem Sehen (0,01...10 asb), die Tatsache, daß der Kraftfahrzeugführer hinter dem wechselnd hellen Feld seiner Scheinwerfer herfährt und dabei interkurrenten Blendungen ausgesetzt ist, erschweren die Verhältnisse; sie sind mit den Untersuchungsbedingungen der Klinik schwer zu erfassen. Ferner ist es nicht nur von psychologischer Bedeutung, daß sich der Fahrer in der Dämmerung auf die Umkehr der Kontraste einstellen muß, am Tage ist der Himmel hell und die Straße dunkel, nachts ist die Straße heller als der Himmel. Weiter kommt hinzu, daß die Unterschiedsempfindlichkeit des Auges nicht nur davon abhängt, daß die Adaptation an das durchschnittliche Leuchtdichteniveau im Gesichtsfeld erfolgte, sondern sie ist auch abhängig davon, wie sich die Leuchtdichten in der weiteren Gesichtsfeldperipherie verteilen. Diese Faktoren sind beispielsweise nach einem Unfall meist unbekannt oder schwer zu rekonstruieren. Auf der anderen Seite sind die Ergebnisse in der ärztlichen Praxis individuell schwankend und auch sicher in gewissem Umfang übungsabhängig. SCHOLZ berichtet anhand von Untersuchungen mit dem Gerät von GRAF, daß die Readaptationszeiten nach Kurzblendung sehr unterschiedlich sind, interkurrente Belichtungen mit mittleren Intensitäten setzten die Dunkeladaptation nicht oder kaum herab, HAMBURGER und SILBER stellten das gleiche fest.

Nach den Erfahrungen am Mesoptometer läßt sich sagen, daß ein für den Straßenverkehr ausreichend erscheinender Adaptationszustand schon nach wenigen Minuten erreicht ist und auch nach verkehrsüblicher Blendung rasch wieder erreicht wird. Aber auch diese relativ kurze Zeit steht nach den Feststellungen von DAVEY u. Mitarb. nicht immer zur Verfügung; sie konnten zeigen, daß Kraftfahrer in verschiedenen Stadtteilen in London weite Strecken in Nebenstraßen ohne ausreichende Adaptation fuhren, wenn sie aus den gut beleuchteten Hauptstraßen abgebogen waren, in denen zum Teil noch Reklamelichter als Blendreize auftraten. Die gleiche, aus der Theorie leicht ableitbare Erfahrung machte SAVIN. Die Adaptationskurven, die von den verschiedenen Autoren mit verschiedenen Geräten gewonnen wurden, machen das verständlich.

Speziell unter dem Gesichtswinkel des Zusammenhanges zwischen Dunkeladaptation und Verkehr hat LOSSAGK eine Reihe von experimentellen Untersuchungen durchgeführt, denen die Abb. 14a und b entnommen worden sind. Die Untersuchungen wurden so durchgeführt, daß die Versuchspersonen helladaptiert wurden, nach Umschalten von der Helladaptationsleuchtdichte $B_1$ auf die Dunkeladaptationsleuchtdichte $B_2$ wurde ein Snellenscher Haken dunkel auf hell, 7,5 cm groß, in 3 m Entfernung freigegeben und die Zeit bis zum Erkennen gemessen. Auch hier fanden sich intra- und interindividuelle Unterschiede, die um so größer wurden, je mehr die Versuchsanordnung an den Wahrnehmungsgrenzkontrast rückte.

Der gleiche Autor weist auch auf die Bedeutung der Koppelung von Adaptation und Zeit für die Unfallgefahr bei plötzlichen Helligkeitsunterschieden hin. Die größten Helligkeitsunterschiede, die im Straßenverkehr vorkommen, finden wir bei der Einfahrt in Tunnel bei Tageslicht. LOSSAGK (1955) gibt hier einen möglichen Adaptationssprung von 30 000 asb auf unter 1 asb an. Für diesen Helligkeitssprung stehen dem Kraftfahrer weniger als 1....2 s — je nach Fahrgeschwindigkeit — zur Verfügung. Im einzelnen wird hierauf noch im Abschnitt 5.3.5 einzugehen sein.

Ein besonderes Problem bieten unter Umständen die protogestörten Farbenuntüchtigen, deren Dunkeladaptation im langwelligen Licht langsamer verläuft als die der Normalen, die Schwellen sind bei ihnen in den ersten Minuten höher als beim Normalen. Deuterogestörte Farbenuntüchtige verhalten sich wie Normale.

Die in der ruhigen Stetigkeit des klinischen Labors gewonnenen Zahlen sind nicht ohne weiteres auf den Straßenverkehr zu übernehmen. HOWARD

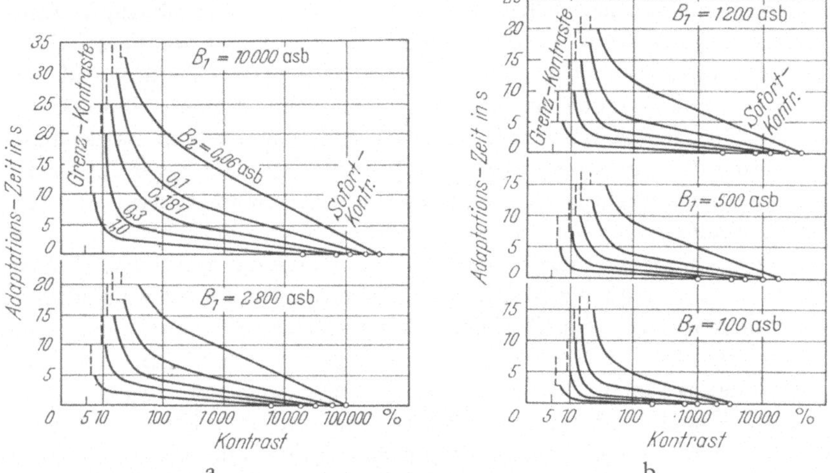


Abb. 14a u. b. Beziehungen zwischen Adaptationszeit und Leuchtdichten (s. Text). Sehwinkelgröße des Reizes 85,9′ (nach LossaGK)

fand (zit. nach LossaGK), daß die Wahrnehmungsschwelle für ein unerwartetes Hindernis etwa viermal so hoch ist, wie für ein erwartetes. LossaGK rechnet für die Praxis die Unterschiedsschwelle im Verkehr etwa zehnmal so hoch wie die Unterschiedsschwelle im Laboratorium, und zwar wegen der Fahrerschütterungen, der Beeinträchtigungen durch die Windschutzscheibe und wegen der Unerwartetheit.

### 5.1.4   Ursachen gestörter Dunkeladaptation

#### 5.1.4.1   Ocular bedingte Ursachen

##### 5.1.4.1.1   *Einäugigkeit*

PIPER gab das Gesetz von der Adaptationsparadoxie an: „Im Dämmerungssehen liegt für die meisten Menschen die absolute Empfindlichkeit bei beidäugiger Beobachtung höher (bis zur doppelten Höhe), als beim einäugigen Sehen. Im Tagessehen können keine Unterschiede in den Schwellenwerten zwischen einäugigem und beidäugigem Sehen gefunden werden."

Dieses Gesetz gilt bei einem Durchmesser des Prüffeldes bis zu 14°. LYTHGOE und PHILIPS haben dieses Gesetz im Prinzip bestätigt, wenn sie auch statt des Zahlenwertes zweifach nur den 1,5fachen Wert fanden. GLEES lehnt die Existenz einer binocularen Summation ab. Eine Verdoppelung der Empfindlichkeit durch beidäugiges Sehen wird auch von SCHOBER bestritten, das könne allenfalls für ganz wenige Menschen gelten. Der Einäugige ist aber in seiner Dunkeladaptation gegenüber dem Beidäugigen jedenfalls schon deshalb benachteiligt, weil bei plötzlich auftretender Blendung der Beidäugige während der Dauer der Störung ein Auge schließen kann und die Dunkeladaptation dieses Auges dadurch teilweise aufrechterhalten wird (SCHOBER).

### 5.1.4.1.2  *Linsenlosigkeit*

Nach VENTURI und VOLPI ist die Schwelle des Aphaken nach der üblichen Helladaptation erhöht. Wird jedoch bei der Helladaptation das kurzwellige Licht absorbiert, hat er die gleiche Schwellenempfindlichkeit wie der Normale.

### 5.1.4.1.3  *Augenerkrankungen*

Daß eine Cataract (grauer Star) die Lichtempfindlichkeit herabsetzt, ist selbstverständlich; das gleiche gilt für die Netzhautablösung. Auch beim Glaukom ist wegen der Netzhautschädigung die Dunkeladaptation gestört, ebenso dürfte die Altersnachtblindheit zum Teil auf einer Minderung des Netzhautstoffwechsels infolge zunehmender Gefäßsklerosierung beruhen. Für eine Reihe anderer Augenkrankheiten, die im einzelnen hier nicht aufzuführen sind, gilt das gleiche, insbesondere auch für die höhergradige Kurzsichtigkeit.

## 5.1.4.2   Nicht ocular bedingte Ursachen

An erster Stelle ist der Vitamin-A-Mangel zu erwähnen, wie er bei Mangelernährungen auftreten kann, bei Resorptionsstörungen im Magen-Darm-Kanal, bei Lebercirrhose, im Verlauf einer Schwangerschaft, bei Infektionskrankheiten und Grundumsatzsteigerungen. Eine ganze Reihe von Intoxikationen (Schlafmittel, Blei, Morphium) können die Dunkeladaptation ebenfalls negativ beeinflussen.

## 5.1.4.3  Ursachen, die im oder durch den Verkehr auftreten können

Bei Fahrten über hohe Gebirgspässe kann es besonders bei Personen mit Kreislaufstörungen zu einer An- bzw. Hypoxie mit Herabsetzung der Dunkeladaptation kommen, besonders wenn gleichzeitig im geschlossenen

Wagen geraucht wird. Diese Störung ist besonders deshalb gefährlich, weil der Fahrer nicht mit ihr rechnet.

Nach stundenlangem Aufenthalt im hellen Sonnenlicht, besonders im Schnee oder an der See, ist die Empfindlichkeitsschwelle in der folgenden Dämmerung stark heraufgesetzt. Gleichzeitig kommt es zu einer Empfindungszeitverlängerung, die nach PECKHAM im Durchschnitt 13% beträgt, aber bis zu 60% ansteigen kann.

Eine Beleuchtung im Wageninneren, die die Grenze von 1 asb überschreitet, kann zu Adaptationsstörungen führen, durch Beleuchtung unter 1 asb kann die Dunkeladaptation nach SIEGERT gefördert werden.

W. SCHMIDT konnte weder durch körperliche, noch geistige, noch medikamentöse Belastung einen eindeutigen Einfluß auf die Lichtunterschiedsempfindlichkeit erzielen (s. Abschnitt 9).

### 5.1.5 Verbesserungen der Dunkeladaptation

Für den Kraftfahrer am bedeutungsvollsten ist die Prophylaxe:
Am Tage:

Vermeidung zu starker Ausbleichung des Sehpurpurs am Tage (s. 5.1.4.3) und unmittelbar vor der Fahrt.

In der Dämmerung:

Vermeidung von Blendung durch entgegenkommende Kraftfahrzeuge und andere Blendquellen (möglichst große Blickwinkel zur Blendquelle hin).

Die medikamentöse Therapie ist etwas umstritten, was auf die zahlreichen Faktoren zurückgehen mag, die eine Dunkeladaptationsprüfung beeinflussen. Im wesentlichen wird mit den Medikamenten Vitamin A zugeführt und so ist entscheidend, ob es sich um eine Vitamin-A-Zufuhr bei Vitamin-A-Mangelzuständen oder bei ausgeglichenem Vitamin-A-Haushalt handelt. Die ausgeglichene Vitamin-A-Versorgung des Körpers ist abhängig vom Angebot des Provitamin A, von der Bindung des Vitamins an geeignete Fette, von einer ungestörten Fettverdauung und -resorption, sowie von einer Carotinasewirkung in der Darmwand und Leber zur Umwandlung des Provitamin A in das Vitamin A (MANEKE). Diese komplizierten Verhältnisse und die von SCHOBER herausgestellte Tatsache, daß das Vitamin A neben seiner photochemischen Wirkung noch eine unspezifische, auf das Zentralnervensystem gerichtete pharmakologische Wirkung hat, dürften die Ursache für die verschiedenen, sich zum Teil widersprechenden Ergebnisse der einzelnen Untersucher sein. Versuche, die normale Dunkeladaptation durch Vitamin A zu bessern, gehören in das Gebiet der Pharmakologie (GLEES).

MÜLLER-LIMMROTH und B. SCHMIDT untersuchten das Elektroretinogramm nach Gabe von dreimal täglich einem Dragée Adaptinol und fanden

den in der Dunkeladaptationskurve der *b*-Welle sonst in der 5. min auftretenden Kurvenknick hierdurch um 3 min vorverlegt. Sie schließen daraus auf eine Beschleunigung der Sofortadaptation sowie eine Photopisierung der Netzhaut: „Eine unter dem Einfluß von Adaptinol stehende Retina reagiert rascher und unterliegt nicht so sehr den Hemmungseinflüssen infolge Blendung. Die Wirkung tritt schon nach wenigen Tagen der Adaptinolzufuhr ein." WÜSTENBERG konnte dagegen keine meßbare Beeinflussung der Dunkeladaptation durch Vitamin-A-Zufuhr am Engelking-Hartung-Gerät finden, auch nicht bei Anwendung sehr hoher Dosen. Bei tapeto-retinalen Degenerationen hat nach MÜLLER-LIMMROTH und KÜPER das Adaptinol kaum einen Einfluß auf das Elektroretinogramm.

MERCIER und GAUDIN untersuchten den adaptationsfördernden Einfluß des Melanophorenhormons. Die Schwelle war unter Intermedineinwirkung deutlich herabgesetzt, eine kumulative Wirkung wird angenommen.

TRUSSOV berichtet, daß die Lichtempfindlichkeit nach subcutaner Injektion einer 0,1%igen Lösung von Eserin zunimmt, die Zunahme erreicht 2...4 h nach Injektion ihr Maximum und hält 6...8 h an. Als Ursache wird eine Schwellenherabsetzung der Rezeptoren oder eine Vermehrung der funktionierenden Synapsen angenommen.

Sauerstoffbeatmung von wenigen Minuten kann eine rasch vorübergehende Verbesserung der Dunkeladaptation ermöglichen.

MERCIER, LAFONTAINE u. Mitarb. (1965) berichteten auf der 36. Jahresversammlung der Aerospace Medical Ass., April 1965, über gute Erfolge mit Anthocyanoside.

Über den Einfluß von Coffein, Nicotin, Alkohol und anderen Substanzen wird im Abschnitt Intoxikationen berichtet.

### 5.1.6 Helladaptation

Die Helladaptation verläuft schneller als die Dunkeladaptation, auch bei ihr ist nicht bekannt, nach welcher Zeit sie ihr Maximum erreicht.

Es sind zwei Phasen der Helladaptation zu trennen, die innerhalb von 0,05 s einsetzende $\alpha$-Adaptation und die langsamer ablaufende $\beta$-Adaptation.

Die $\alpha$-Adaptation betrifft unabhängig von der Netzhautbeleuchtung die ganze Retina und kommt als Regelvorgang auf nervalem Wege zustande. Die relative Langsamkeit, die allen Regelvorgängen zu eigen ist, erklärt es, warum kurz dauernde Belichtungen, etwa bei Blendung durch entgegenkommende, rasch fahrende Kraftfahrzeuge, den Adaptationszustand nicht oder nur geringgradig beeinflussen.

Im Gegensatz zur $\alpha$-Adaptation beschränkt sich die $\beta$-Adaptation nur auf den belichteten Netzhautbereich, es handelt sich hierbei um einen lokal begrenzten, photochemischen Prozeß.

Es ist demnach bei der Helladaptation ebenso wie bei der Dunkeladaptation eine Lokal- und eine Gesamtadaptation zu unterscheiden.

## 5.2 Blendung

### 5.2.1 Nomenklatur

Auf dem Gebiet der Teilabschnitte 5.2 und 5.3 (Blendung und Beleuchtung) ist eine Verständigung zwischen Arzt, Techniker und Jurist nicht zuletzt deshalb besonders schwierig, weil die Begriffe zum Teil recht unterschiedlich benutzt werden, wie es z. B. die Tagung der Lichttechnischen Gesellschaft in Mainz 1966 gezeigt hat. In beiden Teilabschnitten sei daher die Nomenklatur besonders hervorgehoben.

Der Begriff Blendung ist der Oberbegriff für eine ganze Reihe verschiedener Blendarten.

Im einzelnen (nach SCHOBER):

| Bezeichnung | Bedeutung |
| --- | --- |
| Adaptationsblendung: | plötzliche Änderung des durchschnittlichen Leuchtdichteniveaus im Gesichtsfeld. |
| Relativblendung: | zu große, gleichzeitig bestehende örtliche Leuchtdichteunterschiede im Gesichtsfeld. |
| Absolutblendung: | Leuchtdichte, bei der die Adaptationsfähigkeit des Auges überschritten wird. |
| Direkte Blendung: | Blendung durch echte Lichtquelle. |
| Indirekte Blendung: | Blendung durch Reflexionsbild einer Lichtquelle oder einer lichtstreuenden Fläche. |
| Infeldblendung: | Blendquelle liegt in der Blickrichtung. |
| Umfeldblendung: | Blendquelle liegt an der Peripherie des Gesichtsfeldes. |
| Nebelblendung: | Blendung bei Betrachtung der Sehobjekte durch ausgedehnte, leuchtende Streukörper. |
| Simultanblendung: | Blendquelle während des Sehvorganges vorhanden. |
| Sukzessivblendung: | zeitliche Nachwirkung einer vorangegangenen Blendung durch direkte oder indirekte Blendquellen. |

Physikalische Begriffe:

| | |
| --- | --- |
| Blendwinkel: | Winkel zwischen Blendlicht und Fixierlinie. |
| Raumwinkel: | Winkel, unter dem das Scheinwerferlicht des entgegenkommenden Fahrzeuges in das Auge des Kraftfahrers fällt. |
| Beleuchtungsstärke:<br>Beleuchtungsstärke einer Fläche: | Maß für den auf die Flächeneinheit fallenden Lichtstrom. Quotient aus dem auf diese Fläche fallenden Lichtstrom und der Größe der Fläche, gemessen in m². |
| Leuchtdichte einer beleuchteten Fläche (Albedo): | der durch einen Querschnitt in einen Raumwinkel gehende, auf die Querschnitts- und die Raumwinkeleinheit bezogene Lichtstrom. |
| Lichtstrom: | die von einer Lichtquelle ausgestrahlte, gemäß der international für das helladaptierte Auge festgelegten Kurve der spektralen Hellempfindlichkeit photometrisch bewertete Leistung. Einheit ist das Lumen. |

Physiologische Begriffe:

In der Literatur wird stets die physiologische Blendung (disability glare) von der psychologischen Blendung (discomfort glare) getrennt, wobei der Satz anerkannt ist, daß bei physiologischer Blendung immer gleichzeitig eine psychologische Blendung vorliegt. Eine Umkehr dieses Satzes wird für unzulässig gehalten.

Allerdings ist eine strenge Trennung der physikalischen und physiologischen Begriffe nicht möglich, auch bei den Begriffen Beleuchtungsstärke, Leuchtdichte und Lichtstrom ist eine physiologische Wertung einer physikalischen Größe (z. B. Bestrahlungsstärke) mit eingeschlossen.

## 5.2.2 Ausmaß der Blendung

Wenn man von „Blendung" erst dann spricht, wenn eine meßbare Änderung der *Sehschärfe* eintritt, dann ist die Umkehr des eben erwähnten Satzes sicherlich nicht zulässig. Nun liegt aber dann eine psychologische Blendung vor, wenn ein auf Grund des qualitativen Urteils eines Beobachterkollektivs ermittelter Grenzwert zwischen eben noch annehmbarer und gerade nicht mehr annehmbarer Blendung überschritten wird. Es unterliegt keinem Zweifel, daß in der Netzhautperipherie, zumindest in dem Bereich, auf den der Lichtstrom der psychologisch als blendend empfundenen Lichtquelle fällt, die Funktion herabgesetzt ist. Eine Prüfung der absoluten Empfindungsschwelle etwa mit dem Tübinger Perimeter läßt das bei geeigneter Prüfungsanordnung nachweisen.

Die absolute Empfindungsschwelle hängt (nach SCHOBER) ab von:
a) Adaptationszustand des Auges,
b) Leuchtdichte des Gesichtsfeldes im Durchschnitt,
c) Gleichmäßigkeit der Gesichtsfeldleuchtdichte,
d) Flächengröße des erregten Netzhautbezirkes,
e) Lage des wahrzunehmenden Objektdetails im Gesichtsfeld,
f) Dauer der Lichtempfindung,
e) Aufmerksamkeit und Erfahrung des Beobachters.

In dem der Blendquelle ausgesetzten Netzhautareal ist zumindest die Gleichmäßigkeit der Gesichtsfeldleuchtdichte und der Adaptationszustand gestört und das, was unter physiologischer Blendung verstanden wird, nämlich jede gröbere Störung des örtlichen oder zeitlichen Adaptationszustandes, liegt zumindest in diesem umschriebenen Netzhautbezirk vor. Trotzdem bewährt sich in der Praxis die Einteilung in physiologische und psychologische Blendung. Beide Bewertungsmöglichkeiten lassen sich nicht ineinander überführen.

Das Ausmaß, der Wirkungsgrad der Blendung, hängt von mehreren Faktoren ab, wenn auch für Blendung jeder Art gilt, daß sie dadurch zur Visusminderung führt, daß Streulicht auf die Netzhaut fällt. Die Sehschärfe hängt über den physiologischen Kontrast von der Blendung ab. Durch Streulicht wird die Unterschiedsschwelle ebenso angehoben, wie wenn die Beleuchtung der Umgebung des Sehdinges unter Minderung des Kontrastes geändert würde. Es ist prinzipiell möglich, „unter Benutzung einer geeigneten Unterschiedsschwellenkurve diejenige Vergleichsbeleuchtungsstärke zu berechnen, die die Unterschiedsschwelle ebenso anheben würde wie das Blendlicht, und diese Vergleichsbeleuchtungsstärke müßte dann auf der Netzhaut gleich der Streulichtdichte am Ort der Abbildung des Sehzeichens sein" (Ranke). Den mittleren Verlauf des Streulichtanteiles, abhängig vom Blendwinkel, zeigt Abb. 15.

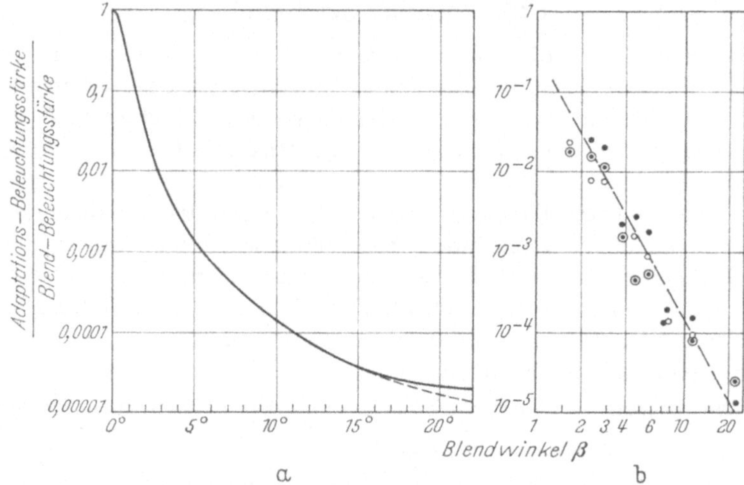


Abb. 15. Mittlerer Verlauf des Streulichtanteils, abhängig vom Blendwinkel, berechnet aus der Anhebung der Unterschiedsschwelle durch das Streulicht: a) Mit linearem Maßstab des Blendwinkels, bei großen Blendwinkeln weichen die Versuchsergebnisse etwas von der gestrichelten Hyperbel ab. b) Der Abfall des Blendverhältnisses entspricht im doppeltlogarithmischen Maßstab näherungsweise einer Geraden mit der Neigung — 3,4 (nach Ranke)

Blaulicht blendet subjektiv stärker als Rotlicht, vermutlich weil kurzwelliges Licht stärker an den brechenden Medien gestreut und am Augenhintergrund reflektiert wird. Trotzdem fand Hartmann (1961), daß die Unterschiedsempfindlichkeit bei physiologischer Blendung unabhängig von der Lichtfarbe der Blendquelle oder des Testfeldes sei. Nach de Boer ergibt die psychologische Blendungsbewertung, daß die Beleuchtungsstärke am Auge für Glühlampenlicht mit Autogelbfilter 25% höher sein darf als für ungefiltertes „weißes" Licht. Für die physiologische Blendung fand Hartmann, daß sich farbiges Licht in seinem Blendausmaß nicht von „weißem" Licht unterscheidet.

WANDERER konnte bei Prüfung der physiologischen Blendung nur mit Einschränkungen finden, daß Blaulicht stärker blendet als Rotlicht, nämlich nur bei kleinem Blendwinkel und nicht zu kleinen Vergleichsleuchtdichten.

STEGEMANN hat das Streulicht auf der Netzhaut photographiert, STANGE Methoden zur Messung des Streulichtes mit Hilfe des Pulfrich-Effektes angegeben.

Die Bedeutung des Blendwinkels gilt uneingeschränkt nur für das „experimentelle Auge". Tatsächlich ist es nicht gleichgültig, ob die Blendquelle ober- oder unterhalb, nasal oder temporal der Fixierlinie angebracht ist. Blendquellen, die unterhalb der Sehachse liegen, blenden stärker als oberhalb davon leuchtende. Das ist nach HARTMANN (1961) keine Netzhauteigentümlichkeit, wie einzelne Autoren annahmen, sondern soll daran liegen, daß von oben strahlende Blendquellen durch die Wimpern oder den oberen Orbitarand stärker abgefangen werden.

Die Blendwirkung nimmt mit abnehmendem Blendwinkel rasch ab. Nach SCHOBER und LUCKIESH ergeben sich folgende Werte:

Tabelle 10

| Winkel, den die Blendquelle mit der Blicklinie bildet | 5° | 10° | 20° | 40° |
|---|---|---|---|---|
| notwendige Erhöhung der Gesichtsfeldleuchtdichte zur Erzielung gleicher Unterschiedsempfindlichkeit | 84% | 69% | 53% | 42% |

Die Abhängigkeit der Hornhautbeleuchtungsstärke vom Blendwinkel zeigt Abb. 16; sie gibt an, welche Hornhautbeleuchtungsstärke bei vorgegebener Straßenleuchtdichte und Blendwinkel höchstens zulässig ist, wenn physiologische Blendung vermieden werden soll. Hierbei ist einerseits das Additionstheorem der Blendung, andererseits die Tatsache zu beachten, daß die Werte von HARTMANN in der Abb. 16 im Labor gewonnen wurden, während in der Praxis mehrere Blendkörper vorhanden sein können und die Streulichtwirkung verschmutzter Windschutzscheiben, Brillen usw. berücksichtigt werden muß. Die nach Abb. 16 gerade noch zulässigen Hornhautbeleuchtungsstärken sollten deshalb möglichst unterschritten werden. Ein anschauliches Beispiel gibt RANKE: Angenommen werden zwei sich begegnende Kraftfahrzeuge auf unbeleuchteter Landstraße mit einem Abblendlicht von 10000...100000 asb. In gleicher Höhe mit dem entgegenkommenden Fahrzeug fährt ein Radfahrer auf der rechten Straßenseite. Bei einem Blendwinkel von 3...5° wird der Punkt der Netzhaut des Fahrers, an dem der Radfahrer abgebildet wird, mit 1/100 bis 1/1 000 der Blendbeleuchtungsstärke überstrahlt. Der nicht selbstleuchtende Radfahrer reflektiert 10% der auffallenden Lichtmenge, er scheint mit 0,1 bis 1 asb zu leuchten.

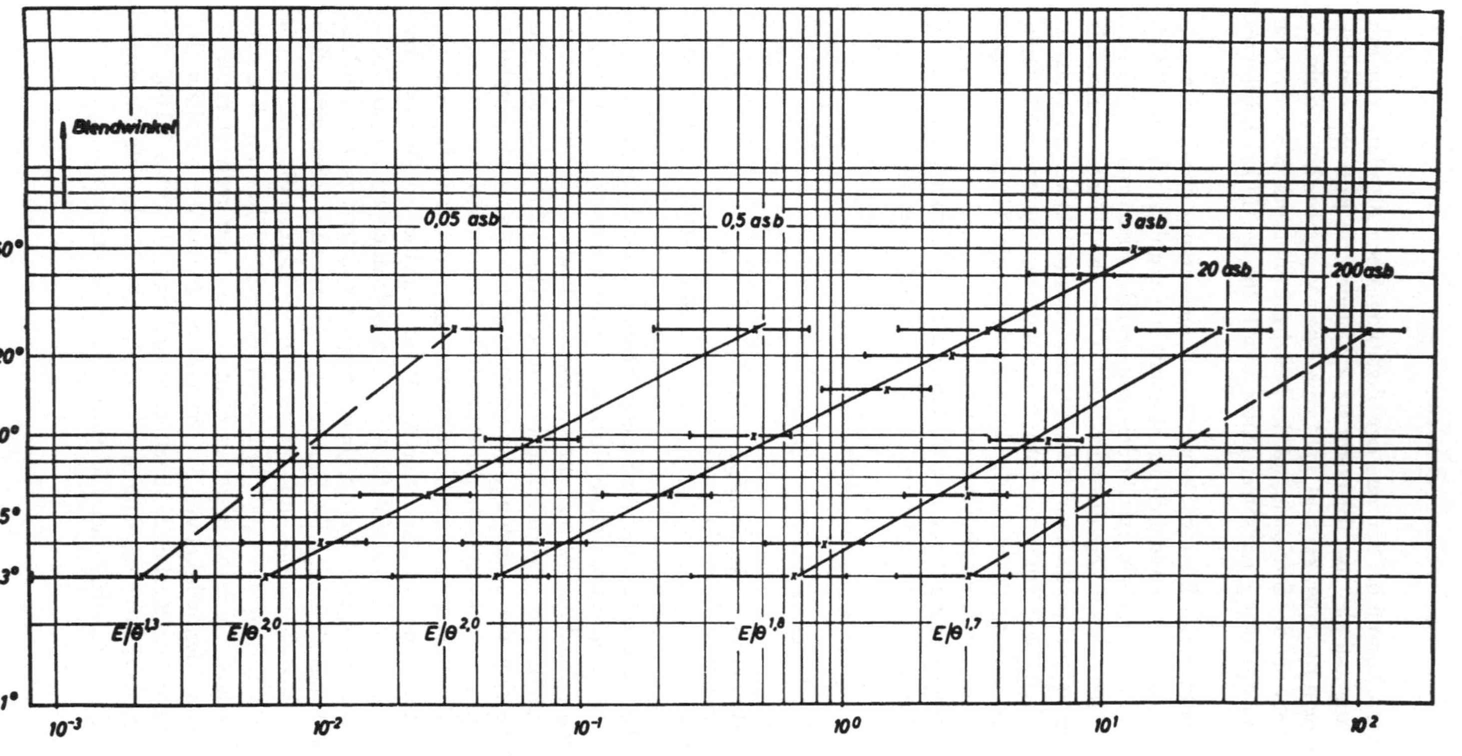


Abb. 16. Die Hornhautbeleuchtungsstärken, die unter verschiedenen Blendwinkeln gerade noch zulässig sind, ohne daß dabei physiologische Blendung auftritt. Oben sind die Straßenleuchtdichten als Parameter und unten die Holladayschen Exponenten angegeben (von HARTMANN)

Im Abbildungspunkt auf der Netzhaut ist die Beleuchtungsstärke durch das Blendlicht 10 bis 100mal stärker als das vom Radfahrer reflektierte Licht. Der Fahrer kann demnach aus rein physikalischen Gründen den Radler nicht sehen.

Neben dem Blendwinkel (s. Abb. 16) spielt auch der Raumwinkel eine Rolle, aber nach ZECHNALL — zit. nach BEST, 1963 — nur für die psychologische Blendung. Die Sichtweite wird nicht durch die Scheinwerfergröße, sondern nur von der Beleuchtungsstärke beeinflußt. Größere Scheinwerfer haben einen größeren Raumwinkel und führen so — nach ZECHNALL — verstärkt zur psychologischen Blendung, da größere Netzhautareale ausgeleuchtet werden.

SCHOBER fordert, auch die psychologische Blendung im Verkehr zu meiden, um die ohnehin angegriffene Psyche des modernen Menschen nicht weiter zu strapazieren. Es sind eine Reihe von Formeln entwickelt worden, die einen ungefähren Maßstab für den Grad der psychologischen Blendung angeben, obwohl hierbei naturgemäß subjektive Momente und auch ethnographische Unterschiede eine ganz besondere Rolle spielen.

HOPKINSON gab die Formel an:

$$G = \frac{B_r^{1,6} \cdot \omega^{0,8}}{P^{1,6} \cdot F}$$

Hierbei bedeuten:

$G$ = Blendungskonstante der Installation,

$B_S$ = Leuchtdichte jeder einzelnen Lichtquelle,

$\omega$ = Raumwinkel der Lichtquelle vom Auge aus gesehen,

$F$ = Leuchtdichte des Hintergrundes bzw. des Umfeldes,

$P$ = Positionsfaktor, der durch die Lage der Lichtquelle im Raum bestimmt ist.

Anhand dieser und ähnlicher Formeln gelangt man zu einer subjektiven Bewertungsstufeneinteilung.

Die Formel von HOPKINSON gilt ebenso wie die von DE BOER u. a. nur für *eine* Blendquelle. In der Praxis ist es aber erforderlich, die gemeinsame Blendwirkung aller im Sichtraum vorhandenen Lichtquellen zu berücksichtigen. Es wurde deshalb nach einem Summationsverfahren für die psychologische Blendbewertung gesucht: „Dabei werden die Gleichungen so umgeformt, daß der Exponent einer Bestimmungsgröße gleich 1 ist und dann summiert. Je nach Art der Umformung ist die Summationsformel dann für einen bestimmten Fall besonders geeignet. Ein allgemein gültiges Verfahren ist noch nicht gefunden. Die Anwendung der Formel ist im praktischen Fall nicht gerade bequem und FISCHER hat daher versucht, durch allgemeine Richtlinien zu befriedigenden Beleuchtungsanlagen in Innenräumen zu kommen" (SCHOBER, 1964).

6*

Für die Berechnung der physiologischen Blendung wird im allgemeinen die Formel von Holladay benutzt, deren Richtigkeit jüngst Hartmann experimentell nachweisen konnte, sie lautet:

$$B_S = k \cdot 10^4\, B_L \cos \Theta\, \omega / \Theta^2 \,.$$

Es bedeuten:

$B_S$ = Schleierleuchtdichte,

$k$  = eine Konstante,

$B_L$ = Leuchtdichte der Blendquelle,

$\Theta$  = Blendwinkel in rad und

$\omega$  = Raumwinkel (sr) der Blendquelle, von der Pupillenmitte aus gemessen.

Schober hat, von der Definition des photometrischen Kontrastes ausgehend, das gleiche in der Formel

$$K = \frac{B_u - B_i}{B_u + B_i}$$

ausgedrückt.

Es bedeuten:

$K$  = relativer Leuchtdichteunterschied,

$B_u$ = Umfeldleuchtdichte,

$B_i$ = Infeldleuchtdichte.

Der relative Leuchtdichteunterschied wird 0, wenn $B_u = B_i$ ist. Bei der Nebelblendung gilt:

$$K_n = \frac{B_u + B_i}{B_u - B_i + 2\,B_n} \,.$$

Es bedeutet:

$B_n$ = Leuchtdichte der Nebelfläche

und aus der Formel läßt sich ableiten, daß $K_n$ immer kleiner ist als $K$, im Nebel sinken viele Leuchtdichteunterschiede unter die Sichtbarkeitsschwelle ab.

Schober gibt ein praktisches Beispiel an, wie mit der Holladay-Formel zu rechnen ist:

Für die praktische Anwendung benötigt man einen Zusammenhang zwischen der Adaptationsleuchtdichte und dem kleinsten Leuchtdichteunterschied, der bei einer bestimmten Detailgröße und Darbietungszeit noch wahrgenommen werden kann. Abb. 17 zeigt eine derartige Darstellung für ein Detail von 40′ Sehwinkel und Dauerdarbietung. Wenn man nun für einen praktischen Fall eine Straßenleuchtdichte von 1 asb annimmt, so ist der kleinste noch erkennbare Leuchtdichteunterschied für ein entsprechendes Detail nach Abb. 17 0,03 asb. Auf dieser Straße komme ein

Kraftrad entgegen, dessen Scheinwerfer eine Lichtstärke von 810 cd besitze. Das Kraftrad möge sich 2 m seitlich und 30 m entfernt vom Beobachter befinden. Dann wird $\Theta = 2/30$ oder $3{,}82°$ und die Beleuchtungsstärke am Auge wird 0,9 lx.

Daraus errechnet sich die Schleierleuchtdichte $B_S$

$$B_S = \frac{9{,}2 \times 0{,}9}{3{,}82^2} = 0{,}56 \text{ asb}$$

Die Adaptationsleuchtdichte mit Blendung wird also $= 1 + 0{,}56 = 1{,}56$ asb. Verfolgt man diese Adaptationsleuchtdichte, so findet man, daß

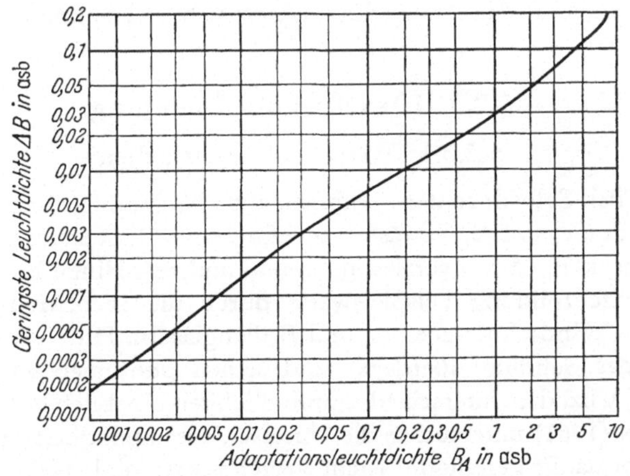


Abb. 17. Zusammenhang zwischen Adaptationsleuchtdichte $B_A$ in asb und dem geringsten wahrnehmbaren Leuchtdichteunterschied $\Delta B$ in asb (s. Text) (nach SCHOBER)

durch die Blendquelle der kleinste Leuchtdichteunterschied des Details etwa 0,04 asb sein muß, um ihn wahrzunehmen; das Detail mit 0,03 asb, das ohne Blendung noch zu erkennen war, ist mit Blendung unsichtbar.

HOLLADAY bezeichnet das Verhältnis der relativen Unterschiedsschwelle ohne Blendung zu der mit Blendung als Blendfaktor $P$ und gibt als Formel an:

$$P = \frac{U_s}{U'_s}$$

Je größer $P$ wird, desto größer muß die Differenz zwischen In- und Umfeldleuchtdichte sein, wenn die Unterschiedsschwelle überschritten werden soll. Auch bei Anwendung dieser Formel erhält man nur Näherungswerte, da Windschutzscheibenverschmutzungen, Trübungen der brechenden Medien usw. durch die Formel nicht berücksichtigt werden, die zudem nur bei nicht zu großen Blendquellen anwendbar ist.

Für mehrere Blendquellen gilt nach HARTMANN das Additionstheorem der Blendung: Der Blendungsgrad ist eine Funktion der Infeldleuchtdichte und der Summe des Blendgewichtes, das vom Blendwinkel und von der durch die Blendquellen erzeugten Hornhautbeleuchtungsstärke abhängt.

Es ist bei Blendung — nach HARTMANN — gleichgültig für die Unterschiedsempfindlichkeit des nicht geblendeten Auges, ob das andere Auge geblendet oder bei Blendung verschlossen wird, stets ist die einäugige Unterschiedsempfindlichkeit etwas schlechter als die beidäugige, vorausgesetzt, es fällt das Blendlicht ausschließlich auf ein Auge und es gelangt nicht noch Streulicht in das Auge, dessen Unterschiedsempfindlichkeit geprüft wird.

### 5.2.3  Ursachen der Blendung

#### 5.2.3.1  Extraoculare Ursachen

Neben den Selbstleuchtern kommen auch Nichtselbstleuchter als Blendquellen in Frage, so z.B. Gewässer, reflektierende Glasfenster, Schnee, nasse Fahrbahndecken, Chromverzierungen und anderes. Hinzu kommt die exogene Streulichtbildung beispielsweise durch die Lichtstreuung an verschmutzten Windschutzscheiben und Brillengläsern. Durch den Streulichthof, der das Sehding überdeckt und seinen photometrischen Kontrast herabsetzt, wird die Unterschiedsempfindlichkeit erheblich herabgemindert. HARTMANN (1961) untersuchte die Unterschiedsempfindlichkeit beim Blick durch labormäßig gereinigte, leicht verschmutzte und stark verschmutzte Glasplatten. Die leicht verschmutzte Glasplatte war so gewählt, daß sie noch ohne Blendung die gleiche Unterschiedsempfindlichkeit zuließ wie die labormäßig gereinigte. Die stark verschmutzte Scheibe setzte die Unterschiedsempfindlichkeit ohne Blendung um 25% herab. Mit Blendung erwies sich die Unterschiedsempfindlichkeit bei Prüfung ohne und mit gereinigter Scheibe als praktisch gleich, nur abhängig vom jeweiligen Blendwinkel. Die Unterschiedsempfindlichkeit war bei Prüfung mit der leicht verschmutzten Scheibe nur noch 1/2 bis 1/3, bei Prüfung mit der stark verschmutzten Scheibe nur noch 1/20 bis 1/30 so groß wie bei Prüfung mit der sauberen Scheibe. Ferner wurde eine Abhängigkeit von der Art der Verschmutzung und der Entfernung zwischen Beobachter und Glasplatte gefunden. Die stark verschmutzte Scheibe setzte bei einer Entfernungserhöhung von 5 auf 100 cm bei Blendung die Unterschiedsempfindlichkeit im Verhältnis 2:1 herab. Selbstverständlich rechnet zum „Schmutz" in diesem Zusammenhang auch Wasser.

Diese Blendquellen können, im Gegensatz zu den meisten anderen, vom Fahrer weitgehend ausgeschaltet werden (Scheibenwaschanlage, gute Wischblätter).

Auf eine Erhöhung der Blendempfindlichkeit durch Ermüdung wies LESHNEW (1963) hin, der fand, daß bei Lokomotivführern die Blendempfindlichkeit nach 5,5...6 h Arbeit steigt. Er sieht in dieser Blendempfindlichkeitssteigerung sogar die Möglichkeit für eine Messung des Ermüdungsgrades.

### 5.2.3.2 Intraoculare Ursachen

Von den sekundären — intraocularen — Blendursachen interessieren vor allem:

1. die zeitlich dem Verkehr nicht immer gerecht werdende Pupillenreaktion auf Licht,

2. die Lichtstreuung an den brechenden Medien und die des diaskleral einfallenden Lichtes, und

3. der Ulbricht-Kugel-Effekt.

Zu 1. Auf den Zusammenhang zwischen dem Logarithmus des einfallenden Lichtstromes und der Pupillenweite wurde bereits eingegangen (s. Abschnitt 5.1).

Die Lichtreaktion der Pupille benötigt als Regelvorgang eine bei den im Straßenverkehr erreichten Geschwindigkeiten nicht zu vernachlässigende Zeit und bis die Lichtreaktion beendet ist, besteht in erhöhtem Maße Blendgefahr, weil ein zu starker Lichtstrom die Netzhaut treffen kann; Beleuchtungsstärke der Netzhaut und Adaptationszustand entsprechen sich nicht mehr. Die Gesamtdauer der Lichtreaktion der Pupille beträgt für die Verengung bis zu 4 s (ausgenommen pathologische Zustände) und für die Erweiterung bis zu 16 s. Dabei entfallen auf die Latenzzeit etwa 0,21 s und auf die Hauptkontraktionszeit wenigstens 0,75 s. Bei einer Geschwindigkeit von 100 km zweier sich begegnender Wagen sind das für Latenz- und Hauptkontraktionszeit zusammen rund 60 m. Die Blendgefahr ist um so größer, je plötzlicher sie einsetzt und je kürzer sie dauert. Die Regelung der Pupillenweite ist abhängig von der Frequenz, mit der eine Blendquelle leuchtet, eine Tatsache die bei der Konstruktion von Blinkern berücksichtigt werden sollte. Generell gilt im Verkehr, daß eine Blendung um so schwerwiegender ist, je höher die relative Geschwindigkeit zwischen Fahrer und Blendquelle ist.

Ältere Kraftfahrer haben a priori eine engere Pupille als jüngere, wodurch nicht nur eine geringe Korrektur einer Myopie erfolgt, sondern für diese älteren Fahrer bedeutet die enge Pupille einen gewissen Blendschutz, der freilich entsprechend dem Zusammenhang zwischen Netzhautbeleuchtungsstärke und Pupillenweite mit einer schlechteren Dunkeladaptation verbunden ist. Außerdem steigt wegen der Zunahme der Lichtstreuung an den brechenden Medien im Alter die Blendungsempfindlichkeit. Selbstverständlich sind Personen mit Aniridie (Verlust der Regenbogenhaut) besonders blendempfindlich.

Zu 2. Die Lichtstreuung an den brechenden Medien ist ein weiterer Faktor intraocularer Blendung, sie setzt den Kontrast herab (s. 5.1). Von

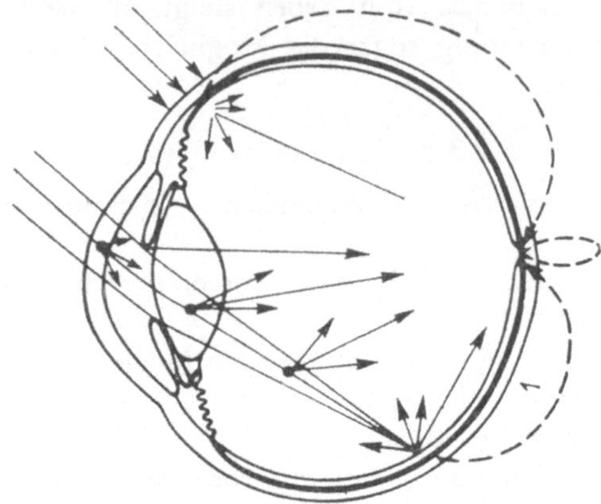

Abb. 18. Streulichtentstehung im Auge beim Vorhandensein von Blendquellen. Das Streulicht ist um so störender, je näher an der Netzhaut sein Entstehungsort liegt. Eine nervöse Beeinflussung zwischen verschieden erregten Netzhautbereichen wird angenommen (1) (nach SCHOBER)

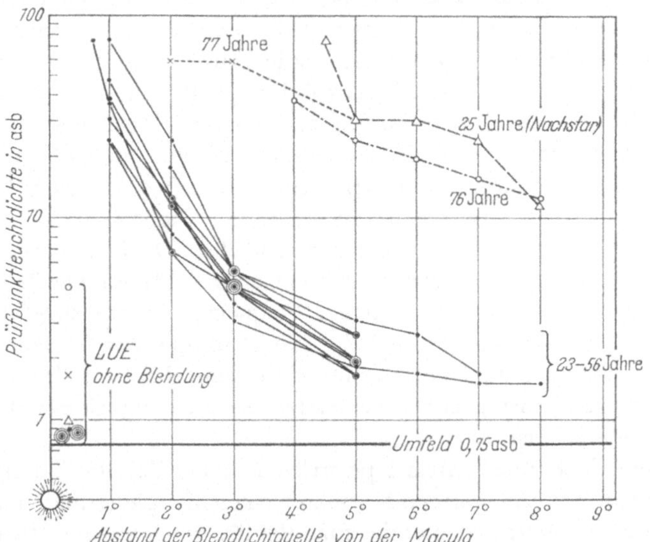


Abb. 19. Lichtunterschiedsempfindlichkeit in der Macula in Abhängigkeit vom Abstand der Blendlichtquelle bei einem Umfeld von 0,75 asb. Alle Meßwerte sind mit Prüfzeichen gewonnen, die heller als das Umfeld sind (nach AULHORN)

der Seite — unter Umständen sogar diaskleral — das Auge treffendes Licht wird zunächst in der Netzhautperipherie abgebildet, wodurch der Adapta-

tionszustand und die Pupillenweite beeinflußt werden. Gleichzeitig wird
das Licht aber im Auge gestreut, und zwar um so stärker, je öfter es auf die
Grenze zweier lichtdurchlässiger Medien mit verschiedener Brechungszahl
trifft. Dadurch ändert das Licht seine Richtung und hellt den ganzen intraocularen Raum mehr oder weniger auf und verringert so die Beleuchtungs-
unterschiede in der Netzhautgrube, wodurch ebenfalls die Unterschiedsempfindlichkeit herabgesetzt wird. Die Lichtstreuung an den brechenden
Medien bewirkt auf physikalischem und physiologischem Weg eine Herabsetzung der Unterschiedsempfindlichkeit und ist eine der wesentlichen

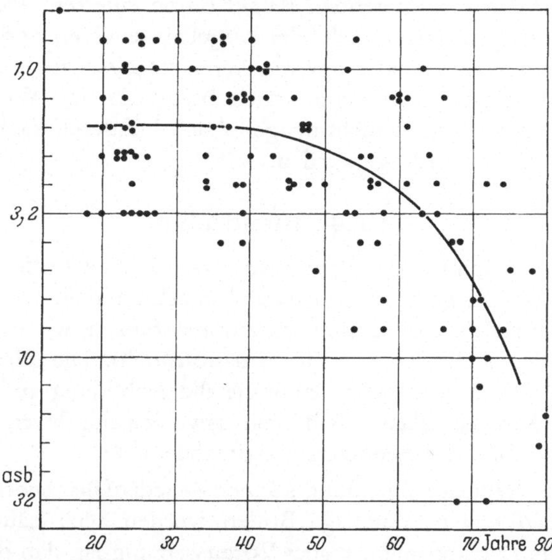

Abb. 20. Altersabhängigkeit des Sehvermögens bei Blendung. Abszisse: Lebens-
alter der Prüflinge. Ordinate: notwendiger Leuchtdichteunterschied zum Wahrnehmen eines runden Prüfpunktes von 30 Winkelminuten-Durchmesser (nach
AULHORN)

Blendursachen überhaupt (Abb. 18). Die Abneigung vieler älterer Menschen
gegen Nachtfahrten ist in dieser Streulichtwirkung begründet. Wie sehr
gröbere Veränderungen an den brechenden Medien die Unterschiedsempfindlichkeit beeinflussen können, zeigen die oberen zwei Kurven in Abb. 19.
Hornhautnarben, Trübung der Vorderkammerflüssigkeit, vor allem aber
Linsen- und Glaskörpertrübungen begründen die Herabsetzung des Sehvermögens beim älteren Menschen (Abb. 20). Stets handelt es sich
um eine Streuung an sehr kleinen Partikeln, so daß nach dem Gesetz von
RAYLEIGH über die Abhängigkeit der Extinktionskonstante von der Wellenlänge an sich zu erwarten wäre, daß Licht aus dem langwelligen Teil des
Spektrums weniger blendet als Licht aus dem kurzwelligen Teil, STEGEMANN

hat das bestätigt, andere Autoren nicht; nach WANDERER besteht auch keine Parallelität zwischen Spaltlampenbefund und Blendempfindlichkeit. Die Diskrepanz der Ergebnisse dürfte darauf zurückzuführen sein, daß „Blendung" ein sehr komplexer Begriff ist und sich schwerlich zwei gleichartige Versuchspersonen finden lassen. Immerhin unterstützt hier zumindest die Theorie die Bestrebungen der Feuerwehren, wieder das auch psychologisch günstigere Rotlicht als Kennlicht statt des Blaulichtes zu bekommen (BRUNSWIG).

Zu 3. Dieser Effekt besteht darin, daß ein Lichtstrahl, der auf die Innenfläche einer innen reflektierenden Kugel durch eine sehr kleine Eintrittsöffnung fällt, die ganze Innenseite der Kugel ausleuchtet, da das eintretende Licht immer wieder reflektiert wird. Auch die Netzhaut reflektiert einen Teil der auffallenden Lichtmenge, nach BRINDLEY und WILLMER sind es $1 \ldots 3\%$ der auffallenden Lichtmenge. Auch hierdurch kann eine Minderung der Sehschärfe bedingt werden.

### 5.2.4  Blendschutz

Gegen die Absolutblendung hilft eine Sonnenschutzbrille mit 50 bis 75% Absorption. Bei diesen Brillen ist darauf zu achten, daß sie nicht den einen oder anderen Teil des Spektrums ganz unterdrücken, wie es manche stark gelben Blendschutzbrillen tun (Informationsloch). Die Blendschutzbrille muß optisch einwandfrei sein, damit sie die Abbildung auf der Netzhaut nicht durch Kratzer, Blasen, Schlieren usw. verschlechtert, sie muß dem Refraktionszustand des Benutzers entsprechen.

Gegen die Reflexionsblendung können — jedenfalls theoretisch — Polarisationsbrillen helfen; derartige Brillen werden auch häufig gegen die Relativblendung empfohlen, wobei Voraussetzung ist, daß die Lichtquelle polarisiertes Licht ausstrahlt. Vom physikalischen Standpunkt wäre eine wirksame Abhilfe durch Polarisationsbrillen möglich, „wenn es gelingt, einige technische Probleme und das energetische Problem zu lösen, das dadurch entsteht, daß eine Lichtpolarisation stets einen erheblichen Lichtverlust bedeutet. Leider entstehen aber durch die unterschiedlichen Polarisationseigenschaften der reflektierenden Materialien, z.B. von Wasser und Fahrbahn, durch die Polarisationsverluste an beregneten und beschneiten oder beschmutzten Windschutzscheiben und Scheinwerferabschlußscheiben eine Reihe sehr bedenklicher optischer Täuschungen, die wesentlich grundlegender sind als die physikalischen Schwierigkeiten" (SCHOBER).

Die Schwierigkeit bzw. Unmöglichkeit eines praktikablen Blendschutzes durch Blendschutzbrillen läßt sich mühelos aus der Blendformel von HARRISON ableiten:

$$G = 0{,}82 \, \frac{B^2 \cdot F}{k \cdot A^2 \cdot \beta^2}$$

Es bedeutet: $G$ = Blendgröße; $B$ = Leuchtdichte; $F$ = Flächenausdehnung der Blendquelle; $A$ = Entfernung zur Blendquelle; $k$ = Blendfaktor; $\beta$ = Blendwinkel.

Hieraus ergibt sich, daß die Gefahr einer Blendquelle mit der Leuchtdichte und der Flächenausdehnung wächst und umso kleiner wird, je größer der Abstand zur Blendquelle, je höher die Gesichtsfeldleuchtdichte und je größer der Blendwinkel ist.

Durch eine Blendschutzbrille wird die Leuchtdichte $B$ herabgesetzt. Gleichzeitig sinkt aber auch $k$, so daß schließlich lediglich eine Verschiebung des Leuchtdichteniveaus im Gesichtsfeld erreicht wird, wodurch in erster Linie die Gefahr besteht, daß Informationswichtiges übersehen werden kann.

So sprechen sich auch eine Reihe von Autoren gegen Schutzbrillen gegen die Relativblendung aus (ALLEN, KLEYHAUER, RICHARDS, SCHOBER u. a.). Besonders RICHARDS wendet sich gegen eine offenbar in Amerika übliche Form des Blendschutzes durch gefärbte Kontaktgläser. In diesem Zusammenhang ist auch daran zu erinnern, daß mit der Benutzung einer Schutzbrille eine Verlängerung der Wahrnehmungszeit (s. 1.6) verbunden ist.

Die Wirkung der gelblichen sog. Nebelbrille ist vor allem psychologisch zu erklären: die Kontraste scheinen intensiver zu sein und durch die Absorption von Blaustrahlen im Streulicht scheinen ferne Gegenstände näher und klarer. Die Readaptationszeit soll nach DE BOER nach Blendung mit gelblichem Licht kürzer als nach Blendung mit farblosem Licht sein.

COMBERG (1965) empfiehlt statt einer Blendschutzbrille einen Blendschutzschirm, der an einer am Kopf befestigten Halterung möglichst weit vom Auge entfernt montiert werden soll und der einen Teil des linksseitigen Gesichtsfeldes ausblendet. Dieser Schirm soll lichtundurchlässig und zum Fahrer hin weiß gehalten sein, um einen möglichst starken Randkontrast zu erzielen.

Auf einem ganz anderen Gebiet liegt der Blendschutz durch Erhöhung der Beleuchtung im Wageninnenraum (CASE u. a.). Eine Erhöhung der Wageninnenbeleuchtung senkt die Blendempfindlichkeit, da die Gesichtsfeldleuchtdichten einander angeglichen werden. Technisch ließe sich theoretisch so jede Blendungsgefährdung ausschalten, aber praktisch ist dieser Weg so weit nicht gangbar, weil gleichzeitig die Unterschiedsschwelle steigt. Hier wird jeder Fahrer den Mittelweg suchen müssen, der ihm gemäß ist, wobei zu bedenken ist, daß eine sehr weitgehende Dunkeladaptation ohnehin nicht vorliegt, da der Fahrer hinter dem hellen Feld seiner Scheinwerfer herfährt und ständig mehr oder weniger starken und lang anhaltenden Blendreizen ausgesetzt ist.

Eine wesentliche Gefahr bei der Blendung ist das sog. „dunkle Loch", der Raum rechts des entgegenkommenden Kraftfahrzeuges bei und unmittelbar nach der Begegnung. RÜSSEL (1958) schlug vor, dieses Loch

durch einen Seitenscheinwerfer aufzuhellen. Abgesehen davon, daß ein derartiger Seitenscheinwerfer in der Straßenverkehrszulassungsordnung nicht
erwähnt wird, hätte hier — wie bei den Scheinwerfern mit polarisiertem
Licht — nicht der den Vorteil, der die Kosten trägt, sondern der Entgegenkommende. Schon aus diesen Gründen wird sich der Vorschlag kaum
durchsetzen, gegen den auch noch andere Bedenken vorzubringen wären.

Eine wirksame medikamentöse Hilfe gegen Blendung ist nicht bekannt.
Das ab und an vorgeschlagene Strychnin erhöht die Ansprechbarkeit auf
äußere Reize aller Art. Für kurze Zeit kann z.B. im Filmatelier oder bei
besonderen Anlässen Corodenin benutzt werden, als Dauermedikation im
Straßenverkehr hat es sich nicht durchsetzen können. ROUHER untersuchte
die Wirkung von Intermedine und kam zu unterschiedlichen Ergebnissen.

Auch einige Sulfonamide haben bei lokaler Anwendung eine Herabsetzung der Blendempfindlichkeit zur Folge. Aber auch sie sind als Dauermedikation für diesen Zweck nicht geeignet.

So bleiben zur Blendbekämpfung neben dem Rat an den Fahrer, den
Blendwinkel im Rahmen des Möglichen möglichst groß zu halten, nur bau-
technische Maßnahmen.

Stark absorbierende Rückspiegel oder Jalousien am Rückfenster sind
eine wirksame Hilfe gegen oft lang anhaltende Blendreize von hinten. Der
überholte Hintermann ist nicht verpflichtet, abzublenden. Die starke Absorption ist für den Blick nach hinten unbedenklich, weil ein Verschlucken
informationswichtiger Kontraste hier nicht zu befürchten ist. Das gilt
selbstverständlich nicht für den Außenrückspiegel. Auch hier würde nachts
der Überholende wegen seiner Scheinwerfer noch bei starker Absorption
erkannt werden, doch könnte es am Tage zu Schwierigkeiten kommen. Der
absorbierende Innenrückspiegel hilft nur gegen die Blendung. Die Herabsetzung der Kontrastempfindlichkeit durch die Erhöhung des Beleuchtungsniveaus im Inneren des Wagens bei Anleuchtung von hinten wird
dadurch nicht beeinflußt.

Einige Fahrer helfen sich gegen die starke Blendung von vorne, indem
sie noch stärker blenden. Das ist optisch außerordentlich wirkungsvoll,
aber mit Recht strafbar.

Die Möglichkeiten der Blendbekämpfung liegen in erster Linie zwischen den Fahrzeugen. Die ortsfeste Beleuchtung soll möglichst blendfrei angebracht werden. Sobald die durchschnittliche Gesichtsfeldleuchtdichte hoch
genug ist, können die beweglichen, kraftfahrzeugeigenen Scheinwerfer ent-
behrt werden. Eine Bepflanzung von Mittelstreifen hilft nicht nur gegen die
Blendung, sondern ist zugleich bei geschickter Anlage ein guter Schutz
beim Abkommen von der Fahrbahn nach links. Da Unfälle durch Blendung
einen außerordentlich hohen Großschadenfaktor haben (MEYER), sollte das
Argument, die Bepflanzung verhindere am Tage die Aussicht, nicht durch-
greifen. Wichtig ist die richtige Einstellung des Scheinwerfers und die Ver-

meidung von reflektierenden Flächen, hier sind besonders Chromverzierungen zu erwähnen.

Auf die Frage, welche Lichtfarbe weniger blendet und ob überhaupt ein Unterschied besteht, wurde bereits eingegangen.

Im allgemeinen wird das asymmetrische Abblendlicht gelobt, doch weist ERBSLÖH darauf hin, daß besonders in Rechtskurven die rechtsseitige Anhebung der Hell-Dunkel-Grenze um 15° die Blendungsgefahr erhöhen kann, ebenso bei Straßenkuppen und zu starker rückwärtiger Belastung (ausgenommen bei nicht-stahlblattgefederten Fahrzeugen). Vom Ophthalmologen ist weiter festzustellen, daß die Verkürzung des linksseitig ausgeleuchteten Raumes dazu führen kann, daß Kontraste spät, unter Umständen zu spät wahrgenommen werden können. Nach einem Gutachten der Firmen Bosch und Osram ist bei Begegnung zweier Wagen mit asymmetrischem Abblendlicht die jeweils linke Fahrbahnhälfte nur auf 50 m ausreichend ausgeleuchtet. Der Fahrer hält sich aber bewußt oder unbewußt an die weitere Ausleuchtung der jeweils rechten Fahrbahnhälften und setzt die Geschwindigkeit nicht angemessen herab (so z.B. Urteil des Bayrischen Obersten Landgerichtes 1 St 12/61).

## 5.3  Beleuchtung

### 5.3.1  Zweck der Beleuchtung

Zwischen dem Kontrast, der Objektgröße und der Gesichtsfeldleuchtdichte bestehen feste Zusammenhänge (s. Abb. 21). Ein Sehobjekt tritt aus dem unsichtbaren in den sichtbaren Raum, wenn

a) der Sehwinkel vergrößert wird und/oder

b) der Kontrast gegenüber der Umgebung oder dem Hintergrund größer wird und/oder

c) die Gesichtsfeldleuchtdichte erhöht wird.

Abb. 21 zeigt, daß beispielsweise ein Sehding von 2′ Durchmesser und einem Kontrast von 10% dadurch sichtbar gemacht werden kann, daß man

a) das Sehding vergrößert (Verschiebung nach rechts) und/oder

b) den Kontrast verstärkt (Verschiebung nach oben) und/oder

c) die Gesichtsfeldleuchtdichte anhebt (Verschiebung der Hyperbel nach unten, hier für 10 und 1000 asb gezeichnet, wobei der einfach schraffierte Bereich gewonnen wird).

Diese letztgenannte Möglichkeit ist eine der Aufgaben der Straßenbeleuchtung, wobei bei möglichst hohen Lichtstärken Blendung vermieden werden soll; es muß also ein Kompromiß gefunden werden. Eine möglichst gleichmäßige Beleuchtung — nach HARTMANN sind 30 lx entsprechend einer Leuchtdichte auf der Straße von 6 asb optimal — ist eine der Charakteristiken einer guten Straßenbeleuchtung und verhütet asthenopische Beschwerden (HAGER, 1962). Die Gleichmäßigkeit der Leuchtdichteverteilung ist aber in erster Linie abhängig vom Reflexionsverhalten der Fahrbahndecke. Die Beleuchtung muß diesem Verhalten angepaßt sein. Die Frage, ob auf derart gut beleuchteten Straßen mit Abblendlicht (HARTMANN u. a.) oder Standlicht (DE BOER, W. SCHMIDT) gefahren werden soll, ist sehr umstritten, die Beurteilung hängt offenbar davon ab, ob es für wichtiger gehalten wird, daß man gesehen wird, oder daß man sieht. Gegen das Fahren mit Standlicht wird eingewandt, es habe einen zu geringen Auffälligkeitswert, vor allem für den Fußgänger. Für das Fahren mit Standlicht spricht, daß die überwiegend horizontal strahlenden Kraftfahrzeugscheinwerfer leicht blenden und die Erkennbarkeit von Gegenständen durch diese

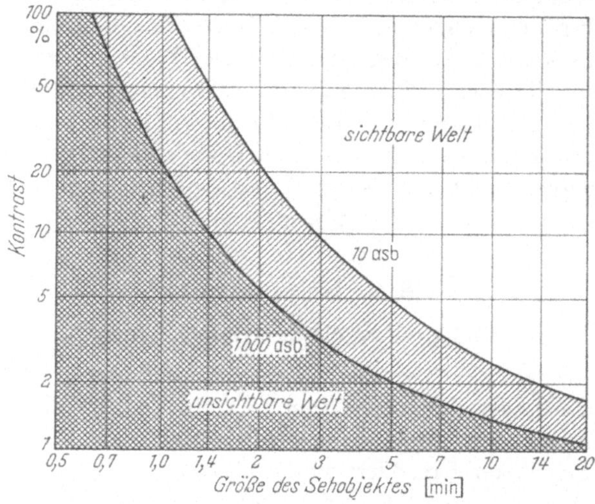


Abb. 21. Beziehung zwischen Kontrast, Objektgröße und Gesichtsfeldleuchtdichte (nach SCHOBER)

Scheinwerfer kaum gebessert wird, wenn die ortsfeste Beleuchtung optimal ist.

Die Straßenbeleuchtung soll eine ausreichende Wahrnehmungsgeschwindigkeit gewährleisten. Die Wahrnehmungsgeschwindigkeit steht in enger Beziehung zur Leuchtdichte. Sie ist am größten, wenn das Auge auf die durchschnittliche Gesichtsfeldleuchtdichte adaptiert ist und ist um so höher, je höher das mittlere Leuchtdichteniveau bei gleichen relativen Leuchtdichteunterschieden ist. Wächst der Leuchtdichteunterschied, wächst auch die Wahrnehmungsgeschwindigkeit. Ein niedriges Leuchtdichteniveau, langes Andauern und hohe Frequenz der Blendeffekte setzen die Fahrgenauigkeit herab, wie MORTIMER im Versuchsstand nachweisen konnte.

Weiter wird durch eine gute Straßenbeleuchtung das Zentralskotom möglichst klein gehalten, das im Bereich des Wechsels zwischen Stäbchen- und Zapfensehen (0,03...40 asb) auftritt (BREGEAT und ARON, PAPST und

Echte). Gleichzeitig wird bei nicht ausreichender Beleuchtung die Gesichts-feldperipherie eingeengt, das Farbensehen kann ganz aufgehoben werden und das Entfernungsschätzen wird beeinträchtigt. Nach DE BOER soll die Mindestleuchtdichte des Fahrbahnbelages deshalb einen Wert von wenig-stens 2 cd/m² (6 asb) in den Hauptverkehrsstraßen haben. Nach DE BOER nimmt bei dieser Leuchtdichte die Sehweite um 5 m ab, wenn das Lebens-alter um 10 Jahre steigt.

Vor allem der öffentlichen ortsfesten Beleuchtung kommt es zu, aus-reichende Zeiten für die Dunkeladaptation zur Verfügung zu stellen. Ein „gut" helladaptierter Fahrer, der aus einem hell erleuchteten Haus in sein Auto steigt und über Landstraße und Bundesautobahn davonfährt, hat nach 3 min bereits 3...4 km zurückgelegt, ohne während dieser Zeit für die Leistungsfähigkeit seiner Kraftfahrzeugscheinwerfer ausreichend adaptiert zu sein und ohne das zu empfinden; wissen tut es leider auch kaum ein Fahrer. Das gleiche gilt für Abbieger, die aus hell erleuchteten Haupt-straßen in Seitenstraßen einfahren. Überall muß oder sollte zumindest die ortsfeste Beleuchtung eine Leuchtdichte haben, die eine ausreichende Adap-tationszeit ermöglicht. Die Dunkeladaptation dauert erheblich länger („kilo-meterweit"), als die Helladaptation, die der Fahrer nur zu oft als Maß nimmt.

Schließlich kann es eine Aufgabe der Straßenbeleuchtung sein, die Ver-kehrsströme zu lenken. Besonders in Holland, aber auch in einigen anderen Ländern, wird der Ortsunkundige mit Hilfe einer besonders auffallenden, meist gelben Natriumdampflampenstraßenbeleuchtung durch den Ort ge-leitet. Diese Führung muß aber konstant sein, sie darf nicht unterbrochen werden, „sie darf nicht mit zu großen Abständen der leitenden Objekte, also der Straßenleuchten, erfolgen und sie darf nicht dauernd in ihrer Art wechseln, d.h. Straßenleuchten dürfen nicht alle paar hundert Meter in anderer Form angeordnet oder völlig anders geartet sein" (V. D. TRAPPEN, 1960).

### 5.3.2  Nomenklatur

Die meisten Begriffe sind bereits in den Abschnitten 5.1 und 5.2 er-läutert worden. Hier seien noch einige Begriffe nachgetragen, die sich ledig-lich auf Beleuchtungsfragen beziehen.

| | |
|---|---|
| Beleuchtungsstärke: | Einheit ist das Lux (lx); die mittlere Beleuch-tungsstärke ist der Quotient aus dem Licht-strom und der Fläche, auf die der Lichtstrom trifft. |
| Beleuchtungswirkungsgrad: | Verhältnis des auf eine Fläche (Fahrbahn-decke) auftreffenden Lichtstromes zu dem von den Lampen unter Normalbedingungen (25°C ruhende Luft) abgegebenen Lichtstrom. |

| | |
|---|---|
| Leuchtdichte: | Einheit ist die Candela pro m² (cd/m²); die Leuchtdichte einer Fläche ist der Quotient aus der Lichtstärke in Blickrichtung und der Größe der gesehenen Fläche. |
| Leuchtenwirkungsgrad: | Verhältnis des aus der Lampe austretenden Lichtstromes zu dem in der Lampe erzeugten Lichtstrom. |
| Lichtmenge: | Einheit ist die Lumenstunde (lmh). Produkt aus Lichtstrom und der Zeit der Ausstrahlung. |
| Lichtstärke: | Einheit ist die Candela (cd). |
| Lichtstrom: | Einheit ist das Lumen (lm). Die vom Auge bewertete Strahlungsleistung einer Lichtquelle. |

### 5.3.3 Ortsfeste Straßenbeleuchtung und Fahrbahndecke

Die Güte und Wirkung der Beleuchtung hängt wesentlich von der auf sie abzustimmenden Fahrbahndecke ab, deshalb werden beide hier gemeinsam behandelt.

#### 5.3.3.1 Ortsfeste Beleuchtung

Eine optimale ortsfeste Straßenbeleuchtung soll die physiologische und psychologische Blendung vermeiden und auf wirtschaftliche Weise ein hinreichend hohes Leuchtdichteniveau gewährleisten. Dieses Ziel ist nur durch sinnvolle Anordnung der Leuchten mit einer auf die erforderliche Fahrbahnleuchtdichte und die Fahrbahndecke abgestellten Lichtausstrahlung zu erreichen.

Bei der Prüfung der Güte einer Straßenbeleuchtung sind folgende Fragen zu stellen:

1. Reicht das Niveau der Beleuchtung aus?
2. Ist die Blendungsgefährdung ausreichend eingeschränkt?
3. Unterscheidet sich die Leuchtdichte der Gegenstände auf der Fahrbahn in auffälliger Weise von der Fahrbahnleuchtdichte?
4. Ist die Leuchtdichte der Fahrbahn gleichmäßig?

Natriumdampf- bzw. Quecksilberdampflampen sollen nach DE BOER so abgeschirmt sein, daß das Licht allenfalls bis zu einem Winkel von zweimal 80° gegen die Senkrechte nach unten ausgestrahlt wird und die Lichtquellen sollen in einem Abstand von 25 m aufgestellt sein bei einem Bruttolichtstrom von 25000...40000 lm, abhängig von Straßenbreite, Richtgeschwindigkeit, Belastung usw.

Es ist darauf zu achten, daß das Leuchtdichtemuster nicht zu ungleichmäßig wird, um eine möglichst gleichmäßige Dunkeladaptation zu erhalten.

Hierbei spielt die Fahrbahndecke eine erhebliche Rolle; besonders ungünstige Verhältnisse liegen bei nasser Fahrbahndecke vor. Die im Gesichtsfeld auftretenden Leuchtdichten der Lampen sollten das 600...800fache der Straßenleuchtdichte nicht überschreiten, andernfalls ist mit Blendung zu rechnen.

Im einzelnen wird auf DIN 5044 verwiesen.

Auf die Beziehung zwischen Sehschärfe und Farbe der Straßenbeleuchtung wurde bereits in Abschnitt 1 eingegangen.

### 5.3.3.2  Fahrbahndecke

Die Beleuchtungsstärke und ihre Verteilung im Straßenraum ist allein noch kein Maßstab für die Güte einer Beleuchtung, auch die Lichteinfallsrichtung und die Reflexionseigenschaften der Fahrbahndecke spielen hier eine wesentliche Rolle.

Die Beantwortung der Frage, ob ein Gegenstand bei gegebener Beleuchtung und bekannter Sehschärfe hätte gesehen werden können oder müssen, hängt entscheidend vom Hintergrund und vom Kontrast ab und hierfür ist oft die Fahrbahndecke verantwortlich. Neben wirtschaftlichen Gesichtspunkten, Vereisungseigenschaften, Griffigkeit, psychologischen Fragen und vielen anderen Problemen spielen auch optische Fragen für die Beurteilung der Fahrbahndecke mit. Die Straßendecke soll bei Sonne und Regen, am Tag und in der Nacht optimal reflektieren und den Lichtstrom nicht verschlucken.

Der Bundesverkehrsminister vertritt in einem Schreiben vom 1. Dezember 1953 den Standpunkt: „Nach meinen Erfahrungen hat sich die dunkle Decke bei Nacht als optischer Grund für den weißen Randstreifen, welcher die Fahrbahn begrenzt, und für die übrigen Markierungen bewährt".

Die Mehrzahl der Autoren, die optische Fragen in den Vordergrund ihrer Betrachtungen stellen, sind dagegen der Auffassung, daß es relativ einfach sei, sich gegen die diffuse Blendung einer hellen Straßendecke zu schützen (Sonnenbrille, Schutzblende), daß es aber für einen Fahrer kein geeignetes Mittel gegen schlecht beleuchtete, lichtverschluckende, schwarze Straßendecken gäbe.

Weigel und Schlüsser untersuchten verschiedene Straßendeckenfarben und kamen zu folgenden Feststellungen: „Bei trockenen Straßendecken und einer Beleuchtung der Straße durch Fahrzeugscheinwerfer erscheint die Schwarzdecke besonders dunkel, weil hohe Leuchtdichten nur in der Fahrtrichtung erscheinen. Diese sind für den Fahrenden selbst wertlos, da die entgegen der Fahrtrichtung, also zum Fahrenden hin, auftretenden Leuchtdichten nur sehr kleine Werte annehmen. Die Betonstraße bietet bei Scheinwerferlicht ihre breitenstreuende Wirkung auch nach der Seite der Lichteinfallsrichtung, also zum Fahrer hin. Sie ist deshalb vom lichttechnischen

7  Gramberg-Danielsen, Sehen

Standpunkt aus zu bevorzugen. Auf regennassen Straßen ist die Gefahr der Blendung des Fahrers durch ortsfeste Beleuchtung und besonders durch entgegenkommende Scheinwerfer bei Schwarzdecken größer als bei Betondecken."

Als ungeeignet vom beleuchtungstechnischen Standpunkt bezeichnet LINGENFELSER Straßenbaustoffe mit einem Reflexionsvermögen von unter 10%. Er gibt das Reflexionsvermögen verschiedener Straßenbaustoffe wie folgt an (zit. nach v. D. TRAPPEN):

Tabelle 11

|                | trocken | naß   |
|----------------|---------|-------|
| Beton, rauh    | 37,5%   | 23,0% |
| Beton, glatt   | 37,0%   | 15,5% |
| Stampfasphalt  | 10,0%   | 5,0%  |
| Walzasphalt    | 6,5%    | 3,2%  |

Je glänzender die Fahrbahndecke ist, desto ungünstiger sind die Leuchtdichteverteilungen, wenn sie mit künstlichem Licht beleuchtet werden. Zu ähnlichen Feststellungen wie LINGENFELSER kommt v. D. TRAPPEN, der für eine dunkle Fahrbahndecke mit einem Reflexionsgrad von 5% bei einer Beleuchtungsstärke von 10 lx eine Leuchtdichte von 0,5 asb errechnet, bei heller Betondecke mit einer Reflexion von 30% dagegen eine Leuchtdichte von 3,0 asb, also das sechsfache. Flach einfallendes Gegenlicht wird bei Nässe bevorzugt reflektiert, in den übrigen Richtungen ist die Reflexion geringer als bei Trockenheit. Die räumliche Verteilung des Leuchtdichtefaktors bei veränderlicher Einfallsrichtung ist im trockenen Zustand birnenförmig, mit zunehmender Feuchtigkeit wird sie keulenförmig (KEBSCHULL).

Da im übrigen Asphalt besonders bei starker Hitzeeinwirkung leicht wellig wird, verschlechtern sich die optischen Eigenschaften des Asphaltes oft durch Witterungseinflüsse ganz erheblich.

Vom lichttechnischen, optischen Standpunkt her sind die neuen Aluminium-Fahrbahndecken, bei denen Asphaltfeinbeton mit Aluminiumgrieß aufgehellt wird, ein erheblicher Fortschritt. „Die lichttechnische Wirkung der hellen Aluminiumteilchen auf der Straßendecke ist bei senkrechter Betrachtung in einer Aufhellung der Straßendecke zu erkennen, die in etwa dem prozentualen Anteil der Aluminium-bedeckten Fläche an der Gesamtfläche entspricht. Das gilt für den Blick von oben. Bei flachem Blickwinkel erscheint die Straße noch heller, wie mit Schneegestöber bedeckt. Bei einem Beobachtungswinkel von 8 bis 9° erscheint die Aluminiumdecke doppelt so hell wie eine Asphaltfeinbetondecke, die Griffigkeit leidet hierbei nicht" (LOSSAGK). Die vorzüglichen optischen Eigenschaften derartiger Fahrbahndecken zeigt Abb. 22. Durch die Aluminiumteilchen kommt es zu einer gerichteten Rückstrahlwirkung zur Aufhellung der Fahrbahndecke in

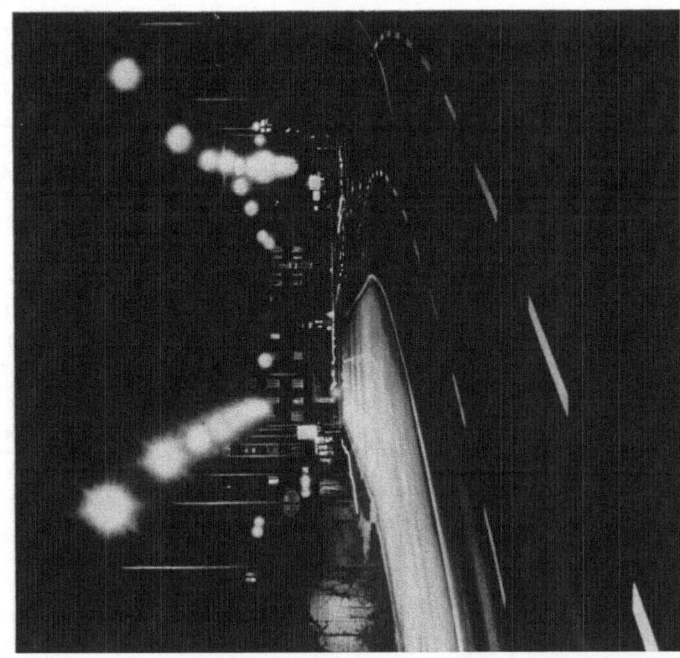

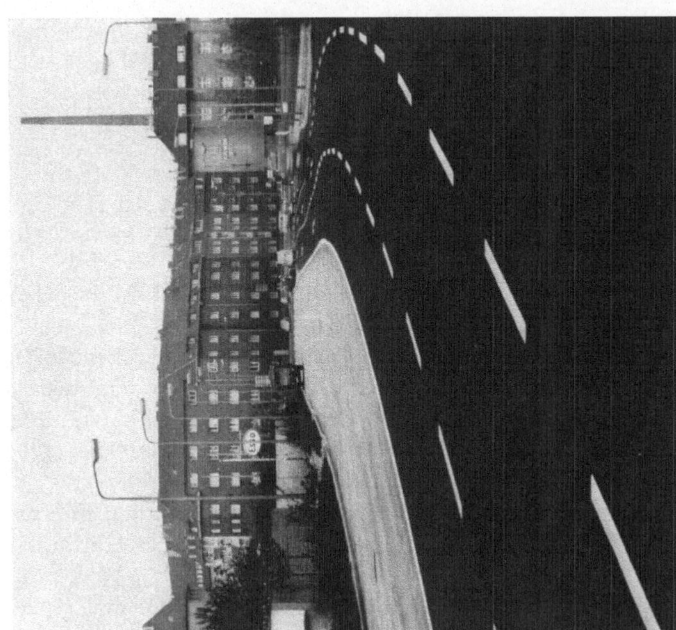

Abb. 22. Durch die Aluminiumteilchen kommt es zu einer gerichteten Rückstrahlwirkung und zur Aufhellung der Fahrbahndecke in Richtung zum Fahrer hin

Richtung zum Fahrer hin. Die Einstreuung von Aluminiumteilchen ist
möglich, ohne daß die erprobte Deckenkonstruktion geändert werden
müßte (Schmarsel und Glisz). Die Leuchtdichte der Fahrbahn steigt mit
dem Flacherwerden des Blickwinkels an. Die Dauerbewährung bleibt abzu-
warten.

Die Fahrbahndecke ist schließlich Träger der Leitlinien und der Fuß-
gängerüberwegbezeichnungen (Zebrastreifen) gemäß Bild 30b, 30c, 30d,
31a und 31b der Anlage zur Straßenverkehrsordnung.

Die Leitlinien müssen sinnvoll angebracht sein, der Fahrer muß sich
darauf verlassen können. Die stark ausgezogene, unterbrochene Leitlinie
(Abb. 23), die die aus Richtung Hamburg kommende Bundesautobahn von

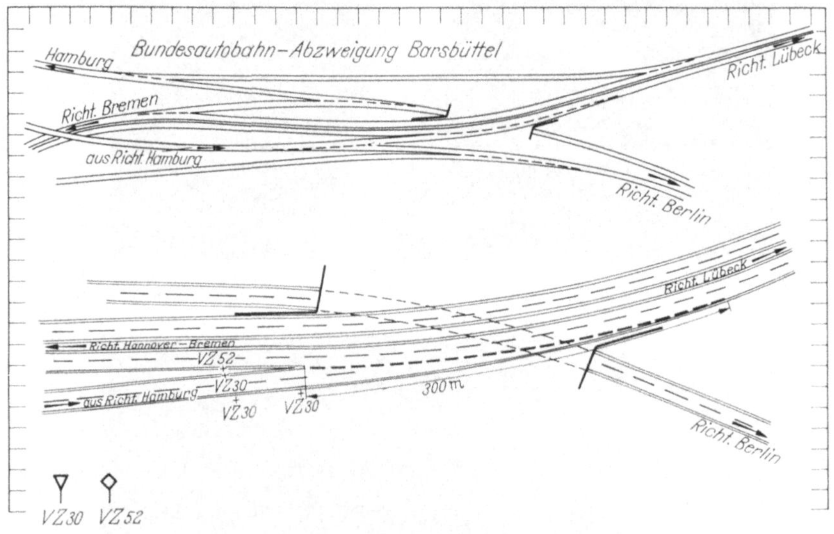


Abb. 23. Beispiel für optisch ungünstige Leitlinienführung (s. Text)

der aus Hannover und Bremen trennt, bringt den Verkehr aus Hamburg
nach rechts von der Fahrbahn herunter.

Die Fahrbahnmarkierungen müssen ebenso wie die Leitpfosten vor
allem bei Dunkelheit sichtbar sein und deshalb in verstärktem Maße reflektieren. Das gleiche gilt für die Leitplanken, die das seitliche Abkommen von
Fahrzeugen von der Fahrbahn verhindern sollen (Lapierre, 1964; H.
Schmidt, 1963).

Diese Hilfseinrichtungen dienen zugleich der optischen Führung auf
Straßen, die oft durch Bepflanzung (s. Abb. 24a/b) oder Hinweisschilder
ergänzt werden muß.

Richtlinien für die optische Führung auf Straßen finden sich bei
Altinger, Bischoff, Bitzl, Landgrebe, Lorenz, Schneider, Zijl u. a.

Eine amtliche Bekanntmachung des Bundesverkehrsministeriums ist in
„Straße und Autobahn" 1953, Band 4, S. 90, abgedruckt.

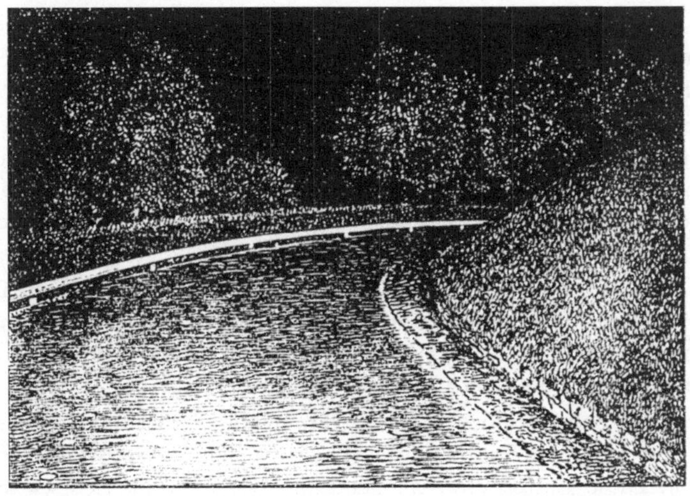

a

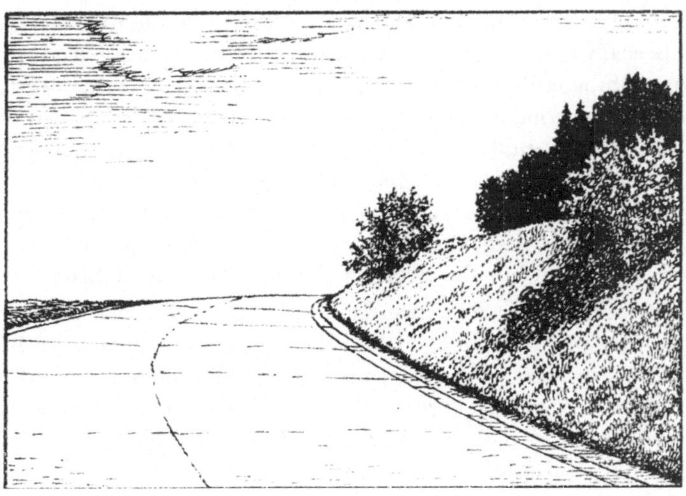

b

Abb. 24. Beispiele guter und schlechter optischer Führung (nach Lorenz).
a) Die optische Führung der Hecke in der Kurve wird für die Nachtfahrt unterstützt durch eine eingebaute Leitplanke, die auch den mechanischen Schutz noch
erhöht. b) Optische Führung auf der Kurveninnenseite. Sie nützt wenig und
behindert die Übersicht

### 5.3.4  Bewegliche Beleuchtung

#### 5.3.4.1  Kraftfahrzeughauptscheinwerfer

Ausrüstungsvorschriften für die Kraftfahrzeugscheinwerfer ergeben sich aus dem § 50 StVZO. Die lichttechnische Bewertung von Scheinwerfern wird im DIN 5037, Bl. 1 u. 2, Juni 1963, umrissen.

Der Kraftfahrzeugscheinwerfer hat seinen Aufgabenbereich in erster Linie dort, wo die ortsfeste Beleuchtung versagt, d. h. auf Straßen, die aus wirtschaftlichen Gründen durch eine ortsfeste Beleuchtung nicht oder nicht ausreichend beleuchtet werden, ferner beim Übergang von gut beleuchteten Hauptstraßen in relativ dunkle Nebenstraßen.

In Zusammenhang mit dem Kraftfahrzeugscheinwerfer wird häufig der Begriff „Reichweite" benutzt und dieser rein physikalische Begriff mit dem physiologischen Begriff der „Sichtweite" identifiziert. Es handelt sich jedoch hierbei um zwei völlig verschiedene Begriffe.

Unter Reichweite eines Scheinwerfers ist die Entfernung zu verstehen, in der senkrecht zur Strahlrichtung noch die Beleuchtungsstärke von 1 lx herrscht. Diese Entfernung hat nichts mit der Erkennbarkeitsentfernung zu tun. Für die Erkennbarkeitsentfernung spielt vor allem der Kontrast neben einer Reihe anderer, sehr unterschiedlicher Momente eine Rolle. Auf die Erkennbarkeitsentfernung kommt es bei der Beurteilung der Güte von Scheinwerfern nicht an, sie hängt von Faktoren ab, die nahezu ausschließlich außerhalb des Scheinwerfers, dessen Reichweite festgelegt ist, liegen.

Von ophthalmologischem Interesse ist es, daß der Scheinwerfer nicht nur nach vorne, sondern in geringem Grade auch nach den Seiten die Fahrbahn ausleuchten muß, um für das Kurvenfahren ein ausreichendes Gesichtsfeld zu gewährleisten. Der Lichtstrom des Scheinwerfers muß in geringem Umfang auch nach oben gerichtet sein, um das ansteigende Straßenstück nach dem Durchfahren einer Senke auszuleuchten und das Gelände nach oben hin abzugrenzen (Bäume, Tunneleinfahrten usw.).

Schließlich darf der Scheinwerfer auf der Fahrbahndecke keine ungleichmäßigen Helligkeiten erzeugen, um die Adaptation nicht zu stören. Der unmittelbar vor dem Wagen liegende Teil der Fahrbahndecke darf nicht zu stark beleuchtet werden, weil der Kraftfahrer sonst auf diesen Bezirk akkommodiert und die fernerliegenden Sehobjekte dadurch noch später wahrgenommen werden.

Daß Fernlicht stärker blendet als Abblendlicht und auch als asymmetrisches Licht, ist selbstverständlich; interessant ist in diesem Zusammenhang, daß RÜSSEL (1957) fand, daß Blendung durch Fernlicht aus 700 bis 500 m Entfernung eine größere Sichtbehinderung verursacht als die Blendung mit Abblendlicht aus 200 m. Eine Blendung aus derartiger Entfernung ist besonders deshalb gefährlich, weil der Fahrer annimmt, daß mit

dem Abblenden des entgegenkommenden Wagens die wesentliche Gefahr
überwunden ist.

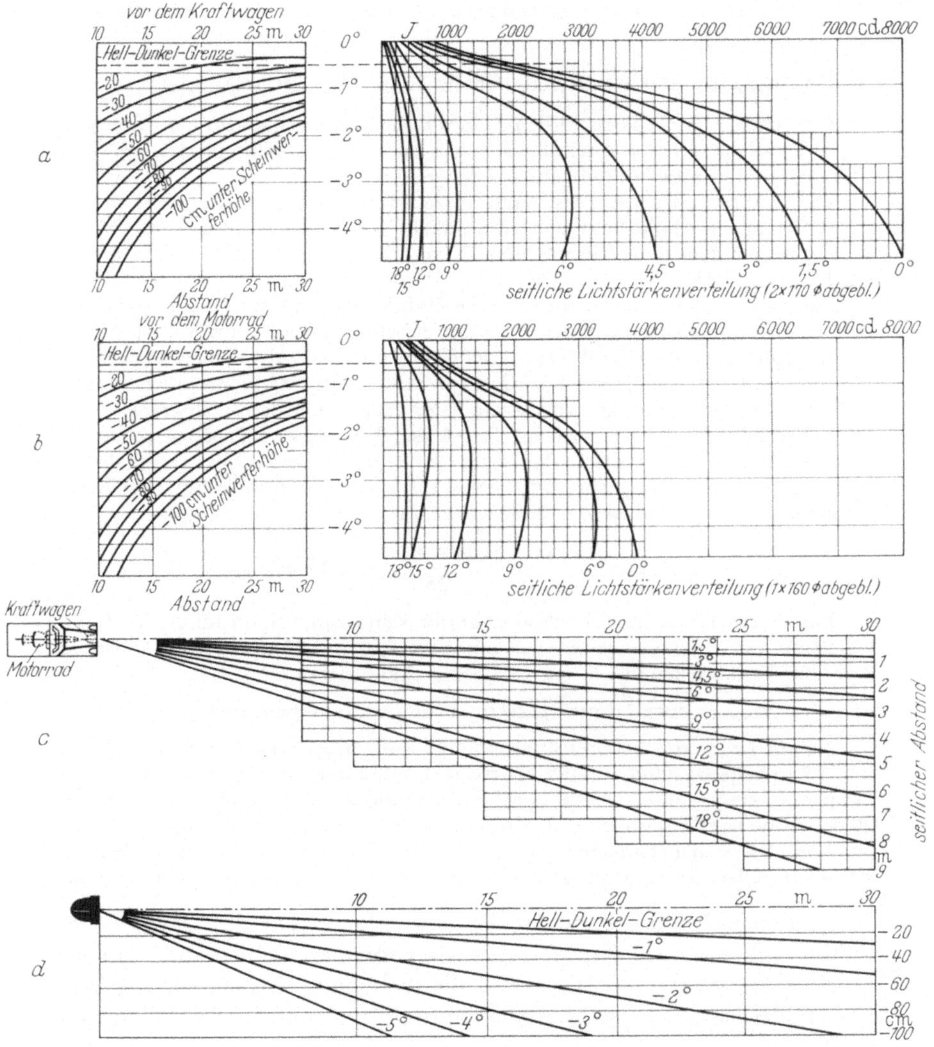


Abb. 25. Rechentafel nach Lossagk (Erläuterung s. Text)

Zur Frage der Rückleuchtdichte folgende Feststellungen von Lossagk
(1955): „Zur Lösung der Frage, welchen Rückleuchtdichteunterschied z. B.
ein Hindernis, vom Abblendlicht angestrahlt, gegen unbeleuchteten
schwarzen Hintergrund gewinnt, wurde die Rechentafel (Abb. 25) erstellt,

welche auf der Lichtstärkenverteilung normal guten Kraftfahrzeugabblend-
lichtes (zwei Scheinwerfer) bzw. Motorradabblendlichtes (ein Scheinwerfer)
bei vorschriftsmäßiger Einstellung aufbaut. Hier wurde die Gültigkeit des
quadratischen Entfernungsgesetzes näherungsweise für die Beleuchtungsstärke unterstellt.

Das Wesen dieser Rechentafel sei an folgendem Beispiel erläutert:

Gesucht sei die Rückleuchtdichte eines Fußgängers mit einem Reflexionsgrad
$\varrho = 0,1$, welcher 15 m vor dem Kraftwagen und 1,5 m seitlich von dessen Mittel-
linie am rechten Straßenrand geht.

Die Anbringungshöhe des Kraftfahrzeugscheinwerfers betrage 0,7 m. Bei
0,7 m Scheinwerferhöhe liegt die Hell-Dunkel-Grenze des Lichtkegels im Abstand
von 15 m vor dem Kraftfahrzeug um 15 cm tiefer, also 0,7—0,15 = 0,55 m über
der Fahrbahndecke.

Gesucht sei die Rückleuchtdichte des Fußgängers in etwa 50 cm Höhe über
dem Erdboden, also 20 cm tiefer als die Scheinwerferhöhe am Kfz; ferner in
20 cm Höhe über dem Erdboden, also 50 cm unterhalb der Scheinwerferhöhe.

Im Teil C der Rechentafel wird festgestellt, welche seitlichen Lichtstrahlen
in 15 m Abstand 1,5 m seitlich treffen. Hier ergibt sich der Lichtstrahl von 6°
rechts seitlich. Dann sucht man im Teil A der Tafel links den Schnittpunkt der
Abstandslinie 15 m der Kurve "—20 cm unter Scheinwerferhöhe". Von diesem
Punkt gehe man waagerecht nach rechts bis zum Schnittpunkt mit der Licht-
stärkenkurve 6° und findet $J = 1000$ cd, daraus berechnet sich:

$$B_{rück} = \frac{J \cdot \varrho}{a^2} = \frac{1000 \cdot 0,1}{225} = 0,44 \text{ asb}$$

Für 20 cm Höhe über Erdboden ergibt sich vom Schnittpunkt der Linie:
"—50 cm unter Scheinwerferhöhe" mit dem Abstand 15 m links oben waagerecht zur Lichtstärkenlinie 6° ein $J = 2500$ cd und damit ein

$$B_{rück} = \text{etwa } 1,1 \text{ asb (gerechnet für zwei gute Scheinwerfer)}.$$

Nehmen wir einmal 25 m Entfernung des Fußgängers vor dem Kraftwagen an
und 1,5 m Seitenabstand von der Kraftwagenmittellinie, so liegt die Hell-Dunkel-
Grenze nunmehr nur 0,45 m über Fahrbahndecke. Der Fußgänger wird in
20 cm Höhe über Erdboden eine Rückleuchtdichte $B_{rück}$ von etwa 0,4 bis 0,5 asb
erhalten, wie sich entsprechenderweise aus der Tafel ermitteln läßt. Selbstverständlich stellen die so ermittelten Werte nur Anhaltspunkte der Mittelwerte dar.

In diesen Größenordnungen also bewegt sich etwa der Leuchtdichteunterschied, der vom Kraftfahrer wahrgenommen werden soll. Man erkennt aber sofort, wie stark hier die Erhöhung des Reflexionsgrades
des Hindernisses wahrnehmungsverbessernd und unfallverhütend wirken
kann."

Durch die 3. Ausnahmeverordnung zur StVZO vom 18. Juli 1959 ist
eine Beleuchtungsart zugelassen worden, die als asymmetrisches Abblendlicht oder Teilfernlicht bezeichnet wird. Die Vertikalbeleuchtungsstärken
bei asymmetrischem Abblendlicht zeigt die Abb. 26.

Während die bisher gebräuchlichen Scheinwerfer nur noch dadurch verbessert werden könnten, daß man ihre horizontalen Abmessungen ver-

größert (ZECHNALL), ermöglichen die Halogenlampen bei gleichbleibender Scheinwerferkonstruktion eine Verdoppelung der Fahrbahnleuchtdichte, wodurch sich die physiologischen Sichtweiten nach ZECHNALL (1966) um 40% erhöhen. Gleichzeitig soll die psychologische Blendung zwar mit zunehmender Fahrbahnleuchtdichte abnehmen, jedoch wegen der höheren Farbtemperatur zunehmen, so daß sich beide Effekte nahezu aufheben.

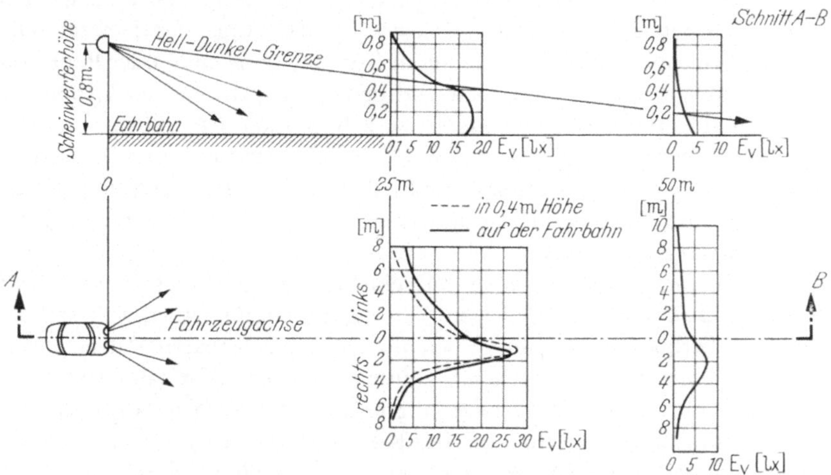


Abb. 26. Vertikalbeleuchtungsstärken bei asymmetrischem Abblendlicht (nach v. d. TRAPPEN)

### 5.3.4.2 Nebelscheinwerfer

Die Verwendung von Nebelscheinwerfern ist nach § 52 (1) StVZO zulässig, ihre Benutzung regelt § 33 StVO. Nebelscheinwerfer sollen einmal den Fahrbahnrand ausleuchten und zum anderen entgegenkommende Fahrer warnen. „Zusammen mit den schlechten physiologischen Verhältnissen (bei Nebel) muß zwangsläufig eine außerordentlich reduzierte Erkennbarkeitsweite herauskommen. In dieser Beziehung verspricht man sich allgemein von Nebelscheinwerfern viel zu viel und ihre Wirkung wird in der Regel überschätzt, was zu dem verhängnisvollen Glauben führt, man könne damit schneller fahren als bei Einschaltung der üblichen Fahrzeugbeleuchtung. Das ist aber nicht der Fall" (BEHRENS, 1963). Der gleiche Verfasser sieht die Nützlichkeit der Nebelscheinwerfer nur darin, daß es vielleicht möglich sei, das Fahrzeug mit Hilfe der Nebelscheinwerfer überhaupt noch aus dem Verkehr zu bringen, was mit Hilfe der anderen Beleuchtungsarten unter Umständen garnicht möglich sei.

Seitens der Industrie werden folgende Vorzüge der Nebelscheinwerfer herausgestellt:

1. Durch den niedrigen Anbau der Nebelscheinwerfer wird der Winkel zwischen Lichtbündelrichtung und Blickrichtung größer als beim normalen Scheinwerfer. Das ist für die Beobachtung vorteilhaft. Das Lichtmaximum liegt beim Nebelscheinwerfer 10 bis 15 m vor dem Fahrzeug, in dieser Entfernung könnten Gegenstände auch bei starkem Nebel meistens noch erkannt werden.

2. Nebelscheinwerfer haben nur eine geringe Lichtausstrahlung nach oben, dadurch eine geringere Reflexion in das Auge des Fahrers. Die weißen Schleier im Blickfeld, die durch Beugung, Brechung oder Reflexion an den Nebeltröpfchen entstehen und deren Ausmaß von der Größe der Tropfen abhängt, werden gemildert (so z.B. SCHREUDER, 1964).

3. Nebelscheinwerfer haben eine große Seitenstreuung und beleuchten dadurch die ganze Straßenbreite unmittelbar vor dem Fahrzeug, so daß sich der Fahrer am Straßenrand, besonders an der Fahrbahndeckenrandmarkierung, entlangtasten kann.

Daraus folgt, daß der günstige Effekt der Nebelscheinwerfer vor allem in ihrer Optik und ihrer niedrigen Anbringung begründet ist, während die gelbliche Färbung nicht immer einen physikalisch belegbaren Nutzen haben muß, es können vielmehr unter Umständen auch informationswichtige Kontraste durch die gelbliche Färbung unterdrückt werden. SCHOBER wies darauf hin, daß die Verschärfung der Kontraste, die vor allem den psychologisch günstigen Effekt der Nebelscheinwerfer bedingt, durch ein „Ausreißen der Halbtöne" zustandekommt. BORN, GRUNDFEST, v. HEEL, HESSE, SCHOBER, WOLFF u. a. stellten experimentell fest, daß nicht die Gelbfilter den Vorteil der Nebelscheinwerfer begründen.

### 5.3.4.3  Sicherungsleuchten

Sicherungsleuchten sind in amtlich genehmigter Bauart auszuführen (§ 22a StVZO). Von ophthalmologischem Interesse ist hier lediglich die Feststellung, daß Blinklicht entsprechender Frequenz einen höheren Auffälligkeitswert hat als Dauerlicht (so z.B. H. BEHRENS, 1957), und daß sehr frequente Blinklichter leicht zur Blendquelle werden können, da sich das Auge hierauf nicht optimal einstellen kann. Aus den oben wiedergegebenen Rechentabellen von LOSSAGK ergibt sich, daß rückstrahlende Warneinrichtungen zumindest bei Abblendlicht ihre Funktion nicht erfüllen können, da bei ihrer Erkennbarkeit der Bremsweg im allgemeinen bereits zu kurz geworden ist.

### 5.3.4.4  Skalenbeleuchtung

Wie bereits ausgeführt wurde, kann eine geringe, unterschwellige Beleuchtung im Wageninneren die Blendempfindlichkeit herabsetzen. Nach SIEGERT (1944) ist die Dunkeladaptation bei sehr geringer Beleuchtung besser als bei völliger Dunkelheit. SCHOBER gibt als Grenze für die Störung

der Dunkeladaptation durch eine Skalenbeleuchtung einen Wert von
1 asb an.

Die Skalenbeleuchtung soll eine Erkennbarkeit der Skalen im Dunkeln
ermöglichen, wobei nur die unbedingt notwendigen Teile sichtbar sein
sollten (MIGLIORINO, 1960).

Rotes Licht gestattet höhere Leuchtdichten, weil die Blendungsgefahr
geringer ist als bei andersfarbigem Licht, andererseits ist die Formenempfindlichkeit und die Sehschärfe im gelben und grünen Licht besser als
im roten. Blaulicht ist wegen der stark kurzsichtigen Abbildung zur Skalenbeleuchtung wenig geeignet.

### 5.3.5  Tunnelbeleuchtung

Das Problem der Tunnelbeleuchtung liegt in der Ein- und Ausfahrt der
Tunnel, nicht in der Tunnelmitte, wobei die Begriffe „Einfahrtstrecke" und
„Ausfahrtstrecke" je nach der Richtgeschwindigkeit im Tunnel unterschiedlich zu interpretieren sind. Über die Tunnelbeleuchtung gingen die Auf-
fassungen der Techniker auseinander. Während KÖHLER (1963) schrieb:
„Die Abdeckung der Tunnelrampen, die dazu dienen sollen, am Tage das
Beleuchtungsniveau zum Tunneleingang soweit zu senken, daß man mit
geringeren Beleuchtungsniveaus auskommen kann, ist, wenn möglich, zu
vermeiden. Sie dürfen auf keinen Fall aus Wabenkonstruktionen oder aus
Blenden bestehen, um die sonst unvermeidlichen Flimmerwirkungen zu
verhüten," sind nahezu alle anderen Verfasser, so z. B. v. D. TRAPPEN, überzeugend der Auffassung, daß nur durch einen Vortunnel eine ausreichende
Adaptationszeit zur Verfügung gestellt werden kann, während andernfalls
die Tunneleinfahrt bei den sehr großen Helligkeitsunterschieden zwischen
Sonnenschein und künstlicher Beleuchtung nicht ausreichend aufgehellt
werden könnte (SCHREUDER, 1964). Die Dunkeladaptation kann mit den
heutigen Fahrgeschwindigkeiten nicht mehr Schritt halten und der typische
Auffahrunfall 15 bis 30 m hinter der Tunneleinfahrt ist die Folge. Es ist,
und hierauf hat LOSSAGK verschiedentlich mit Recht hingewiesen, ein Unterschied, ob man als Fußgänger einen Tunnel betritt, etwa bei einem Orts-
termin nach einem Unfall, oder ob man sich als Pkw-Fahrer mit 150 kmh$^{-1}$
aus der Sonne in die dunkle Tunneleinfahrt stürzt. Nach dem Unfall
— meist im Anfangsteil des Tunnels — sind Beleuchtungsstärke, Reflexionsgrad, Sehwinkelgröße, Beleuchtung der Tunneleinfahrt von oben und horizontal physikalisch leicht meßbar. Schwieriger zu bestimmen ist die Unterschiedsschwelle, da hier physiologische Faktoren (Adaptation usw.) eine
Rolle spielen und sich die Vibration des Fahrzeuges, die Kürze des Beob-
achtungszeitraumes, eventuelle Windschutzscheibenverschmutzungen usw.
auswirken.

Nach DE BOER (1963) soll die Leuchtdichte über die ersten 100 m bei
unbeschränkter Fahrgeschwindigkeit im Tunnel mindestens 1/10 der

Leuchtdichte im Freien betragen. Die Geschwindigkeit, mit der die mittlere Leuchtdichte im Gesichtsfeld absinkt, soll nicht größer sein als Abb. 27 zeigt.

„Diesen Anforderungen zu entsprechen, stellt vom wirtschaftlichen Standpunkt gesehen sehr hohe Anforderungen an die Beleuchtungsanlage. Um zu vertretbaren Lösungen zu gelangen, ist eine Herabsetzung der Leuchtdichte unmittelbar vor dem Tunneleingang äußerst empfehlenswert. Die hohen Leuchtdichten im Anfang der Übergangsstrecke sind im allge-

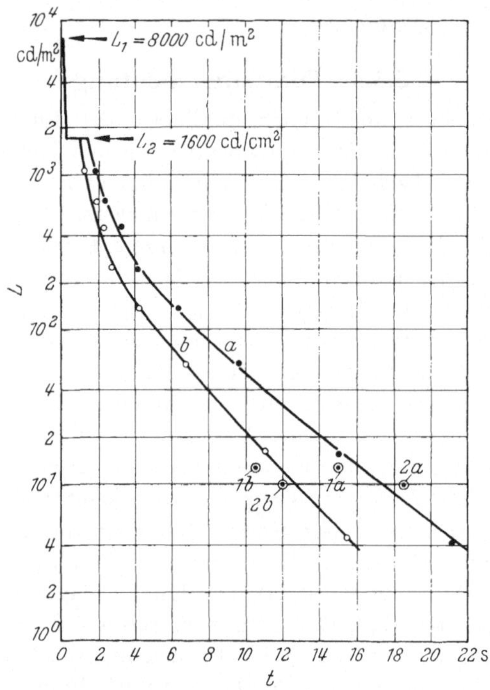


Abb. 27. Adaptationsversuche VON DE BOER. Linie (a) gilt für 75%, Linie (b) für 50% der kontinuierlichen Registrierungen. Die Punkte 1a und 1b wurden gefunden mit sprunghaften Änderungen der Leuchtdichte von 8000 auf 13 cd/m² (75% bzw. 50% der Beobachtungen), die Punkte 2a und 2b mit Modellversuchen bei einem Übergang von 5000 auf 10 cd/m² (75% und 50% der Beobachtungen) (nach DE BOER)

meinen am besten zu verwirklichen durch Raster-Konstruktionen" (DE BOER). Eine ideale Übergangsbeleuchtung beim Tunneleingang zeigt Abb. 28.

Die Leuchtdichteverhältnisse, wie sie Abb. 28 zeigt, sollten auch bei Tunnelein- und -ausfahrten bei Unterpflaster- und Untergrundbahnen gewährleistet sein, bei denen im übrigen darauf zu achten ist, daß im

Übergangsbereich keine Signale aufgestellt werden. Das Lichtsignal gehört vor die Tunneleinfahrt und vor die Tunnelausfahrt, soll also dem „alten" Adaptationszustand angepaßt sein. Ebenso sind Warnzeichen und andere vom Fahrer nicht erwartete Zeichen so anzubringen, daß ihre Erkennbarkeit auf den jeweiligen Adaptationszustand abgestellt ist. Schilder unmittelbar hinter der Tunnelausfahrt sind zwar am Tage oft besser beleuchtet, der Fahrer ist aber noch dunkeladaptiert, oft geblendet und nicht immer in der Lage, das Verkehrszeichen zu erkennen.

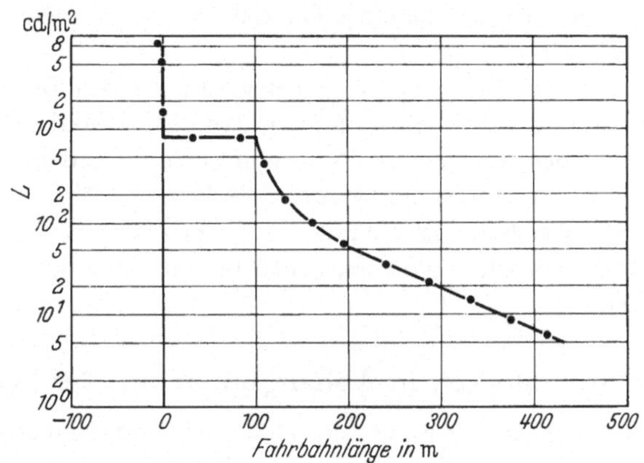



Abb. 28. Erwünschter Verlauf der Leuchtdichte in der Übergangsstrecke einer Tunneleinfahrt (gültig für eine Fahrgeschwindigkeit von 75 kmh⁻¹) (DE BOER)

Die Voradaptation durch eine Rasterdecke zu gewährleisten, ist ein Prinzip, das z. B. beim Autotunnel unter dem Nordseekanal, der Amsterdam mit der Nordsee verbindet, angewandt wurde (KUYSTEN, 1958).

Dem Einwand der „unvermeidlichen Flimmerwirkung" (KÖHLER) ist zu entgegnen, daß sich dieser unbeabsichtigten Nebenwirkung durch sachgerechte Anbringung der Rasterdecke durchaus vorbeugen läßt.

Das gleiche wie für die Tunneleinfahrt gilt auch für die Tunnelausfahrt. Um hier einen plötzlichen Übergang in die Dunkelheit (bei Nacht) bzw. in die Helligkeit (bei Tage) zu vermeiden, sollten auch hier die Leuchtdichten auf einer Strecke von 100 bis 200 m zunächst im Verhältnis 1:20, dann 1:10 herauf- bzw. herabgesetzt werden. Vortunnel sind im Bau teuer, aber im Betrieb außerordentlich billig, sie benötigen zur Steuerung auch keiner weiteren Einrichtungen.

Im Tunnel müssen Sprünge in der Helligkeitsverteilung unbedingt vermieden werden, da hierdurch lediglich die Adaptation gestört wird; die früher beliebten Lichtdurchlässe, z. B. bei Bahnüberführungen, sind zu vermeiden, da es hinter ihnen wiederum leicht zu Auffahrunfällen kommt (LOSSAGK, 1955; SCHREUDER, 1964).

### 5.3.6 Beleuchtung von Bahnübergängen

Zur Vermeidung von Beeinträchtigungen des Lokomotivpersonals, insbesondere durch Farbentäuschungen, hat die Bahn bis zu einer Entfernung von 60 m nach dem Landesbaugesetz bei Bahn-Straßenkreuzungen ein Einspruchsrecht. Die roten Blinklichter der Bundesbahn haben einen Rhythmus von 60 Blinken in der Minute; der einzelne Lichtstoß ist so lang, daß die Gesetze über die Wahrnehmungsschwelle bei kurzer Reizdarbietung hier nicht besprochen zu werden brauchen. Die Lichtstärke einer Blinklichtanlage muß größer sein als die eines Dauerfeuers, wenn gleiche Tragweite erreicht werden soll.

Zu einer Verwechslung zwischen roten und weißen Blinklichtern an Übergängen kann es nicht mehr kommen, da weiße Blinklichter jetzt nicht mehr benutzt werden. Die Verwendung von Quecksilberdampfhochdrucklampen bedeutet nach HAGER und GIESSMANN keine Gefährdung für die Betriebssicherheit, da farbige Signale mit Eigenlicht zwar eine Farbverzerrung erfahren, jedoch trotzdem von Farbentüchtigen ohne weiteres erkannt werden können.

### 5.3.7 Unfallhäufigkeit in Abhängigkeit von der Helligkeit

Die Feststellung, daß zwischen der Helligkeit und der Unfallhäufigkeit eine Relation besteht, wird von mehreren Autoren herausgestellt (BITZL, 1960; GANTER, 1960; SCHUMANN, 1960 u. a.). Trotzdem lassen sich aus den Unfallstatistiken für das Bundesgebiet die Verhältnisse der Tag- bzw. Nachtunfälle nur ungenügend feststellen (BITZL). Der gleiche Autor zitiert eine Untersuchung des Road Research Laboratory, wonach durch die Einrichtung oder Verbesserung der Straßenbeleuchtung die Zahl der Nachtunfälle mit Personenschäden um 30% gesenkt werden könne, bei den Zusammenstößen mit Fußgängern sei ein Rückgang um 45% gefunden. In der Stadt Trenton (New Jersey) gingen die Unfälle mit Fußgängern sogar um 52,5%, in Hartford um 69,2% zurück. LOSSAGK gibt die Zahl der durch bessere Beleuchtung zu verhindernden Nachtunfälle mit 30% an.

LEFÈVRE (1963) berichtet über Untersuchungen, die er für die Hauptverkehrsstraßen Belgiens — ein Netz von 1295 km — durchführte. Er geht davon aus, daß der Anteil des Nachtverkehrs im Jahresdurchschnitt 25,5% beträgt. Für die nichtbeleuchteten Straßen und für die Straßen mit ungenügender Glühlampenbeleuchtung betrugen die Unfallquoten des Nachtverkehrs im Durchschnitt das zweifache des Tagverkehrs. Bei Beleuchtung mit Natriumdampflampen ging die Verhältniszahl auf 1,5 zurück.

BITZL gab 1963 die Verteilung der Verkehrsunfälle über die Tagesstunden nach Zahl und Schwere auf der Autobahn Frankfurt (Main)—Mannheim in Relation zur Verkehrsbelastung an (Abb. 29). Es folgt aus diesen Feststellungen, daß gerade bei Nacht die Unfallquote der schweren

Unfälle auffallend viel höher liegt. Andererseits ist es natürlich die Frage, ob es sich hier ausschließlich um eine Frage der Beleuchtung handelt (Ermüdung usw.).

Die Hauptschwierigkeit in dem Vergleich der Unfallhäufigkeiten zwischen Tag und Dämmerung bzw. Nacht liegt in der zeitlich unterschiedlichen Verkehrsdichte. Aus diesem Grund ist eine amerikanische Statistik interessant, in der die Unfallhäufigkeiten auf 36 Hauptverkehrsstraßen in verschiedenen amerikanischen Staaten angegeben wird, und zwar einmal vor, zum anderen nach Installierung einer guten Straßenbeleuchtung. Im Jahr vor der Installierung wurden 556 Tote gezählt, im Jahr danach nur noch 202 Tote, es konnte also eine Reduktion um 64% erreicht

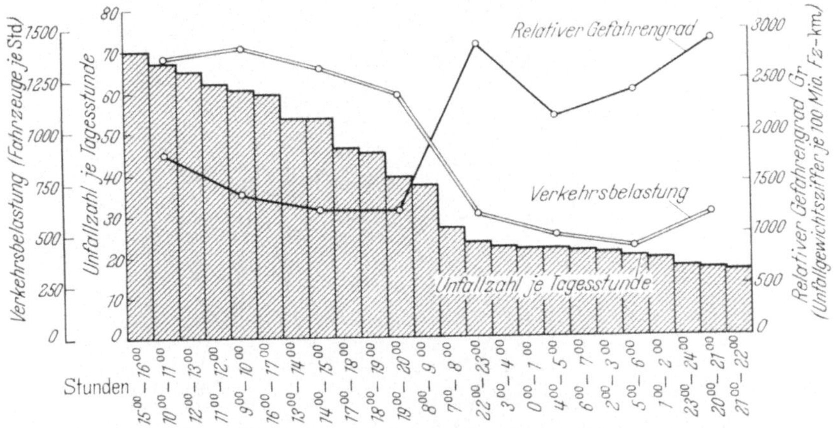


Abb. 29. Verteilung der Verkehrsunfälle über die Tagesstunden nach Zahl und Schwere auf der Autobahn Frankfurt (Main)—Mannheim (Mittel der Jahre 1958 und 1959). Man erkennt, daß die Unfallschwere (rel. Gefahrengrad) in den verkehrsschwachen Nachtstunden erheblich ansteigt (nach Bɪᴛᴢʟ)

werden. Es ist aber der Tabelle nicht zu entnehmen, ob gleichzeitig noch andere bauliche Maßnahmen getroffen wurden, z.B. Anbringung von Mittelstreifen, Fangvorrichtung für auf die Gegenfahrbahn abirrende Fahrzeuge usw.

In einer eigenen Untersuchung wurde für 2 Jahre (1964 und 1965) jeweils die Zahl von Unfällen der Monate Januar und Juni in den einzelnen Tagesstunden in Hamburg verglichen, wobei angenommen wurde, daß die Verkehrsbelastung im Tagesablauf in beiden Monaten annähernd gleich war. Die Hauptunfallzeiten liegen in beiden Monaten zwischen 7 und 8 Uhr und 16 bis 18 Uhr. Im Januar sind in diesen Stunden die Straßen künstlich, im Juni natürlich beleuchtet. Der in beiden Monaten gleiche Kurvenverlauf zeigt, daß eine Abhängigkeit der Unfallhäufigkeit von natürlicher oder guter künstlicher Beleuchtung offenbar nicht besteht (Abb. 30).

Nach Hosse sind die Tagunfälle „absolut häufiger innerhalb geschlossener Ortslage; die Nachtunfälle sind aber außerhalb geschlossener Ortslage relativ stärker vertreten als die Tagunfälle". Hosse weist weiter darauf hin, daß die Nachtunfälle im allgemeinen gefährlicher verlaufen als die Tagunfälle, die Folgelasten sind bei den Nachtunfällen erheblich höher.

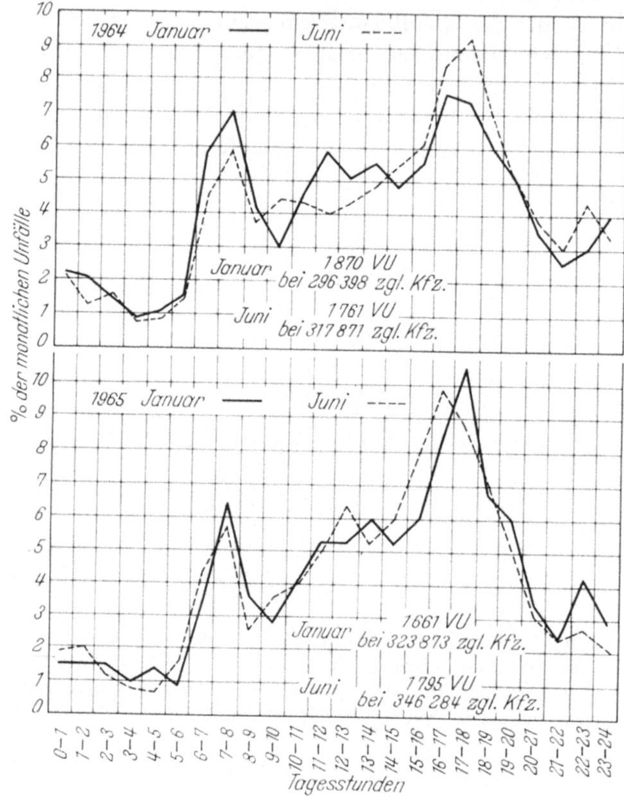


Abb. 30. Verkehrsunfälle nach Tagesstunden in Prozentwerten für die Monate Januar und Juni 1964 und 1965 in Hamburg

# 6. Motilität, Doppelbilder

Ein Teil der Fragen, die mit der inneren und äußeren Motilität zusammenhängen, wurde bereits im Abschnitt 1 besprochen (Blicksprünge, Akkommodation).

Es besteht Übereinstimmung darin, daß sich einer Übertretung des § 2 StVZO schuldig macht, wer ein Kraftfahrzeug führt, obwohl er Doppelbilder hat. Die Weltgesundheitsorganisation empfiehlt, dem die Fahrerlaubnis zu entziehen bzw. zu versagen, der an Doppelbildern leidet.

Über den Zusammenhang zwischen Doppelbildern und Verkehrsunfällen ist wenig bekannt, HAMBRESIN berichtete über 250 Kraftfahrzeugunfälle, bei denen der Fahrer an Augenmuskelparesen, meist Oculomotoriusparesen, litt.

Bei frischen Augenmuskelparesen, z.B. nach einem Trauma, einer Operation usw., ist die Frage, ob Doppelbilder vorliegen, relativ leicht zu beantworten. Schwieriger wird es, wenn es sich um eine passagere Schielstellung oder um eine seit Jahren bestehende Parese mit fraglicher zentraler Exclusion handelt. Wenn der Fahrerlaubnisbewerber oder -inhaber zu dissimulieren versucht, kann es unter Umständen schwer werden, ihn zu überführen. Bei zentraler Exclusion des Bildes des einen Auges ist der Betreffende unter Umständen wie ein Einäugiger einzustufen, nach Möglichkeit ist jedoch festzustellen, wie weit die zentrale Hemmung in die Gesichtsfeldperipherie reicht (s. 2.3). Man findet bei diesen Personen oft bei relativ kleinem zentralen Hemmungsskotom ein gut erhaltenes Gesichtsfeld.

Im Verkehr besonders wichtig sind die Fälle, bei denen es erst unter einer Belastung (Ermüdung, Intoxikation) zu Doppelbildern kommt. So gehören z.B. Doppelbilder und Strabismus divergens zu den Frühsymptomen bei Ermüdung, wofür besonders Personen mit einer Heterophorie anfällig sind.

Bei der Rekonstruktion eines Unfalles ist an derartige ermüdungsbedingte Doppelbilder zu denken. Bei Personen, die beruflich besonders stark der Ermüdung beim Fahren ausgesetzt sind (Fernfahrer), sollte mit dem Trenner-Verfahren nach einer Heterophorie gefahndet werden.

Einen Sonderfall stellen die einäugigen Doppelbilder dar, die nur dann unabhängig vom Willen des Untersuchten nachweisbar sind, wenn sie eine primär-physikalische Ursache haben (GRAMBERG-DANIELSEN, 1957). Bei zentralbedingten oder nur reafferenzphysiologisch (SCHOBER) erklärbaren einäugigen Doppelbildern ist ihr Nachweis gegen den Willen des Prüflings kaum möglich. Während bei Zweiäugigen diese recht seltene Art von Doppelbildern nahezu belanglos ist — das einäugige, schwächere Doppelbild wird unterdrückt — bedingt einäugige Diplopie bei Einäugigen Fahruntauglichkeit.

# 7. Einäugigkeit

## 7.1 Begriffsbestimmung

Für verkehrsmedizinische Belange können die üblichen, meist rententechnischen Überlegungen zur Definition der Einäugigkeit nicht herangezogen werden, sie passen nicht auf die spezifischen Bedürfnisse des Verkehrs.

„Als einäugig unter dem Gesichtswinkel der Verkehrsmedizin hat derjenige zu gelten, der bei Ausschaltung des besseren Auges fahruntauglich würde, ferner derjenige, der an Strabismus alternans leidet, da er tatsächlich zum Fahren nur ein Auge benutzt; schließlich ist derjenige im Sinne der Verkehrsmedizin einäugig, der aus irgendwelchen Gründen das Bild des einen Auges excludiert. Funktionelle und tatsächliche Einäugigkeit sind in der Verkehrsmedizin fast gleichzusetzen, wenn auch im Einzelfall die Wahrnehmung der Gesichtsfeldperipherie durch das Schielauge wichtig und in der Beurteilung von Grenzfällen entscheidend sein kann" (GRAMBERG-DANIELSEN, 1964).

BROSCHMANN hat sich dieser Definition später angeschlossen. Es sei jedoch hier nochmals auf die Ausführungen in Abschnitt 2 hingewiesen; bei einem amblyopen Schielauge kann es für die Begutachtung wichtig sein, wieweit das Hemmungsskotom in die Peripherie reicht. In der Begutachtung gerade der Einäugigen ist mehr auf das abzustellen, was der Proband ad hoc sieht, als auf das, was er unter Umständen auch noch — vorübergehend, mit sonst nicht vorhandener Verlagerung der Konzentration usw. — sehen könnte.

Einen Unterschied zu machen zwischen dem Verlust des rechten oder des linken Auges erscheint nicht berechtigt oder zweckmäßig. Den Erschwernissen, die seitenunabhängig sind, gesellen sich seitenabhängige hinzu, doch liegt auf keiner Seite ein solches Übergewicht, daß eine getrennte Beurteilung, eine gesonderte Einstufung nötig erschiene. Das in diesem Zusammenhang oft zitierte Argument, der Verlust des rechten Auges wöge schwerer, da der vorfahrtberechtigt von rechts Kommende übersehen werden könne, greift nicht durch, da hinreichend oft durch gesonderte Vorfahrtregelung links Vorfahrt hat, die deutsche Fahrerlaubnis auch in den Ländern gilt, in denen Linksverkehr herrscht und jeder Fahrer beide Seiten des Querverkehrs beobachten soll, er kann und darf sich nicht „blindlings" auf sein Vorfahrtrecht verlassen, von dem von links auf dem Zebrastreifen herankommenden Fußgänger ganz zu schweigen.

Anders liegt es bei einer Begutachtung im Rahmen eines Strafprozesses, also bei der Entscheidung der Frage, ob ein Verkehrsunfall oder ein anderer objektiver Verstoß gegen Vorschriften der Straßenverkehrsbestimmungen durch ein nicht ausreichendes Sehvermögen eines Verkehrsteilnehmers verursacht oder verschuldet worden ist. Bei der Schuldfrage kann die Frage, welches Auge fehlte, von entscheidender Bedeutung sein.

KURUS, LÖSCHER und ABEL fordern mit Recht, daß gerade bei verkehrsmedizinischen Untersuchungen darauf zu achten ist, *warum* ein Auge ausgefallen ist, ein Trauma ist anders zu beurteilen als ein Glaukom.

## 7.2 Minderleistungen des Einäugigen

### 7.2.1 Gesichtsfeld

Auf der Seite des fehlenden oder erblindeten Auges ist das Gesichtsfeld um 30 bis 40° nach außen eingeschränkt, so daß — bei intaktem letzten Auge — nur ein Gesichtsfeld von 140 bis 150° Ausdehnung in der Horizontalen verbleibt. Der blinde Fleck wird durch das andere Auge nicht mehr kompensiert und Ausfälle durch Karosserieteile machen sich als toter Winkel im Gesichtsfeld störender als beim Binoculus bemerkbar. Sofern eine Brille getragen wird, ist der Ausfall nach nasal wesentlich — der nach seitwärts besteht auch beim Zweiäugigen — und im Einzelfall muß überlegt werden, ob eine Sehschärfe von 0,9 (oder weniger?) nicht verkehrsgünstiger ist als eine Bestsehschärfe von 1,0 bei gleichzeitiger Einengung des Gesichtsfeldes. Die Brille sollte auf alle Fälle möglichst randlos sein. Es sei aber daran erinnert, daß ein hyperoper Monoculus bereits durch eine Korrektur von + 7,0 dptr auch bei randloser Brille nicht unerhebliche Gesichtsfelddefekte durch die optischen Eigenschaften des Glases hinnehmen muß.

Sofern der Einäugige nach der Seite des fehlenden Auges sehen will, muß er den Kopf bewegen. Bei alleiniger Augenbewegung würde der Teil des nasalen Gesichtsfeldes hinter der Nase verschwinden, der beim Geradeausblick mit der temporalen Netzhautsichel gesehen wurde. Bei der Untersuchung auf Fahrtauglichkeit Einäugiger muß daher die Halswirbelsäulenbeweglichkeit berücksichtigt werden.

Das Gesichtsfeld des rückwärtsfahrenden Monoculus ist jedenfalls dann zu klein, wenn er sich um die dem sehenden Auge entgegengesetzte Schulter dreht (GERNET). Gut angebrachte und eingestellte Rückspiegel auf beiden Fahrzeugseiten sind erforderlich. Die Anbringung weit vorne erschwert zwar die richtige Einstellung, ist aber insofern günstiger, als der Einäugige meist den Kopf ohnehin etwas zur Seite des fehlenden Auges dreht, bei einer Anbringung nahe an der Tür jedoch den Kopf zu weit zur Seite des fehlenden Auges verdrehen müßte. Um Größentäuschungen zu vermeiden, sollte der Krümmungsradius der Rückspiegel möglichst klein gehalten sein.

SHIPLEY berichtet, daß bei positiver Blindheit eines Auges infolge einer peripheren Schädigung das dunkle Gesichtsfeld des erblindeten Auges das des verbliebenen Auges überlagere. Beide Gesichtsfelder würden so fusioniert, daß besonders bei Ausfall des führenden Auges das Gesichtsfeld des verbliebenen verdunkelt erschiene. Dieser Effekt geht jedoch rasch vorüber.

### 7.2.2 Dunkeladaptation und Blendung

Beim Monoculus fehlt die Summation der Lichtreize; vermutlich deshalb ist die Dunkelanpassungsleistung bei ihm herabgesetzt, nach LYTHGOE und PHILIPS um 25%, nach BROSCHMANN um 25 bis 50%. LEHNERT und

SCHMIDT konnten dagegen bei der Untersuchung am Registriernyktometer der VEB Zeiss, Jena keinen signifikanten Unterschied zwischen den
Dunkeladaptationswerten des Einäugigen und denen des Zweiäugigen
finden.

Bei eigenen Untersuchungen mit dem Engelking-Hartung-Gerät fanden
wir eine Herabsetzung von durchschnittlich 17%, aber auch jugendliche
Monoculi mit normaler Leistung. Die sehr unterschiedlichen Zahlenan-
gaben erklären sich dadurch, daß der Vergleichswert des Binoculus auf den
zu prüfenden Monoculus nicht unbedingt passen muß. Diese Minderleistung wird weiter ungünstig dadurch beeinflußt, daß der Einäugige in
verstärktem Maße blendempfindlich ist, nach KURUS u. Mitarb. ist die erhöhte Blendempfindlichkeit sogar von allen subjektiven Störungen für den
Einäugigen die empfindlichste. Wegen der im Verkehr unvermeidbaren
Blendung nützt dem Monoculus auch eine längere Dunkelanpassung kaum
etwas.

Schließlich ist hier noch das Gesetz von der Adaptationsparadoxie
(PIPER) anzuführen: „Im Dämmerungssehen liegt für die meisten Menschen
die absolute Empfindlichkeit bei beidäugiger Beobachtung höher (bis zur
doppelten Höhe) als beim einäugigen Sehen. Im Tagessehen können keine
Unterschiede in den Schwellenwerten zwischen einäugigem und beidäugigem Sehen gefunden werden", ein Gesetz, das SCHOBER mit quantentheore-
tischen Überlegungen erklärt.

### 7.2.3  Tiefenwahrnehmung

Über die Tiefenwahrnehmung des Monoculus wurde bereits im Abschnitt 4 das Wesentliche gesagt. Stereoskopisches Sehen ist im fließenden
Verkehr kaum nötig, wichtiger, aber nicht unerläßlich, beim Einordnen in Parklücken, beim Einfahren in enge Garagen usw. Die Schwierigkeiten im fließenden Verkehr schwinden nach einer Übergangszeit; nach
TSCHERMAK-SEYSENEGG reichen die Gesichtswinkelschwankungen durch
die Höhen- und Seitenpendelbewegungen des Kopfes aus, um ein monocu-
lares räumliches Sehen zu ermöglichen. Gilt dies für den Fußgänger, so erst
recht für den Kraftfahrer, bei dem mit erheblichen Vibrationen und größeren Bewegungen sowohl seiner selbst als auch des übrigen Verkehrs zu
rechnen ist.

Die „Millimeterarbeit" wird dem Monoculus nur durch besondere Vorsicht und nach einer ausreichenden Gewöhnungszeit möglich sein. Die
Gewöhnung ist hier ein wichtiger Faktor (so z.B. auch HALLERMANN),
das zeigen anschaulich die Selbstversuche von SHIPLEY, der bei Einäugigen
oft die Tendenz fand, Entfernungen zu unterschätzen, sich aber in Eigen-
versuchen rasch an den Zustand der Einäugigkeit gewöhnen konnte.

### 7.2.4  Wahrnehmungsgeschwindigkeit

Die Wahrnehmungsgeschwindigkeit des Einäugigen ist im mesopischen Bereich etwas geringer als die des Binoculus (Geschwindigkeitsregel von NAGEL-PIPER).

### 7.2.5  Größenschätzung

Dem Monoculus erscheinen nach der Formel von GÜNTHER alle Sehdinge um 4% kleiner als dem Binoculus. Diese Tatsache ist praktisch belanglos, da sich der Einäugige rasch daran gewöhnt; auch der Beidäugige hat bei Benutzung eines neuen Rückspiegels anfangs mit ähnlichen Problemen zu rechnen.

### 7.2.6  Fremdkörperverletzungen

Hier interessieren in erster Linie die oberflächlichen, die Bagatellverletzungen, weil die schwereren ohnehin der Fahrt ein Ende setzen. Daß in diesem Spezialfall die funktionelle Einäugigkeit und die einseitige Glasprothese nicht gleichbedeutend sind, ist selbstverständlich. In der Literatur werden die Bagatellverletzungen allgemein überschätzt. Auch der Binoculus kneift zunächst beide Augen zu, wenn ihm etwas in das eine Auge fliegt. Außerdem sind diese Verletzungen im Wagen extrem selten, da in unseren Breitengraden nur selten das Fahren bei geöffnetem Wagen möglich ist. In erster Linie ist hier an Zigarettenasche zu denken.

Es ist unbekannt, ob es durch eine derartige Verletzung jemals zu einem ernsten Unfall gekommen ist, eher mag eine Fremdkörperverletzung eines Einäugigen als Schutzbehauptung vorgebracht worden sein. Wenn diesen Gesichtspunkten eine Bedeutung zugemessen werden soll, so deshalb, weil der Monoculus unter Umständen nach einer Fremdkörperverletzung schwer seinen Wagen definitiv aus dem Verkehr ziehen kann und es unter Umständen auch nicht will. Das ist jedoch keine Frage der Zulassung, sondern des Weiterfahrens, obwohl Fahrtauglichkeit nicht mehr vorliegt.

„Allgemein wird das Tragen einer Schutzbrille empfohlen", schreiben KURUS u. Mitarb. Es ist aber zu bedenken, daß die Schutzbrille das Gesichtsfeld einengt und, besonders wenn sie beim Kradfahrer dicht schließen soll, leicht beschlägt. Dieser allgemein gehaltene Rat kann daher gefährlich werden, jedenfalls sollte der einäugige Fahrer einer Limousine keine Schutzbrille tragen, besser ist die Empfehlung, er solle nicht rauchen.

## 7.3  Einäugigkeit und Alkohol

Die Hauptgefahr für den alkoholisierten Fahrer sind von Seiten der Augen die Doppelbilder. Hiervor ist der Monoculus geschützt. Die Frage, ob die Dunkeladaptation durch Alkohol herabgesetzt wird, ist umstritten (Abschnitt 9).

Die Reaktionszeitverlängerung unter Alkohol betrifft den Ein- und Beidäugigen gleichermaßen.

Im optischen Funktionenkreis ist die Unfallerwartung in erster Linie auf Doppelbilder zurückzuführen (s. oben). Es bleibt zu untersuchen, inwieweit der Alkohol die erworbene Kompensationsfähigkeit des Einäugigen aufheben kann.

## 7.4 Gewöhnungszeit

Im allgemeinen wird eine Gewöhnungszeit an das einäugige Sehen von einem Jahr gefordert, so z.B. vom Internationalen ophthalmologischen Kongreß in London 1950 und so auch die „Untergruppe gesundheitliche Anforderungen für Kraftfahrer der Wirtschaftskommission für Europa" (KURUS). Auch JAENSCH hält ein Jahr für ausreichend, aber auch für nötig.

Die Kraftfahrzeugverordnung von 1928, die zwei Jahre vorsah, ist aufgehoben worden.

SHIPLEY glaubt, daß 1 bis 2 Monate genügen, wobei er in den Vordergrund seiner Überlegungen stellt, daß das Verhalten des Fahrers nicht nur von physischen, sondern auch von psychischen Faktoren abhängt. Auch bei der Bemessung der Gewöhnungszeit lautet, wie KURUS es ausdrückt, die Kardinalfrage: Wie ist es zur Erblindung des Auges gekommen und wie ist der Befund am letzten Auge?

Wie oft das letzte Auge nicht völlig gesund ist, zeigte der gleiche Autor (Tab. 12).

Tabelle 12. *Befunde am letzten Auge in % der Fälle*
(nach KURUS)

(Verlust des ersten Auges durch Verletzung)

| | |
|---|---|
| Regelrechter Befund | 24% |
| Medientrübung (Hornhaut, Linse) | 15% |
| Narben nach Entzündung (Augenhintergrund) | 22% |
| Netzhaut-Aderhautdegeneration (periphere) | 33% |
| Refraktionsfehler (von mehr als $\pm$ 1 dptr) | 26% |
| Nicht korrigierbare Visusherabsetzung | 14% |
| Farbsinnstörungen | 10% |
| Glaukom | 1 Fall |
| Störung der Sofortadaptation | 50% |
| Blendung (objektiv) | 43% |
| Subjektive Störungen: | |
| a) durch Verlust des binocularen Gesichtsfeldes | 27% |
| b) Schwierigkeiten im Entfernungsschätzen | 31% |
| c) allgemeine Unsicherheit u. ä. | 43% |

## 7.5  Einäugigkeit und Auflagen zur Fahrerlaubnis

BROSCHMANN fordert neben einjähriger Gewöhnungszeit und voller Funktionstüchtigkeit des verbliebenen Auges zusätzliche Rückspiegel rechts außen am Fahrzeug sowie das Tragen einer Schutzbrille in offenen Fahrzeugen. Er lehnt aber eine „technisch im Fahrzeug nicht begründete Geschwindigkeitsbegrenzung ab, da hierin eher eine vermehrte Gefährdung zu sehen ist." Es sollte deshalb darauf verzichtet werden.

Aus den Ausführungen im Abschnitt 1 ist zu erkennen, daß der Beginn des Anhalteweges stark von der Sehschärfe abhängt. Hierbei ist es gleichgültig, ob es sich um eine einäugige oder beidäugige Sehschärfe handelt. Nicht belanglos ist aber, ob von der Seite her — Querverkehr — plötzlich und für den Monoculus zu spät bemerkbar, Hindernisse in die Fahrbahn geraten können. In einer Reihe von Arbeiten ist beschrieben, daß Einäugige ihre Unfälle besonders auf der Seite des fehlenden Auges hatten. So konnte FLETCHER, der 103 Unfälle mit tödlichem Ausgang an Kreuzungen analysierte, feststellen, daß in 70% der Fälle einer der beiden Fahrer einen „einseitigen Visusdefekt" hatte, der Zusammenstoß aber in 96% der Fälle auf der Seite des unterwertigen Auges erfolgte. Die Statistik des Road Safety Information Centre der World Touring and Automobile Ass. kommt zu ähnlichen Feststellungen. BARBY untersuchte 70 Fahrer, die wegen Schneidens von Fahrzeugen nach Überholen auf Fernstraßen festgenommen worden waren. Bei mehr als der Hälfte von ihnen fand er ein Auge mit unternormaler Sehschärfe. Meistens war das rechte Auge das schlechtere, wodurch der Autor das Schneiden erklären zu können glaubt. SCHWARTZ begutachtete 382 Einäugige und führte deren Unfälle (156) in erster Linie auf Gesichtsfeldeinschränkungen, weniger auf den Verlust der Tiefenabschätzung zurück.

Unter diesen Umständen scheint die Frage, ob Einäugigen eine Geschwindigkeitsbegrenzung auferlegt werden soll, noch nicht entscheidungsreif. Wesentlich größeres Material ist zur Klärung dieser sehr schwerwiegenden Frage erforderlich.

# 8.  Probleme des alternden Kraftfahrers

Eine Vielzahl von physiologischen und pathologischen Erscheinungen erschwert es dem alternden Fahrer, sich verkehrsgerecht zu verhalten, um sich und andere nicht zu gefährden. Wenn der ältere Fahrer trotzdem an Verkehrsunfällen unterdurchschnittlich beteiligt zu sein scheint (Abschnitt 1), so spricht das für die Bedeutung der Erfahrung und wohl auch der Erziehung im und durch den Verkehr. Die vom Ophthalmologen anzumerkenden Alterserscheinungen werden nur selten die sein, die den alten Menschen zwingen, die Fahrerlaubnis unbenutzt zu lassen, aber sie führen ihn zum Arzt mit der Bitte um Hilfe. Über zwei Schwierigkeiten wird in erster Linie geklagt: Blendungsempfindlichkeit und Dunkeladaptationsstörungen. Akkommodationsstörungen und Einschränkungen des Blickfeldes stehen dagegen zurück.

## 8.1 Blendempfindlichkeit

In Abschnitt 5.2 wurde bereits auf die Ursachen der Blendempfindlichkeit eingegangen. An der rapiden Zunahme der Augenfehler mit steigendem Alter (Abb. 20 u. 31) sind in hohem Maße Trübungen der brechenden Medien beteiligt, die Hornhaut, die Linse eines 70jährigen streut Licht

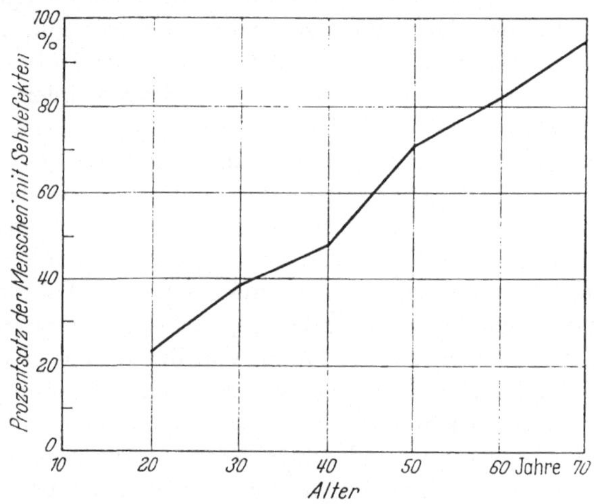


Abb. 31. Prozentuale Anteile von Augenfehlern bei steigendem Lebensalter; sie zeigen den gleichen statistischen Anstieg wie die Blendempfindlichkeit (nach SCHOBER)

jedenfalls stärker als die eines 20jährigen. Die Inhomogenität der brechenden Medien ist beim Alten die Regel, ohne daß in jedem Fall bereits von einer Krankheit gesprochen werden könnte.

Die relative Enge der Pupille wirkt hier als Ausgleich. Die Geschwindigkeit der dynamischen Pupillenreaktion auf Licht spielt bei den heutigen Verkehrsgeschwindigkeiten eine erhebliche Rolle für das Ausmaß der Blendung. So ist es für den älteren Menschen günstig, daß seine Pupille a priori eng ist. Ungünstig ist das aber für die Dunkeladaptation.

## 8.2 Dunkeladaptation

Der Adaptationsvorgang beim alten Menschen verläuft langsamer und unausgiebiger. Bei der Adaptation sind nach SCHOBER die chemischen Vorgänge altersunabhängig, so daß die Verlangsamung und Unvollständigkeit der Dunkeladaptation bei Älteren nur auf die langsamere und unzureichende Pupillendynamik und auf die Pupillenstatik sowie auf die vermehrte intraoculare Lichtstreuung zurückgeführt werden kann. Auch nervöse Steuerungsvorgänge tragen mit Sicherheit zur Verlangsamung der Anpassungsfähigkeit bei. Das jugendliche Auge adaptiert schneller und ausgiebiger als das Greisenauge. Das läßt sich nach Monjé schon im 3. bis 4. Lebensjahrzehnt nachweisen und geht der Abnahme der Akkommodationsbreite parallel.

Am Rande sei erwähnt, daß eine eventuelle Kohlenmonoxydeinwirkung den alten Menschen stärker als den jungen trifft, weil die Sauerstoffversorgung der Netzhaut bei ihm ohnehin ungünstiger ist.

## 8.3 Akkommodationszeitverlängerung

Die Akkommodationszeit nimmt mit zunehmendem Alter zu. Das ist besonders dann gefahrenträchtig, wenn — wie es im Verkehr der Fall ist — die Akkommodation mit einer Augenbewegung (z. B. Kontrolle einer Skala) verbunden ist.

Wir untersuchten mit der von Monnier und Hufschmidt angegebenen Methode, dem Elektrooculogramm. Der Kopf der Versuchsperson wurde nicht mit einer Kinnstütze fixiert, sondern mit einer Nackenstütze locker gehalten, um möglichst natürliche Verhältnisse zu schaffen. Der Blicksprung erfolgte von einem Fixierpunkt am Ende eines 20 m langen Ganges auf Originaltachometer, die unter gleichem Winkel und in gleicher Entfernung wie im Wagen vor der Versuchsperson aufgebaut waren. Beide Tachometer, die uns freundlicherweise von den Firmen Adam Opel AG und Volkswagenwerk Wolfsburg zur Verfügung gestellt worden waren, ließen sich mit der Hand verstellen. Die Blickbewegung, die zum Ablesen notwendig ist, verläuft bei dieser Versuchsanordnung nahezu senkrecht von oben nach unten, es wurde daher in Abwandlung der üblichen Methode die Ableitung von der Mitte des Oberlides durch Klebeelektroden vorgenommen. Die Zeit für den Blicksprung und die Akkommodation wurde bei jeder Versuchsperson an mindestens 20 Blicksprüngen gemessen. In keinem Fall wurden so lange Zeiten benötigt, wie sie von Grönholm und Schmidt-Rimpler angegeben werden. Die meisten Versuchspersonen unter 40 Jahren kamen mit 0,5...0,8 s aus. Erst bei Versuchspersonen über 60 Jahren stieg die Ablesezeit auf Werte von 2,0...2,7 s, das entspräche bei einer Geschwindigkeit von 100 kmh$^{-1}$ einer optisch unkontrolliert durchfahrenen Strecke von 60...80 m.

Die Akkommodationszeit — hier Skalenablesezeit — ist deutlich altersabhängig, sie verlängert sich im Alter auf die vier- bis fünffache Zeit des Jugendlichen.

Auf die presbyopischen Erschwernisse wurde bereits im Abschnitt 1 hingewiesen.

## 8.4 Blickfeld

Das Blickfeld ist, wie bereits ausgeführt wurde, gewissermaßen die dynamische Variante des statischen Gesichtsfeldes. PIPER (1960) berichtet auf Grund seiner Untersuchungen über die elektrooculographisch aufgezeichneten Augenbewegungen seniler Personen, daß es beim alten Menschen eine hypokinetische Form des motorischen Abbaues gibt, er spricht von einer ausgeprägten, senilen Blickstarre. Fügt man hinzu, daß im Alter gehäuft Einschränkungen der Halswirbelsäulenbeweglichkeit festzustellen sind, so ist offensichtlich, daß das Blickfeld des alten Fahrers eingeengt sein kann.

# 9. Intoxikationen

Der Kraftfahrer kann Intoxikationen auf zwei Arten erleiden:

a) Durch Einnahme von Medikamenten, Alkohol und andere Substanzen und

b) durch Rückwirkung des Verkehrs auf ihn selbst, z. B. durch Kohlenmonoxydvergiftung.

Im Folgenden wird nicht nach den Zuführungsmöglichkeiten unterschieden, sondern es wird — unabhängig von der Zufuhr — über die möglichen Ausfälle im optischen Funktionenkreis berichtet. Die Kombinationsmöglichkeiten Medikament—Alkohol müssen vorläufig unberücksichtigt bleiben, da sie unbekannt und sicher sehr vielgestaltig sind. Nach OSTERHAUS tritt bei einer additiven Medikament-Alkoholgabe keine zusätzliche Enthemmung, sondern eine Sedierung ein. Bei gleichzeitiger Medikament-Alkoholeinwirkung kann ein stärkerer Trunkenheitsgrad die Folge sein, bei einem Synergismus von erheblichem Ausmaß besteht Lebensgefahr. Forensisch gesehen hat nach OSTERHAUS das Zusammenwirken von Medikament und Alkohol nicht die Bedeutung, die ihm beigemessen wird; der gleiche Autor bedauert, daß der wesentlichste Punkt, nämlich die Ursache, die zur Medikamenteneinnahme geführt hat, meist übersehen wird.

## 9.1 Gesetzliche Grundlagen

Das Strafgesetzbuch (StGB) in der Fassung vom 26. November 1964 (BGBl. I S. 921) bestimmt im § 315c: „Wer im Straßenverkehr ein Fahrzeug führt, obwohl er infolge des Genusses alkoholischer Getränke oder anderer berauschender Mittel oder ...... nicht in der Lage ist, das Fahrzeug sicher zu führen oder ...... und dadurch Leib oder Leben eines anderen oder fremde Sachen von bedeutendem Wert gefährdet, wird mit Gefängnis bestraft."

Dieser Paragraph ist bisher fast nur bei Alkohol am Steuer zur Anwendung gekommen. Es sind jedoch Anzeichen dafür erkennbar, daß die Gerichte den Begriff „berauschendes Mittel" zukünftig in einem weiteren Sinn auslegen werden. Die Möglichkeit der Medikamentenwirkung bei Verkehrsunfällen muß von der Jurisdiktion mehr berücksichtigt werden (LAUBENTHAL, WAGNER u. a.), wobei auch an Kombinationen (z. B. Alkohol mit Iproniacid oder Chlorpromazin) gedacht werden muß (KÖSTER, ZIRKLE).

Der Begriff „andere berauschende Mittel" ist im Strafgesetzbuch nicht näher definiert, es muß unter diesem Begriff wohl jedes chemische Agens verstanden werden, das in der Lage ist, die sichere Führung eines Fahrzeuges zu gefährden. Ganz zweifellos meint „berauschende Mittel" nicht den Alkohol, denn dieser wird ausdrücklich noch daneben erwähnt („Genuß alkoholischer Getränke"), was sachlich nicht notwendig wäre. So ist es juristisch und medizinisch richtig, wenn das Berliner Kammergericht (Az.: 1 Ss 462/59) urteilte, daß es eine unzulässige Simplifizierung sei, dem Alkohol eine Sonderstellung zuzuweisen, andere Mittel seien ebenso als berauschende Mittel anzusehen. In diesem Falle handelte es sich um Phanodorm. Andere Gerichte stellten sich später auf den gleichen Standpunkt, so z. B. das Amtsgericht Lüneburg (Verkehrsunfall nach Injektion von 1 ml Hostacain zur Zahnextraktion); das Amtsgericht Gießen (Verurteilung wegen Fahrens unter der Einwirkung von Antihistaminica); das Schöffengericht Berlin (Az.: 1 Op Ms 54.55, Entziehung des Führerscheines wegen Fahrens unter dem Einfluß von Betäubungsmitteln, hier wegen Tuberkulose eingenommen). Bekannt ist das Coca-Cola-Urteil des Amtsgerichtes in Eichstädt (Az.: Ds 31/60).

Antihistaminica, Kurznarkotica, Stimulantien, Tranqilizer, Tuberkulostatica und andere Mittel sind hier und dort im Zusammenhang mit der Beeinträchtigung der Fahrtauglichkeit, insbesondere auch der Sehleistungen erwähnt worden. Sicher ist es richtig, wenn H. J. WAGNER Fahrer unter Stimulantieneinwirkung im Straßenverkehr grundsätzlich wegen der Nivellierung der Persönlichkeit ablehnt, mögen auch Einzelleistungen verbessert werden.

Ein Beschuldigter kann eine — von ihm mangels actio libera in causa oder aus berechtigter Unkenntnis nicht zu verantwortende — medikamentöse Beeinflussung behaupten, um eine bestimmte Reaktion oder ihre Unterlassung zu entschuldigen. Umgekehrt kann er eine bestimmte Tat nicht als Folge eines Verstoßes gegen § 315c bewertet wissen wollen. Der Sachverständige muß dann wissen, welches Fehlverhalten bei bestimmten berauschenden Mitteln erwartet werden kann oder möglich ist. Speziell der Ophthalmologe muß wissen, ob das Fehlverhalten auf eine Minderleistung im optischen System zurückgeführt werden kann. Wenn z. B. ein Fahrer bei Rot über die Kreuzung fährt, erhebt sich die Frage: Warum ist der Fahrer über die Kreuzung gefahren? War es eine Enthemmung, eine alkoholbedingte Gleichgültigkeit oder war eine alkoholbedingte Farbsinnstörung die Ursache oder war überhaupt nicht der Alkohol zunächst die Ursache der Enthemmung, sondern vielleicht die Freude oder die Sorge über das Ereignis, das zu der Alkoholzufuhr oder zur Tabletteneinnahme führte? War möglicherweise die Geschwindigkeit im Verhältnis zur Beleuchtung zu hoch? Oder war die Dunkeladaptation durch ein berauschendes Mittel herabgesetzt?

Im Folgenden werden die Medikamente nicht mit aufgeführt, die für sich allein bereits die Fahrtauglichkeit ausschließen, wie etwa die *schwere*, zum Blausehen führende Kohlenmonoxydvergiftung, die Jodvergiftung (Rotsehen), die Santoninvergiftung (Gelbsehen), das Gelbsehen, das unter Umständen auch im Verlaufe eines Typhus oder einer Grippe auftreten kann. Ausgehend von der Voraussetzung, daß Krankheiten gleich welcher Art Fahruntauglichkeit bedingen, ist auf Sehstörungen im Zusammenhang mit Krankheiten oder deren medikamentöser Behandlung hier nicht einzugehen.

## 9.2 Optische Funktionen unter Einfluß von Alkohol und anderen berauschenden Mitteln

### 9.2.1 Sehschärfe

Nach LEBESOHN und SULLIVAN (zit. nach LEWRENZ, 1954) soll die Sehschärfe durch Benzedrin verbessert werden.

Das Nahsehvermögen kann durch einige Tuberkulostatica erheblich erschwert werden, da unter dem Einfluß dieser Mittel die Akkommodationsbreite abnimmt. Hierdurch wird das Ablesen von Skalen erschwert. Ebenso soll die Akkommodationsbreite nach NIČETIĆ und CREMA durch Alkohol negativ beeinflußt werden. Die Akkommodationsgeschwindigkeit nimmt nach SCHOBER unter der Einwirkung von Weckaminen zu.

Bekannt, aber oft von Arzt und Patient nicht hinreichend berücksichtigt, ist die Beeinträchtigung der Sehschärfe durch pupillenerweiternde (Mydriatica) und pupillenverengende (Miotica) Mittel. Erstere bedingen eine partielle Akkommodationslähmung, was besonders den jugendlichen Hyperopen stört, letztere können, besonders zu Beginn einer Glaukombehandlung, zu einer Kurzsichtigkeit führen (maximal bis -4 dptr).

Besonders wenn derartige Mittel erstmals angewandt oder verordnet werden, ist der Arzt verpflichtet, den Patienten auf seine — eventuell nur passagere — Fahruntauglichkeit hinzuweisen.

Am Rande sei vermerkt, daß auch Anti-Diabetes-Tabletten nach MOSELEY in den ersten 20 min nach der Einnahme die Sehschärfe herabsetzen sollen.

### 9.2.2  Gesichtsfeld

Im Sauerstoffmangel, wie er in einer Höhe von 1 600 bzw. 3 200 m besteht, fand BERENS (zit. nach KYRIELEIS und SIEGERT) eine „leichte Erweiterung der Gesichtsfeldaußengrenzen für Form und Farben", bei 4 800 und 6 400 m konnte BERENS dagegen eine Einschränkung der Gesichtsfeldaußengrenzen konstatieren. GOLDMANN und SCHUBERT fanden bei 5 000 bis 6 500 m eine deutliche Einschränkung im nasalen und im oberen Gesichtsfeldabschnitt, Feststellungen, die KYRIELEIS und SIEGERT jedenfalls insoweit nicht bestätigen konnten, als sie von den erstgenannten Autoren auf eine organische Netzhautschädigung zurückgeführt wurden. Diese Verfasser erklären die Einschränkung vielmehr mit einer Aufmerksamkeitsverringerung infolge Anoxämie. Aus der Luftfahrtmedizin ist bekannt, daß an- bzw. hypoxämische Zustände eine Gesichtsfeldeinschränkung verursachen können.

Nach SEGAL und BERGER hat Alkohol auf das Gesichtsfeld keinen Einfluß, das gleiche fand W. SCHMIDT, der die Gesichtsfeldaußengrenzen durch die Einwirkung von Coffein, Priscol und anderen Mitteln vergeblich zu beeinflussen versuchte.

Auch in eigenen Untersuchungen konnten wir keine Beeinflußbarkeit der Gesichtsfeldaußengrenzen für Form und Farbe durch Coffein, Schlafmittel und Weckamine finden. Soweit überhaupt eine Änderung der Angaben erfolgte, lag sie innerhalb der Fehlergrenzen, war auf Ermüdung zurückzuführen oder auch nur rein zufällig. Die Gesichtsfelderweiterung, die MARCHESANI und SCHOBER durch Beflavin erreichten, konnte SCHMIDT an dem von ihm untersuchten Personenkreis nicht feststellen. BOHNÉ konnte am Goldmann-Perimeter bei elf Personen nach dem Rauchen von Zigaretten keine Veränderungen des peripheren Gesichtsfeldes finden.

### 9.2.3  Farbensinn
#### 9.2.3.1  Alkohol

Die Angaben sind in der Literatur außerordentlich widerspruchsvoll. Besonders ältere Arbeiten sprechen sich für die Auslösbarkeit einer Farbsinnstörung durch Alkohol aus. So nimmt SCHULZ an, daß die Farbentüchtigkeit durch Alkohol „bei dazu veranlagten Personen" beeinflußbar sei. SCHWEITZER fand bei einer Blutalkoholkonzentration von über 1,5$^o$/$_{oo}$ in jedem Falle Farbsehstörungen, „und zwar Störungen der Grünempfindung, also der zentralen Farbempfindung, wie sie bei chronischem Alkoholismus bekannt ist". SCHWEITZER führt das auf eine „akute Quellung der

Sehnerven" zurück. In ähnlichem Sinne beurteilen PIRITTYI und NAGY sowie FORSTER den Einfluß des Alkohols auf den Farbensinn.

Gegen eine Beeinflußbarkeit sprach sich besonders REMKY aus, der bei einer Alkoholkonzentration von 0,7 bis 1,3$^0/_{00}$ in keinem Falle signifikante Abweichungen der Rayleigh-Gleichung gegenüber dem Nüchternwert fand.

In eigenen Versuchen an 60 Personen mit einer Blutalkoholkonzentration von 0,9 bis 1,8$^0/_{00}$ ließ sich keine eindeutige Änderung der Farbentüchtigkeit feststellen, in keinem Falle konnte eine Störung im Sinne einer anomalen Trichromasie oder gar einer Dichromasie ausgelöst werden. Eine gewisse Tendenz, etwas mehr Grün am Anomaloskop zuzumischen, war zwar erkennbar, aber keineswegs immer vorhanden und nicht signifikant. Untersuchungen bei einer Blutalkoholkonzentration über 1,8$^0/_{00}$, bei vielen Personen bereits über 1,3$^0/_{00}$, sind am Anomaloskop nicht mit Sicherheit durchführbar. Eine beweisbare Veränderung der Einstellbreite konnten wir nicht feststellen.

### 9.2.3.2  Sauerstoffmangel

RUFF beschreibt eine „Abnahme der Unterschiedsempfindlichkeit im Farbensehen; bei Personen mit labilem Farbensystem zeigt sich diese schon bei 3000 m Höhe".

I. SCHMIDT und VELHAGEN fanden bei Unterdruckkammerversuchen eine Unsicherheit der Farbenerkennung durch Hypoxämie, und zwar schon bei Höhen, die auch im Straßenverkehr vorkommen. I. SCHMIDT konnte diese Unsicherheit aber nur dann nachweisen, wenn auch unter Normalbedingungen „eine Spur von Farbenasthenopie" nachweisbar war. Eine nur im Unterdruck nachweisbare „hypoxämische Farbenasthenopie" konnte von ihr nicht beobachtet werden. Im Gegensatz zu VELHAGEN gibt I. SCHMIDT an, daß Unterdruck nicht in der Lage ist, die eine Form der Farbensinnstörung in eine andere zu überführen, auch könne eine Deuteranomalie nicht in eine Deuteranopie transponiert werden. Interessant ist hier besonders der Fall 19 von I. SCHMIDT. Der Proband zeigte im Unterdruckversuch eine Farbenasthenopie geringen Grades, nachdem er eine Nacht durchzecht hatte und entsprechend übermüdet war. Bei einer zweiten Untersuchung zeigte er dann bis 5000 m keine Auffälligkeiten. Bei beiden Untersuchungen trat die Farbenasthenopie nicht unter Sauerstoffgabe auf. I. SCHMIDT berichtet weiter über „eine geringe Verschiebung nach der grünen Seite bei 5000 und noch mehr in 6000 m Höhe, vermutlich infolge einer geringen Herabsetzung der Grünempfindlichkeit bzw. — unwahrscheinlicher — Steigerung der Rotempfindlichkeit oder einer Veränderung der subjektiven Helligkeit der Farbe".

Diese Erkenntnisse sind für den Autofahrer allenfalls dann von Bedeutung, wenn er über einen sehr hohen Paß fährt und darüber hinaus die

Sauerstoffversorgung etwa infolge einer Kreislaufschädigung nicht mehr ausreichend ist oder in geschlossenem Wagen stark geraucht wird.

### 9.2.3.3  Sulfonamide

Eine Beeinflussung der Farbentüchtigkeit durch Sulfonamide konnten weder JENEY noch wir nachweisen.

### 9.2.3.4  Nicotin

Eine plötzlich auftretende, passagere Farbsinnstörung durch Zigarettenrauchinhalation konnten wir weder bei Rauchern noch bei zum Rauchen angehaltenen Nichtrauchern finden, obwohl wir dieser Frage sehr eingehend nachgingen, nachdem von WIETFELDT ein derartiger Zusammenhang angegeben worden war.

### 9.2.3.5  Coffein

LEHMANN (zit. nach EICHLER) berichtet über eine „Begünstigung des optischen Apparates in der Erleichterung von Farbensehen", und nach WÖLFFLIN (zit. nach EICHLER) ist „die Reizschwelle bei anomalen Trichromaten-Farbenblinden durch Coffein erniedrigt, besonders die Rotempfindlichkeit gesteigert".

In eigenen Versuchsreihen konnten wir unter Coffein (0,2 g) auch zur Zeit des Wirkungsoptimums, d. h. etwa 20 min nach Einnahme, am Anomaloskop keine meßbare Änderung feststellen.

### 9.2.3.6  Kurznarkotica

In Zusammenarbeit mit FUCHS führten wir an freiwilligen Versuchspersonen Lachgasanalgesien durch. Bei Gaben bis zu 12 l pro min konnten wir weder bei Trichromaten, noch bei anomalen Trichromaten irgendwelche auffallenden Störungen des Farbsehvermögens auslösen. Lediglich bei einem Deuteranopen kam es bis zu 12 min nach Versuchsende zu erheblichen Unsicherheiten am Anomaloskop, zum Teil wurden Einstellungen wie bei einer Protanomalie gemacht. Auch bei anderen Kurznarkotica kam es zu Schwierigkeiten bei der Untersuchung am Anomaloskop, die aber ebenfalls bei völlig unauffälligem Befund an den Stilling- und Ishihara-Tafeln nur als scheinbare iatrogene Dichromasie aufgefaßt werden mußten.

## 9.2.4  Tiefenwahrnehmung, Motilität

### 9.2.4.1  Alkohol

Die Tiefensehschärfe sinkt nach MANZ (zit. nach SACHSENWEGER) nach Alkoholgenuß rasch ab, vermutlich — nach SACHSENWEGER — weil die

Fusion phylogenetisch verhältnismäßig jung ist. GRAFF konnte eine Einschränkung der Fusionsbreite infolge Alkoholgenuß nachweisen, sowohl die Konvergenz als auch die Divergenz nahmen ab. „Die Fähigkeit zum Auswärtswenden wurde verschiedentlich so geschwächt, daß Parallelstellung nicht mehr gelang, also Doppeltsehen auftreten mußte und das, obwohl nüchtern die negative Fusionsbreite völlig normal war" (GRAFF). ZUSCHLAG untersuchte 26 Personen bei einer Blutalkoholkonzentration von über 0,7$^0/_{00}$ und fand in 23 Fällen eine wesentliche Einschränkung der Fusionsbreite, 21 Personen hatten eine Exophorie für die Nähe und 14 eine Esophorie für die Ferne. 13mal traten Konvergenzschwäche, 11mal gestörtes Stereosehen und 6mal homonyme Diplopie auf. In der Hälfte der Fälle konnten drei bis vier verschiedene Funktionsstörungen bei einer Versuchsperson nachgewiesen werden.

EY fand auf Grund elektronystagmographischer Untersuchungen bei zwölf Versuchspersonen, daß in der Resorptionsphase bei einer Blutalkoholkonzentration von 0,78 bis 0,83$^0/_{00}$ in jedem der untersuchten Fälle ein zur Seite der Lage gerichteter Nystagmus auftrat. Die zeitliche Grenze für eine verwertbare Registrierung des Alkohollagenystagmus liegt nach den Angaben von EY bei frühestens 15 min und spätestens 2 bis 3 h nach Trinkende. Bei Prüfung des durch Drehung ausgelösten Nystagmus bei Alkoholisierten fand EY einen deutlich dämpfenden Effekt des Alkohols auf das oculo-vestibuläre System.

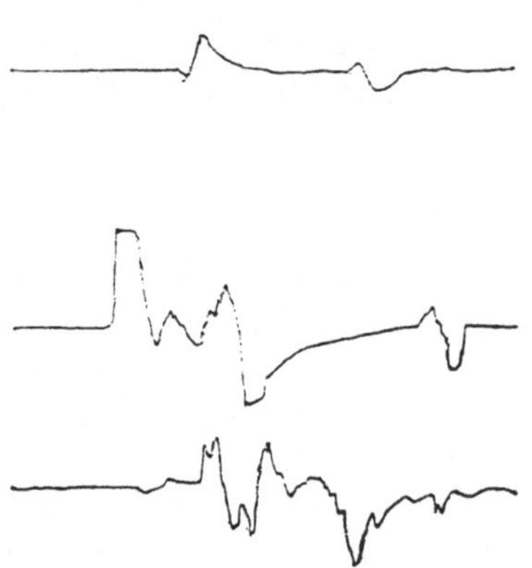

Abb. 32. Der Einfluß von Alkohol auf die Motilität, geprüft an einer Blickbewegung aus der Primärstellung 60° nach links, dann 60° nach rechts und wieder zurück in die Primärstellung. 1. Linie: Zeitschreibung 1 sec. 2. Linie: Blickbewegung bei Nüchternheit. 3. Linie: Blickbewegung bei 1,3$^0/_{00}$ BAK. 4. Linie: Blickbewegung bei 1,5$^0/_{00}$ BAK

MIZOI u. Mitarb. gaben 20 Personen männlichen bzw. weiblichen Geschlechtes zwischen 23 und 40 Jahren 16%igen Reiswein, bis die Personen in einem Stadium „milder Intoxikation" waren. Die Verfasser stellten fest, daß der Drehnachnystagmus und der optokinetische Nystagmus unter Alkohol zunimmt, wobei der optokinetische Nystagmus dem Grad der Trunkenheit etwa parallel läuft.

Unter Alkohol kommt es aber nicht nur bereits unterhalb der vom Bundesgerichtshof angenommenen Grenze absoluter Fahruntauglichkeit (zur Zeit 1,3$^0/_{00}$) zu Motilitätsstörungen und damit unter Umständen zu Doppelbildern, sondern der Bewegungsablauf an sich ist verzögert, die

Blickführung sprunghaft, zitterig (Abb. 32). Eine strenge Parallelität zwischen der Blutalkoholkonzentration und der Verlangsamung der Blickbewegung konnten wir nicht feststellen, jedenfalls nicht in dem von uns untersuchten Bereich von 0,9 bis 1,8⁰/₀₀.

## 9.2.4.2 Coffein

GRAMBERG-DANIELSEN (1964) wies daraufhin, daß es unter der Einwirkung von Coffein zu einer Störung der Kontinuität des Bewegungsablaufes kommen kann, eine Störung, die wahrscheinlich auf corticale oder subcorticale Einflüsse zurückzuführen ist (Abb. 33). Blicksprünge unkon-

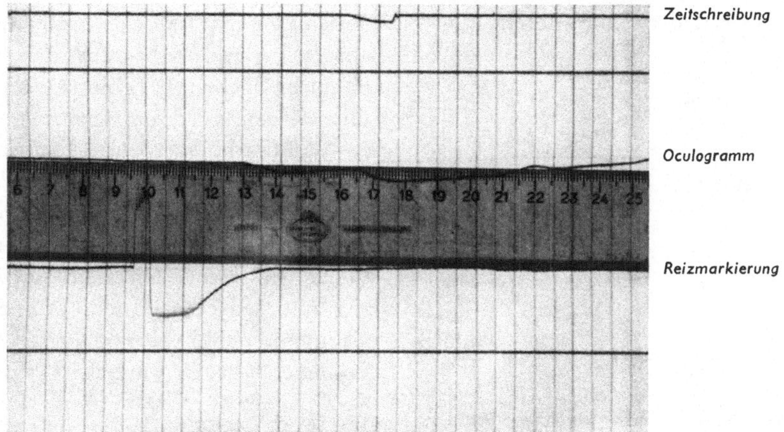


Abb. 33. Unter Coffein kommt es häufig zu fahrigen Blickbewegungen, hier bleibt das Auge unmotiviert im Blicksprung (von 14,0 bis 16,5) stehen. Die Versuchsperson sollte auf einen Lichtreiz hin zügig nach rechts und wieder geradeaus sehen

zentrierte, fahrige Augenbewegungen sind im Verkehr gleichbedeutend mit optisch unkontrolliert durchfahrenen Strecken.

## 9.2.4.3 Luminal

Luminal führt nach RIECKER regelmäßig zu einem richtungwechselnden Lagenystagmus, dessen Stärke und Frequenz abhängig von der Dosierung ist.

## 9.2.5 Dunkeladaptation, Readaptation

### 9.2.5.1 Alkohol

Auch die Angaben über die Beeinflussung der Dunkeladaptation durch Alkohol sind unterschiedlich und widerspruchsvoll. Einige Autoren, so z. B. LAVES, berichten über eine Herabsetzung der Dunkeladaptation durch Äthylalkohol und führen das darauf zurück, daß die Alkoholdehydrogenase durch den Abbau von Äthylalkohol zu Acetaldehyd gebunden wird, so daß sie für die Überführung von Vitamin A in Retinin nicht mehr zur Verfügung steht. Auch SEGAL und BERGER (1952) und FORSTER und STARCK (1959) berichten über eine deutliche Störung der Dunkeladaptation „im Sinne einer Verlängerung der Zapfen-, Stäbchenanpassung und einer Erhöhung der Endschwelle". Andererseits fand REMKY bei „mäßigem Alkoholspiegel" keineVerschlechterung der Dunkeladaptation, teilweise sogar eine geringe Verbesserung, seiner Ansicht nach wegen einer alkoholbedingten Vitamin-A-Zunahme im Blut. Auch VERRIEST und LAPLASSE konnten bis zu einer Blutalkoholkonzentration von $0,65^0/_{00}$ keine Beeinträchtigung der Dunkeladaptation oder der Readaptation nachweisen. Die Readaptationszeit, die früher bereits von NEWMAN und FLETCHER u. a. untersucht worden war und über die ebenfalls sehr unterschiedliche Ergebnisse angeführt werden, wurde jüngst vonTIBURTIUS u. Mitarb. überprüft. TIBURTIUS hat die Readaptationszeiten bei 32 Versuchspersonen mit einer Blutalkoholkonzentration zwischen 0,21 und $1,42^0/_{00}$ gemessen, nachdem sie 30 s lang mit dem Blendungsskotometer mit einer Leuchtdichte von 660 000 asb geblendet worden waren. Es wurde die Zeit gemessen, die verging, bis die Versuchspersonen bei einer Leuchtdichte von 154 asb fünf fortlaufende Zahlen der Schriftgröße Nieden 1 lesen konnten. Signifikante Verkürzungen der Readaptationszeit gegenüber den Nüchternmessungen traten erst bei Blutalkoholkonzentrationswerten zwischen 1,1 und $1,42^0/_{00}$ auf (Abb. 34). TIBURTIUS u. Mitarb. nehmen als Ursache für die Readaptationszeitverkürzung biochemische Beeinflussungen der Jodopsinregenerierung an und diskutieren weiter eine gesteigerte Hirndurchblutung unter Alkoholeinwirkung. Diesen Erklärungsmodus hatte auch bereits REMKY (1956) erwogen, aber auf Grund experimenteller Feststellungen und im Hinblick auf die Arbeit von SEGAL und BERGER fallengelassen. SCHLEYER und SELLIER fanden die Adaptation und Readaptation unter Alkohol schlechter als im Nüchternversuch.

In eigenen Versuchen fanden wir keine deutlichen Veränderungen der Adaptation unter Alkohol bei 60 Versuchspersonen mit einer Blutalkoholkonzentration von 0,9 bis $1,8^0/_{00}$. Untersuchungen mit einer höheren Blutalkoholkonzentration als $1,6^0/_{00}$ sind kaum zuverlässig durchführbar, da die Trunkenen in der Dunkelheit zum Teil einschlafen, zum Teil allerlei Unfug

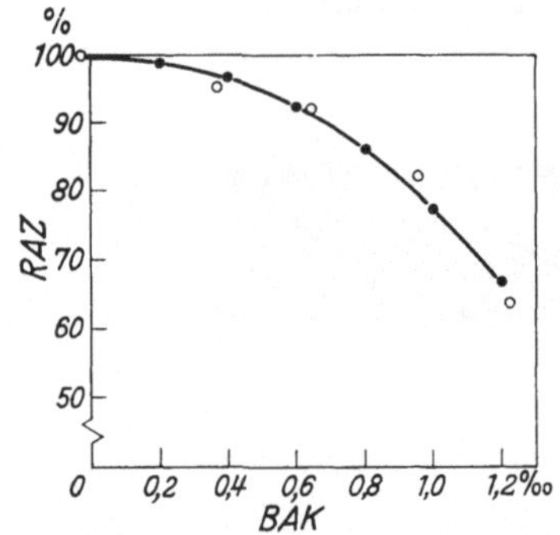


Abb. 34. Beziehung zwischen Readaptationszeit ($RAZ$) und Blutalkoholkonzentration ($BAK$) nach TIBURTIUS (Nüchternwert der $RAZ$ ≏ 100%)

treiben, jedenfalls nicht mehr mit voller Aufmerksamkeit bei der Untersuchung sind. Das Meßergebnis entspricht mehr der Aufmerksamkeitsminderung, der Ermüdung und anderen Faktoren, als daß es eine Aussage über die optische Leistungsfähigkeit erlaubt. Sicher liegt keine Parallelität zur Pupillenweite in dem Sinne vor, daß schlechtere Dunkeladaptationsergebnisse mit einer Verengung der Pupille und umgekehrt einhergingen. Die Ergebnisse sind auch bei der gleichen Versuchsperson an verschiedenen Versuchstagen unter Umständen gegenläufig, wahrscheinlich sind die widersprüchlichen Ergebnisse der einzelnen Untersucher weitgehend auf die Ausgangslage bei der Versuchsperson zurückzuführen.

## 9.2.5.2  Coffein

Coffein führt zu einer Verbesserung der Netzhautdurchblutung, so daß theoretisch auch eine Verbesserung der Dunkeladaptation unter Coffeineinwirkung zu erwarten ist. BOHNÉ, der tatsächlich unter Coffein eine schnellere Kontrastwahrnehmung nach Blendung finden konnte, führt seine Ergebnisse hierauf sowie auf eine geringere Ermüdbarkeit der Neurone und eine raschere Regeneration des Rhodopsins zurück. Andererseits fanden DIX und W. SCHMIDT keine Beeinflußbarkeit der Dunkeladaptation durch Coffein.

Untersucht man zur Zeit des Wirkungsoptimums des Coffeins (20 min nach Einnahme), so läßt sich (GRAMBERG-DANIELSEN, 1964) bei einer Gabe von 0,2 g Coffein am Engelking-Hartung-Gerät in der 1. und 5. min nach Beendigung der Helladaptation eine Verbesserung der Dunkeladaptation finden, die über den Übungseffekt hinausgeht (Abb. 35a).

In der 40. min läßt sich keine Besserung mehr nachweisen. Es ist aber bei der Untersuchung darauf zu achten, daß die erste Untersuchung (1 min nach Beginn der Dunkeladaptation) mit der 20. min nach Tabletteneinnahme zusammenfallen muß, d. h. die Helladaptation von 10 min Dauer muß 9 min nach der Tabletteneinnahme beginnen.

## 9.2.5.3  Nicotin

Eine Beeinflussung der Dunkeladaptation durch Nicotin ist nach RUMAR nicht zu erwarten. Die gleiche Auffassung vertreten JOHANSSON und JANSSON.

Andererseits konnte BOHNÉ eine Leistungssteigerung bei der Dunkeladaptation nach Zigarettenrauchen finden, und zwar trotz deutlich nachweisbarer Vasokonstriktion der Netzhautgefäße.

Die Angaben über die Wechselbeziehungen zwischen Rauchen und Dunkeladaptation sind also ebenfalls widerspruchsvoll.

Hierfür dürfte der Grund zumindest teilweise darin zu suchen sein, daß es ein Unterschied ist, ob eine Zigarette im Freien oder in einem kleinen,

9*

geschlossenen Raum (Kraftfahrzeug) mit geringer oder gar keiner Lüftung geraucht wird. Beim Rauchen im Freien oder beispielsweise in einem gut gelüfteten, großen Labor kommt als wirkungsvolles Agens nur oder doch fast ausschließlich der inhalierte Zigarettenrauch in Frage, der übrigens unter anderem Methylalkohol und Ammoniak enthält. Hierdurch wird kein Anstieg des CO-Gehaltes des Blutes ausgelöst. Sobald aber im ungelüfteten kleinen Raum geraucht wird, steigt der CO-Gehalt der Luft in diesem Raum und erst dann kommt es auch zu einem Ansteigen des CO-Gehaltes im Blut. Von der CO-Konzentration im Blut wissen wir, daß sie die Dunkeladaptation negativ beeinflußt (McFARLAND). Erst wenn experimentell diese beiden Schädigungsmechanismen getrennt werden, wird man wahrscheinlich zu übereinstimmenden Ergebnissen kommen. Die Notwendigkeit hierfür ist um so größer, als die eine Schädigung nur den Raucher, die andere aber auch den nichtrauchenden Fahrer des Fahrzeuges trifft. Aus der Arbeit von WASSILJEWA u. Mitarb. ist bekannt, daß die Höhe des COHb-Gehaltes im Blut — hier geprüft an Polizisten nach Dienstschluß — unabhängig davon ist, ob die Versuchsperson Raucher oder Nichtraucher ist.

### 9.2.5.4   Luminal und andere Schlafmittel

können die Empfindlichkeitsschwelle etwas heraufsetzen, ein Ergebnis, das vor allem wohl der Ermüdung zuzuschreiben ist (Abb. 35b).

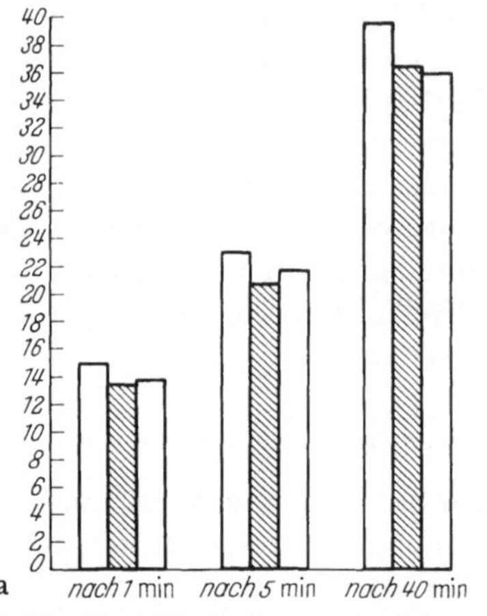
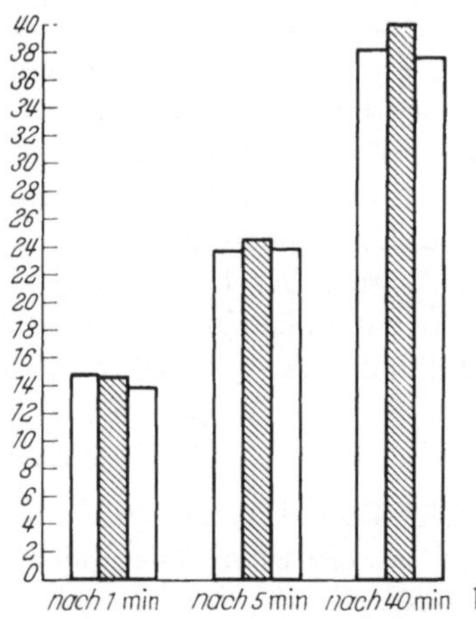



Abb. 35a. Der Einfluß von Coffein auf die Dunkeladaptation. Als Maß ist die Öffnungsweite der Aubert-Blende am Engelking-Hartung-Gerät angegeben. Die Helladaptation begann 10 min nach Einnahme von 0,2 g Coffein, der Beginn der Dunkeladaptation fiel mit der 20. min nach Tabletteneinnahme zusammen. Die hellen Säulen zeigen das Ergebnis vor und nach Medikation, die dunkle Säule zeigt das Ergebnis unter Coffeineinfluß

Abb. 35b. Der Einfluß von Luminal auf die Dunkeladaptation. Die Versuchspersonen standen unter Dauermedikation von dreimal 1 Tablette Luminal

## 9.2.6  Pupillenweite, dynamische Pupillenreaktion

### 9.2.6.1  Alkohol

Pupillenreaktionen werden gerne als „Trunkenheitszeichen" gewertet; sie sind als solche aber nicht geeignet, weil

1. eine Parallelität zwischen Blutalkoholkonzentration und Pupillenweite nicht besteht,

2. Pupillenstatik und Pupillendynamik individuell außerordentlich unterschiedlich sind und

3. eine exakte Untersuchung — etwa an der Spaltlampe — bei definierten Beleuchtungsbedingungen polizeiärztlich fast nie erfolgt und erfolgen kann. Einer einmaligen Prüfung in einem Raum nicht genau bekannter Helligkeit kommt kein Aussagewert zu.

Die früher in der Literatur vertretene Auffassung von der Parallelität zwischen Blutalkoholkonzentration und Pupillenweite ist besonders durch die Arbeiten von ELBEL, SCHLEYER und WICHMANN sowie VERRIEST und LAPLASSE widerlegt. Nach diesen Verfassern und nach eigenen Beobachtungen gestattet die Pupillenweite keinen sicheren Rückschluß auf die Blutalkoholkonzentration. Nach SCHLEYER und WICHMANN nimmt die Häufigkeit der mittleren Pupillenweite mit steigender Blutalkoholkonzentration ab, die der weiten und engen Pupillen nimmt zu.

Den von diesen gerichtsmedizinischen Autoren angestellten statistischen Erhebungen an 2000 Blutentnahmeprotokollen ist insoweit auch vom Ophthalmologen zuzustimmen, als daraus der Rückschluß gezogen wird, daß Pupillenweite und Blutalkoholkonzentration nicht parallel gehen. Es muß aber doch erwähnt werden, daß „Blutentnahmeprotokolle" keine exakte wissenschaftliche Grundlage bieten, zumal wenn sie von einer — nicht angegebenen — Vielzahl von Ärzten stammen. Weiter fehlt in der Arbeit von SCHLEYER und WICHMANN die entscheidend wichtige Aufteilung in die verschiedenen Altersgruppen. Die Pupille des 20jährigen ist im Durchschnitt im Dunkeln 8 mm, die des 60jährigen 4,1 mm und die des 70jährigen 3,4 mm weit.

Wenn sich in dem Material der genannten Autoren vor allem jüngere und ältere Betrunkene und dementsprechend weniger Personen in den mittleren Altersgruppen finden, so muß es schon deshalb zu einer Zunahme der weiten und engen Pupillen kommen. Es ist möglich, daß diese beiden Altersklassen auch mehr und verantwortungsloser trinken (Jugendliche) oder infolge schlechterer Kompensationsfähigkeit (ältere Verkehrsteilnehmer) eher im Verkehr auffallen. Außerdem sind die Begriffe: „weit" und „eng", wie sie das Bundesformular hier vorschreibt, nicht exakt. Eine weitere Klärung dieser wichtigen Frage sollte durch Aufteilung in Altersklassen und Angabe der Pupillenweite in Millimeter angestrebt werden.

Weiter ist darauf zu achten, ob Zunahme oder Abnahme des Pupillendurchmessers etwa nacheinander bei der gleichen Person auftreten, wie es beim sub- und epiduralen Haematom und anderen raumfordernden intracerebralen Prozessen vorkommt.

Auch die Pupillendynamik erlaubt keinen Rückschluß auf die Blutalkoholkonzentration, wenn sie auch unter Alkohol nachläßt (Kaiser, Kürzinger, Schleyer und Wichmann). Drischel bestätigt die Feststellungen dieser Autoren: „Die in der Gestaltung des Lichtreflexablaufes sich ausdrückende Pupillendynamik zeigt sich in allen Fällen viel früher und deutlicher vom pharmakologischen Einfluß betroffen als die Pupillenstatik ......, sie ist daher ein überlegener, hochempfindlicher Indikator für Zustandsänderungen im pupillenregulierenden Apparat." Im Gegensatz hierzu ist nach Petersen Alkohol allerdings nicht in der Lage, die Pupillendynamik zu ändern, wie der Autor anhand exakter photographischer Untersuchungen nachwies.

Entscheidend und unzweifelhaft richtig ist die Feststellung von Schleyer und Wichmann, daß die Pupillendynamik keine Aussagen über die Höhe der Blutalkoholkonzentration erlaubt; nach diesen Autoren beträgt die durchschnittliche Wahrscheinlichkeit, daß bei „träger" Lichtreaktion ein Blutalkoholwert von über $1,3^0/_{00}$ vorliegt, 82%.

### 9.2.6.2  Einseitige iatrogene Mydriasis

Die einseitige Pupillenerweiterung kann zum Pulfrich-Phänomen führen, hierauf haben Siebeck (1956), Gramberg-Danielsen (1963) und Broschmann (1965) hingewiesen. Dem Vorsetzen eines Graufilters vor das eine Auge entspricht die Erweiterung der Pupille des anderen Auges. Durch das Pulfrich-Phänomen kann es im Verkehr zu Täuschungen in der Lokalisation des Querverkehrs kommen, ein Phänomen, das bei zunehmender Dämmerung und zunehmender Wahrnehmungsdistanz deutlicher wird. Sinngemäß gilt das gleiche für die einseitige Miosis.

Beispiel: In unsere Abteilung wurde ein männlicher Verkehrsteilnehmer eingewiesen, der kurz nach einer augenärztlichen Untersuchung einen Verkehrsunfall mit Augenverletzung erlitten hatte. Zur Anamnese gab der Mann an, er sei früher nie augenkrank gewesen, die Augenuntersuchung habe lediglich einer Einstellungsbegutachtung gedient. Bei der Untersuchung sei die Pupille des rechten Auges erweitert worden (vom Augenarzt bestätigt). Von der Praxis des Arztes sei er nur wenige 100 m mit seinem Pkw gefahren. An einer Kreuzung mit einer breiten Vorfahrtstraße sei von rechts ein Motorrad gekommen, das sehr weit links zu fahren schien. Er habe deshalb geglaubt, vor dem Motorrad über die Kreuzung fahren zu können. Der Zusammenstoß erfolgte ganz am rechten Rande der Vorfahrtstraße, ohne daß das Motorrad seine Richtung geändert hatte, wie die Bremsspuren auswiesen (Abb. 36). Der Unfall erfolgte bei Dämmerlicht, beide Fahrer waren nüchtern.

Befund: Sehvermögen: Rechts = links 5/5, Gesichtsfeld beiderseits frei, Dunkeladaptation normal, Motilität intakt. Pupillenweite und Reaktion zur Untersuchungszeit wieder normal, brechende Medien und Augenhintergrund beiderseits regelrecht.

Die Angaben des besonnenen, glaubhaft wirkenden Mannes ließen die Annahme berechtigt erscheinen, daß der Unfall Folge einer Fehleinschätzung der Verkehrssituation infolge eines Pulfrich-Phänomens war.

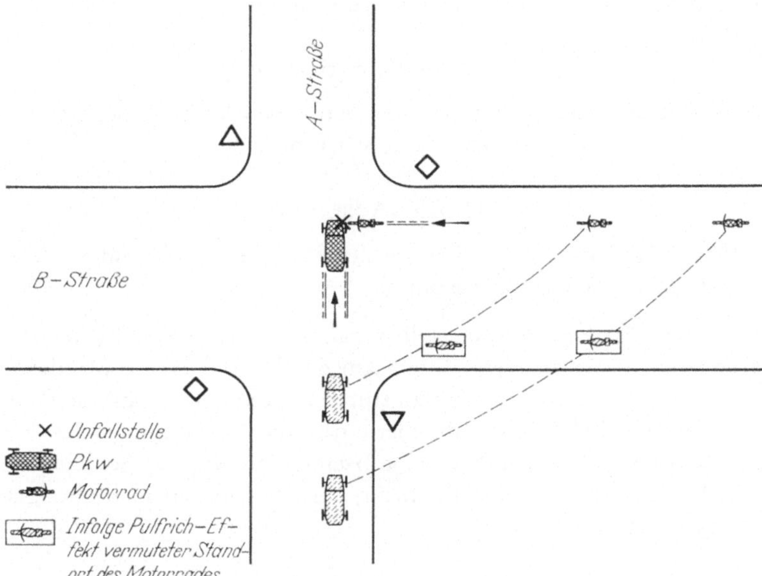


Abb. 36. Falsche Lokalisation des Motorrades durch Pulfrich-Effekt (s. Text)

### 9.2.6.3 Beidseitige Miosis

Die doppelseitige Pupillenverengung führt zu einer Herabsetzung der Blendempfindlichkeit. Sie kann iatrogen sein (z. B. lokal durch Pilocarpineinträufelung bei Glaukom oder allgemein bei Behandlung z. B. einer Myasthenie) oder im Verkehr ausgelöst werden, z. B. durch Tepp (Tetraäthylpyrophosphat), das ebenso wie Hexaäthyltetraphosphat gelegentlich zur Insektenvertilgung als Spray benutzt wird. Diese Substanzen führen nicht nur zu einer Pupillenverengung, sondern auf dem Weg über den Akkommodationskrampf auch zur Myopie.

Auch die Kohlenmonoxydintoxikation kann zu Pupillenstörungen führen, Mydriasis und Miosis wechseln sich ab.

Weiter ist bei Eingriffen in die Pupillenstatik und Pupillendynamik daran zu denken, daß eine durch einseitige Mydriasis bewirkte Anisocorie zu einer Bildungleichheit führen kann. Hieraus kann unter Umständen eine Fusionsbehinderung resultieren.

### 9.2.7 Elektroretinogramm

#### 9.2.7.1 Alkohol

STRAUB untersuchte den Einfluß von Alkohol auf das Elektroretinogramm und fand weder die Latenz-, noch die Gipfelzeit, noch die Dauer der $b$-Welle verändert, die $b$-Wellenamplitude war ohne Parallelität zur Blutalkoholkonzentration unterschiedlich vergrößert.

#### 9.2.7.2 Schlafmittelabusus

Bei Suicidversuchen untersuchten wir das Elektroretinogramm und fanden keine Beeinflußbarkeit durch Schlafmittel.

#### 9.2.7.3 Adaptinol

MÜLLER-LIMMROTH fand eine Verkleinerung der $a$-, $b$- und $x$-Welle im Elektroretinogramm unter Adaptinol.

Zusammenfassend ist festzustellen, daß durch den Einfluß von Alkohol und anderen berauschenden Mitteln am ehesten die äußere Motilität der Augen, dann die innere Motilität zu stören ist. Ein Einfluß auf die Dunkeladaptation ist wahrscheinlich, darüber hinausgehende Störungen lassen sich nicht nachweisen, insbesondere keine Beeinträchtigung der Sehschärfe und der Farbentüchtigkeit, jedenfalls nicht, solange die Person nach eigenem Empfinden fahrtauglich ist.

# 10. Augenverletzungen im Verkehr

Die Literatur über Augenverletzungen im Zusammenhang mit dem Kraftfahrzeugverkehr ist außerordentlich spärlich. HOLLAND berichtet über 2309 Verletzungen der Augen und der Lider, die in der Universitäts-Augenklinik Kiel aufgenommen wurden. Nur bei rund 2% dieser Verletzten handelte es sich um Verkehrsopfer. Der Verfasser berichtet über eine Zunahme des prozentualen Anteiles der Verkehrsopfer an der Gesamtzahl der Unfallverletzten seit 1962. Diese Beobachtung deckt sich mit unseren eigenen ebenso wie die von HOLLAND herausgestellte Tatsache, daß in etwa der Hälfte der Fälle eine Perforation des Augapfels vorliegt. Im allgemeinen, ja fast ausschließlich handelt es sich um Verletzungen durch die Windschutzscheibe. Es ist daher nicht verwunderlich, daß der Beifahrer in erster Linie verletzt wird, meistens zertrümmert der Beifahrer und nicht der Fahrer die Windschutzscheibe mit dem Kopf. Derartige Verletzungen lassen sich durch Anlegung eines Sicherheitsgurtes vermeiden. HOLLAND stellt sich gegen die Meinung von WALTER und LOEW, nach denen die Windschutzscheibe keine Bedeutung für die Augenverletzungen haben soll. Wir können HOLLAND in seiner Auffassung an Hand unseres Materials nur beipflichten.

In diesem Zusammenhang sei ein weiterer Verletzungsmodus kurz erwähnt, der nicht das Auge direkt trifft, aber zu Ausfällen im Bereich der Augen führt, die Whiplash-Verletzung, die sog. Peitschenschlagverletzung; sie entsteht dadurch, daß der Wagen des Verletzten plötzlich mit erheblicher Wucht von hinten angestoßen und nach vorne geschleudert wird (Auffahrunfall). Es kommt hierbei zu einer plötzlichen, ruckartigen Verlagerung des Kopfes nach hinten und — nach WIESINGER und DUPONT GUERRY III — zu einer teilweisen oder totalen Verlegung der Arteria vertebralis, da diese Arterie in einem Kanal verläuft, der nur sehr geringe Verschiebungen zuläßt. Infolge der Durchblutungsstörung soll es dann zu kleinsten Erweichungs- und Blutungsherden im Kerngebiet des 3., 4. oder 6. Hirnnerven kommen können. Eine gute Nacken-Kopfstütze verhindert diese Unfallmöglichkeit weitgehend.

Im übrigen können im Verkehr die gleichen direkten oder mittelbaren Augenschädigungen wie bei jedem anderen Unfall vorkommen.


# 11. Krankheiten und ihre Bedeutung im Verkehr

Der Beurteilung einer entzündlichen, akuten, chronischen, degenerativen, traumatischen, kurz jeder Augenkrankheit und ebenso jeder Allgemeinerkrankung mit mittelbarer oder unmittelbarer Rückwirkung auf die Augen für ihre Bedeutung hinsichtlich der Fahrtauglichkeit kommt die Bedeutung zu, die sich aus den ad hoc bestehenden Ausfällen ergibt. In den Abschnitten 1 bis 9 sind die Ausfälle und Erschwernisse bei bestimmten Veränderungen beschrieben. Es erübrigt sich daher, hier nochmals alle Augenkrankheiten und deren unzählbare Kombinationsmöglichkeiten mit anderen Krankheiten aufzuführen.

Eine andere Beurteilung als die am Befund und der statischen Leistung sich orientierende ist dort berechtigt, wo die dynamische Leistung eine andere ist; das kann bei der Sehschärfe der Fall sein. JAEGER und HONEGGER fanden:

a) Relativ, d. h. im Verhältnis zum Ruhevisus schlechtere Bewegungssehschärfe bei

1. Ringskotomen,

2. konzentrischen Gesichtsfeldausfällen,

3. Hemianopsien mit senkrechter Begrenzungslinie zwischen ausgefallenem und erhaltenem Gesichtsfeldteil,

4. Koordinationsstörungen der Augenmuskeln, insbesondere bei multipler Sklerose;

b) relativ bessere Bewegungssehschärfe bei

1. nicht korrigierten Refraktionsfehlern,

2. Zentralskotomen,

3. isolierten Augenmuskelparesen;

c) absolut-bessere Bewegungssehschärfe beim kongenitalen Nystagmus. „Bei hohen Geschwindigkeiten erreichen Nystagmuspatienten trotz sehr viel niedrigerem Ausgangsvisus eine bessere Sehschärfe für bewegte Objekte als Normalpersonen."

Die Autoren fanden weiter, daß bei Aphakie die Sehschärfe für bewegte Objekte den Normalwerten entspricht und daß demnach die Linsenlosigkeit bei der Betrachtung bewegter Objekte keine zusätzliche Behinderung darstellt.

Von verkehrsmedizinischem Interesse ist hier besonders der Fall a). Im Falle b) werden zumindest die isolierten Augenmuskelparesen häufig trotz der relativ besseren Bewegungssehschärfe eo ipso Fahruntauglichkeit bedingen; die nicht korrigierten Refraktionsfehler werden korrigiert werden und die Zentralskotome müssen je nach ihrem Ausmaß beurteilt werden.

Die Tatsache, daß eine progrediente Krankheit innerhalb voraussehbarer Zeit Fahruntauglichkeit bedingen wird, ist kein Grund, vor Eintritt dieses Ereignisses die Fahrerlaubnis zu verweigern oder zu entziehen, es sei denn, dieses Ereignis könne in absehbarer Zeit plötzlich und ohne Prodrome eintreten.


# 12. Sehen und Technik im Verkehr

## 12.1 Verkehrszeichen

### 12.1.1 Leitlinien, Leitpfosten, Leitplanken, Fahrbahnmarkierungen

„Leiteinrichtungen gehören mit zu den wichtigsten Ausrüstungen einer verkehrsgerecht ausgebauten Straße" (LAPIERRE), sie sind einerseits bei Dunkelheit und Nebel „das Geländer, an dem der Kraftfahrer sich festhält", andererseits dienen sie durch Unterteilung der Fahrbahn der Verkehrsregelung. Neu hinzugekommen ist die Fahrbahnmarkierung zur Kennzeichnung eines geschützten Fußgängerüberweges (Zebrastreifen). Mit Recht fordert MEYER, daß der Kraftfahrer sich auf die Zweckmäßigkeit und Zuverlässigkeit dieser Einrichtungen verlassen können muß.

Die Bedeutung der Leitlinien und die Anforderungen, die an sie zu stellen sind, hat das Oberlandesgericht Hamm (Az: 3 Ss 1120/62) hervorgehoben:

„Die weißen Leitlinien auf den Straßen müssen klar und deutlich zu erkennen sein. Wer als Kraftfahrer eine stark verblaßte und verwaschene weiße, ununterbrochene Leitlinie überfährt, kann deswegen nicht zur Rechenschaft gezogen werden." Es könne dem Kraftfahrer nicht zugemutet werden, beim Auftauchen undeutlicher und irreführender Verkehrszeichen noch Erwägungen darüber anzustellen, ob es sich hier um amtliche Verbote oder Gebote handele, die er zu befolgen habe. Für die Leitlinien gilt sinngemäß wie für jedes Verkehrszeichen, daß sie nur für denjenigen verbindliche Kraft erlangen, dem ihre sinnliche Wahrnehmung möglich ist (BayObLG Az. RReg. 2 St 88/58, Urteil v. 25. 3. 1958). Diese Verkehrszeichen dürfen auch nicht irreführend sein, so z. B. das Oberlandesgericht Hamm (Az 1 Ss 1033/58 v. 27. 10. 1959).

Fahrbahnmarkierungen befinden sich zweifellos an der optisch günstigsten Stelle, der Fahrer beobachtet die Fahrbahn ohnehin. Schnee, Schmutz und spiegelnde Reflexe bei Regen setzen trotzdem ihre Erkennbarkeit erheblich herab. Die Anbringung von Schriftzeichen auf der Fahrbahn ist ungünstig, weil sie einmal die Aufmerksamkeit zu stark auf sich ziehen und zum anderen bei zu engem Fahrzeugabstand nicht erkannt werden können. Der sehr kleine Beobachtungswinkel und die Kürze der möglichen Beobachtungszeit setzen die Lesbarkeit stark herab.

Die vertikalen Leiteinrichtungen zeigen besonders bei Dunkelheit den Verlauf der Straße dadurch an, daß sie das Kraftfahrzeugscheinwerferlicht reflektieren. Form, Abmessung, Aufstellung, Materialprüfung usw. referiert LAPIERRE (1964). Da Fahrer auf Straßen mit Leitpfosten sich nachts in hohem Maße nach diesen Hilfsmitteln richten, ist es wichtig, daß rechte und linke Begrenzungszeichen deutlich voneinander zu unterscheiden sind, damit z. B. ein Fahrer in einer Linkskurve nicht geradeaus fährt, weil er den Leitpfosten vorn links für die rechte Fahrbahnmarkierung gehalten hat.

## 12.1.2 Lichtzeichenanlagen, Verkehrsschilder

Für die Maße der Warn-, Ge- bzw. Verbot- und Hinweiszeichen sowie die Zeichen gemäß Bild 53 bis 57 der Anlage zur Straßenverkehrsordnung und „weitere Hinweiszeichen" gilt § 3 StVO mit Anlagen. Die Größe der Leuchtfläche der Lichtzeichen (§ 2 StVO) wird nicht in der StVO erwähnt. Nur in den „Richtlinien für Entwurf, Bau und Betrieb von Lichtsignalanlagen im Straßenverkehr", herausgegeben von der Forschungsgesellschaft für das Straßenwesen, Köln 1964, finden sich einige Empfehlungen. Der Streulichtscheibendurchmesser soll danach im Ortsverkehr 200 und im Fernverkehr 300 mm betragen; Lichtzeichenanlagen sollen im Fernverkehr nur an Straßen montiert werden, die eine zulässige Höchstgeschwindigkeit von maximal 70 kmh⁻¹ haben. Die elektrische Ausrüstung wird für die kleineren Streulichtscheiben mit 60 W, für die größeren mit 100 bis 150 W bei 220 V angegeben. Für die Außenfarbe der Ampeln ist keine Norm vorgesehen, die Normfarbwertanteile der Streulichtscheiben sind vom Bundesverkehrsministerium festgelegt (s. Abschnitt 3).

Verkehrszeichen beeinträchtigen sich oft gegenseitig, deshalb sind in den allgemeinen Verwaltungsvorschriften zum § 3 StVO regelmäßige Verkehrsschauen angeordnet, bei denen die Notwendigkeit eines jeden Signals zu überprüfen ist.

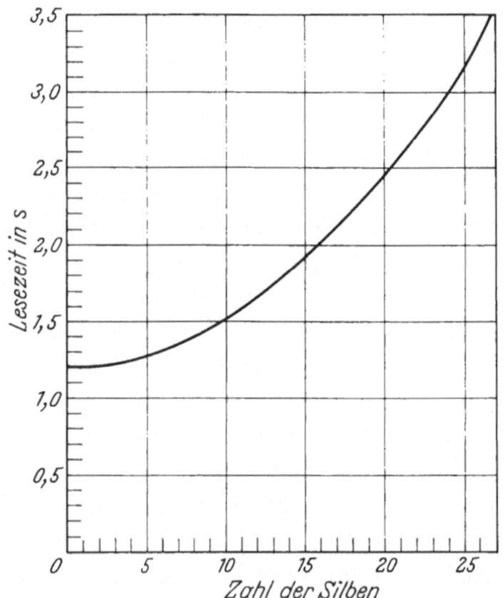


Abb. 37. Lesezeit für die Wahrnehmung von beschrifteten Verkehrsschildern
(nach LEJEUNE)

Außerordentlich minuziöse Angaben über „Regeln zur Bemessung und Gestaltung beschrifteter Verkehrsschilder" hat HELLER (1957) veröffentlicht. Diese Regeln dienen den Straßenverkehrsbehörden zur Berechnung der Größe von Hinweisen auf Straßenverkehrsschildern, insbesondere wird auf die Wahrnehmbarkeit von Verkehrszeichen, die Lesbarkeitsentfernung, die Sichtweite der Schrift, die Abmessungen der Buchstaben und die Anordnung und Abmessung des Schriftsatzes eingegangen. Je nachdem, ob für die Länge des Leseweges der Aktionspunkt oder der Verschwindepunkt maßgebend ist, wird die Länge des Leseweges in Abhängigkeit von Silbenzahl und Geschwindigkeit wie folgt angegeben:

Tabelle 13. *Länge des Leseweges*

| Silben-zahl | Länge des Leseweges in m | | | | | | | | | | | | | |
|---|---|---|---|---|---|---|---|---|---|---|---|---|---|
| | Fall 1: $L_A$ Aktionspunkt maßgebend Geschwindigkeit in kmh$^{-1}$ | | | | | | | Fall 2: $L_V$ Verschwindepunkt maßgebend Geschwindigkeit in kmh$^{-1}$ | | | | | | |
| | 20 | 40 | 60 | 80 | 100 | 120 | 140 | 20 | 40 | 60 | 80 | 100 | 120 | 140 |
| 1 | 12 | 25 | 37 | 49 | 61 | 73 | 86 | 6 | 13 | 20 | 27 | 33 | 40 | 47 |
| 2 | 12 | 25 | 37 | 49 | 61 | 74 | 86 | 7 | 14 | 20 | 27 | 34 | 41 | 48 |
| 3 | 12 | 25 | 37 | 50 | 62 | 74 | 87 | 7 | 14 | 21 | 28 | 35 | 41 | 48 |
| 4 | 12 | 25 | 38 | 51 | 63 | 75 | 88 | 7 | 14 | 21 | 28 | 35 | 42 | 49 |
| 5 | 13 | 26 | 38 | 51 | 64 | 76 | 89 | 7 | 15 | 22 | 29 | 36 | 43 | 50 |
| 6 | 13 | 26 | 39 | 52 | 65 | 77 | 91 | 7 | 15 | 22 | 30 | 37 | 44 | 52 |
| 7 | 13 | 26 | 39 | 53 | 66 | 79 | 92 | 7 | 15 | 23 | 31 | 38 | 46 | 53 |
| 8 | 13 | 27 | 40 | 54 | 67 | 80 | 94 | 8 | 16 | 24 | 32 | 39 | 47 | 55 |
| 9 | 14 | 28 | 41 | 55 | 69 | 82 | 96 | 8 | 17 | 25 | 33 | 41 | 49 | 57 |
| 10 | 14 | 28 | 42 | 57 | 70 | 84 | 98 | 8 | 17 | 26 | 34 | 43 | 51 | 60 |
| 11 | 14 | 29 | 43 | 58 | 72 | 86 | 101 | 9 | 18 | 27 | 36 | 44 | 53 | 62 |
| 12 | 15 | 30 | 44 | 59 | 74 | 89 | 104 | 9 | 19 | 28 | 37 | 47 | 55 | 65 |
| 13 | 15 | 31 | 46 | 61 | 76 | 91 | 107 | 10 | 20 | 29 | 39 | 49 | 58 | 68 |
| 14 | 16 | 32 | 47 | 63 | 79 | 94 | 110 | 10 | 21 | 31 | 41 | 51 | 61 | 71 |
| 15 | 16 | 33 | 48 | 65 | 81 | 97 | 114 | 11 | 22 | 32 | 43 | 54 | 64 | 75 |
| 16 | 17 | 34 | 50 | 67 | 84 | 100 | 117 | 11 | 23 | 34 | 45 | 56 | 67 | 79 |
| 17 | 17 | 35 | 52 | 69 | 87 | 104 | 121 | 12 | 24 | 35 | 47 | 59 | 70 | 83 |
| 18 | 18 | 36 | 54 | 72 | 90 | 107 | 125 | 12 | 25 | 37 | 50 | 62 | 74 | 87 |
| 19 | 18 | 37 | 56 | 75 | 93 | 111 | 130 | 13 | 26 | 39 | 52 | 65 | 78 | 91 |
| 20 | 19 | 39 | 58 | 77 | 96 | 115 | 135 | 13 | 27 | 41 | 55 | 69 | 82 | 96 |
| 21 | 20 | 40 | 60 | 80 | 100 | 119 | 140 | 14 | 29 | 43 | 58 | 72 | 86 | 101 |
| 22 | 21 | 42 | 62 | 83 | 103 | 123 | 145 | 15 | 31 | 45 | 61 | 76 | 90 | 106 |
| 23 | 21 | 43 | 64 | 86 | 107 | 128 | 150 | 16 | 32 | 48 | 64 | 80 | 95 | 111 |
| 24 | 22 | 45 | 67 | 89 | 111 | 133 | 156 | 17 | 34 | 50 | 67 | 83 | 100 | 117 |
| 25 | 23 | 46 | 70 | 93 | 115 | 135 | 162 | 17 | 35 | 52 | 70 | 88 | 105 | 123 |

Die Lesezeit steigt in Abhängigkeit von der Zahl der Silben mit zunehmender Silbenzahl rasch an (Abb. 37).

Im übrigen sind die Ausführungen von HELLER ebenso wie seine Arbeit über die „Wegweisung auf den Autobahnen" nahezu ausschließlich für den von Interesse, der ein Verkehrsschild anfertigen oder in Auftrag geben will, es darf daher auf die Originalarbeiten verwiesen werden. Weitere Vorschriften und Hinweise finden sich im Normblatt DIN 1451 und in: „Hinweise für die Anbringung von Verkehrszeichen und Verkehrseinrichtungen", Ausgabe 1961, 2. Auflage.

Mit der Erkennbarkeit von Richtungspfeilen in Lichtsignalen, wie sie unter anderem in den „Richtlinien für Entwurf, Bau und Betrieb von Lichtsignalanlagen im Straßenverkehr", Ausgabe 1964, beschrieben werden, hat sich JAINSKI (1963) auseinandergesetzt. Er kommt zu dem auch von der Eisenbahn her bekannten Ergebnis, daß die Erkennbarkeit der Pfeile bei

Tag und Nacht durch die Leistung der Glühlampe im Signalscheinwerfer merklich beeinflußt wird. Die Erkennbarkeit von Konturenpfeilen, d. h. von dunklen Pfeilen auf farbigem Untergrund ist am Tage und in der Nacht wesentlich schlechter als die Erkennbarkeit von farbigen, hell-leuchtenden Pfeilen auf dunklem Untergrund. Ein Unterschied in der Erkennbarkeit zwischen roten, grünen und gelben Pfeilen konnte nicht festgestellt werden. Als besonders ungünstig erwies sich die Erkennbarkeit gebogener Pfeile. Über den Zusammenhang zwischen Leuchtdichte und Erkennbarkeit fand Jainski, daß farbige Pfeile auf einer „Spinnwebstruktur" mit 270 mm Durchmesser bei Nacht aus 80 bis 90 m sicher erkannt werden, wenn der Signalscheinwerfer mit einer 60 W Glühlampe bestückt ist. Eine Erhöhung der Leistung auf 100 bis 200 W erhöht die sichere Erkennbarkeitsentfernung am Tage auf etwa 180 m. Eine derart weite Erkennbarkeit von Abbiegepfeilen ist nach einem Schreiben des Senators für Verkehr und Betriebe, Berlin (Az.: II aB 1 v. 23. 8. 1963), nicht erforderlich, „die Erkennbarkeitsentfernung im roten und gelben Signal kann noch geringer als 50 m sein, es ist aus psychologischen Gründen erwünscht, daß der Charakter der Aufforderung zur Bewegung, der dem Pfeil innewohnt, zurücktritt". Freilich muß der Verkehrsteilnehmer dann rechtzeitig zum Einordnen gezwungen und darauf hingewiesen werden, daß die folgende Lichtzeichenanlage mit Pfeilen arbeitet.

Bei der Erkennbarkeit von Verkehrsschildern muß berücksichtigt werden, daß es sich hier um eine Frage der dynamischen Sehschärfe handelt, die in aller Regel wegen des veränderlichen Winkels zwischen Fahrer und Verkehrsschild kombiniert ist mit der Beanspruchung mehrerer Augenmuskeln. Jaeger und Honegger haben nachgewiesen, daß die Sehschärfe mit steigender Geschwindigkeit besonders dann absinkt, wenn mehr als zwei Augenmuskeln beansprucht werden. Hager fordert, die Schrift der Verkehrszeichen zu normen, die Normung sollte in Relation zu den Mindestforderungen an das Sehvermögen der Kraftfahrer stehen.

Hager kommt für die Lesbarkeit von Verkehrsschildern zu folgender Formel:

$$\text{Lesbarkeitsentfernung in cm} = \frac{\text{Schriftgröße in cm}}{0{,}0025}$$

oder

$$\text{Mindestgröße} = \text{Entfernung} \times 0{,}0025.$$

Wenn eine Schrift aus 50 m erkannt werden soll, so muß daher jeder Buchstabe eine Mindestgröße von 5000 cm $\times$ 0,0025 = 12,5 cm (im Quadrat) haben. Der Abstand zwischen den Buchstaben muß ein Fünftel hiervon betragen. Für ein Dreiecksschild mit einer Kantenlänge von 50 cm kommt Hager unter Anwendung seiner Formel zu einer Erkennbarkeit auf 200 m bei einem Visus von $^5/_{10}$ unter der Voraussetzung optimaler Sichtbedingungen.

Ein weiteres Problem ist die Frage des Kontrastes zwischen Verkehrszeichen und Umgebung. Bei niedrig stehenden Tafeln ist im allgemeinen ein blauer Untergrund, bei hoch angebrachten Tafeln ein gelber Untergrund wegen des Hintergrundes besser. Am ungünstigsten ist nach Schober wegen der Heringschen ITA-Täuschung schwarz auf weiß. Zwar ist im allgemeinen die Sehschärfe für schwarze Schrift auf hellem Untergrund höher, doch setzt sich unter dem Einfluß der Kontrasterscheinungen im allgemeinen die helle Schrift auf dunklem Untergrunde durch.

Von Psychologen ist mehrfach darauf hingewiesen worden, daß die Aufnahmefähigkeit für Verkehrszeichen sehr begrenzt ist. Undeutsch deutet das Verhalten des Kraftfahrers so, daß er „sich in der Überforderungssituation so verhält, daß er einen Großteil der Schilder unterschwellig wahrnimmt, ausliest und verarbeitet", wobei er den verschiedenen Verkehrszeichen unterschiedliche Bedeutung beimißt, was von Undeutsch als verkehrsgerecht bezeichnet wird. v. Klebelsberg und Kalinna, Heegener u. a., überwiegend psychologisch eingestellte Autoren, kamen zu gleichen Ergebnissen wie Undeutsch.

Ebenfalls vom Standpunkt des Psychologen fordern Forbes und Mitarbeiter, daß neben dem physikalischen Gewicht des Schildes die psychologischen Momente stärker betont werden sollten, etwa durch Flackerlicht, auffällige Farben oder Streifenmuster. Mit Recht weisen Forbes und Mitarbeiter darauf hin, daß besonders die Farben am Tage und in der Nacht unterschiedlich wirksam sind.

Sicher ist es auch wichtig, wo das Verkehrsschild aufgestellt ist und ob es erwartet wird. Besonders ungünstig sind Verkehrsschilder, deren klare Aussage durch Zusätze eingeschränkt wird und bei denen weitere Zusätze die Bedeutung des Schildes oder des ersten Zusatzes nochmals einschränken, aufheben oder erweitern. „Unklarheiten, die sich daraus ergeben, daß Verkehrszeichen nicht aus sich heraus eindeutig sind und auch bei einer vernünftigen Auslegung Anlaß zu Zweifeln geben, dürfen nicht zu Lasten des Verkehrsteilnehmers, sondern müssen zu Lasten der für die Aufstellung der Schilder verantwortlichen Behörden gehen (OLG Celle, 1 Ss 122/65).

Das Lichtsignal soll zu dem Zeitpunkt, an dem es erkannt werden muß, in einem Bereich liegen, der durch die Blickrichtung und einen Winkel von 15° um diese Richtung begrenzt ist (Hartmann), wobei als Blickrichtung die Verbindungslinie zwischen dem Auge des Fahrers und einem Punkt angesehen werden muß, der je nach Geschwindigkeit 50 bis 100 m vor dem Fahrer auf der Mitte seiner Fahrbahn liegt. In diesem Bereich ist das Lichtsignal bei Tage und bei Nacht noch ausreichend bemerkbar und erkennbar. Die Auffälligkeit wird um so schlechter, je weiter peripher das Verkehrssignal angebracht ist, was experimentell auch Elliott nachweisen konnte.

Besonders unglücklich angebracht sind Verkehrsschilder kurz nach Einfahrt in einen Tunnel (mangelnde Dunkeladaptation) oder kurz nach Ausfahrt aus einem Tunnel (Blendgefahr).

„Verkehrszeichen sind gut sichtbar anzubringen; bei Anbringung über der Fahrbahn soll die Unterkante von Schildern nicht mehr als 4,50 m und nicht weniger als 4,20 m vom Boden entfernt sein; bei Anbringung neben der Fahrbahn soll die Unterkante von Schildern nicht mehr als 2,20 m und außerhalb von Ortschaften nicht weniger als 0,6 m vom Boden entfernt sein." (Anlage Verkehrszeichen und Verkehrseinrichtungen zur StVO.)

## 12.2   Sichtverhältnisse vom Wagen aus

### 12.2.1   Windschutzscheiben

Auf die Visusminderung durch Windschutzscheibenverschmutzungen wurde bereits im Abschnitt 1 hingewiesen.

Die verschiedenen Möglichkeiten optischer Fehlwahrnehmungen ergeben sich aus der Konstruktion der Scheibe, es handelt sich einmal um Ablenkfehler (z. B. durch die Keiligkeit des Glases, die Krümmung der Scheibe), zum anderen um dioptrische Fehler (Dickenschwankungen, Blasen und anderes). Diese Fehler gewinnen mit flacher werdendem Einbauwinkel und kleineren Krümmungsradien an Bedeutung. Prismatische Verzerrungen werden durch zu starke Krümmung, vermehrte Blendung durch Konvexwirkung verursacht (GUERRY III). Aus diesem Grunde wird mit Recht in den „Richtlinien für die Sicht aus Kraftfahrzeugen" (VkBl. 1962, S. 669 ff.) gefordert, daß nichtgekrümmte Windschutzscheiben zur Verringerung der Spiegelung eine Neigung von mindestens 5° zur Senkrechten aufweisen sollen und daß ein ausreichender und fest angebauter Sonnenblendschutz vorhanden sein muß. Ist die Windschutzscheibe zu stark geneigt, kommt es leicht zum Auftreten von Spiegelbildern und zu übermäßiger Verschmutzung der Windschutzscheibe (TOPE).

JÄGER sowie RAMSAUER und KRINGS haben sich mit der Prüfung von Windschutzscheiben beschäftigt; die letztgenannten Autoren prüfen dadurch, daß sie ein Rastermuster mit Hilfe eines Kleinbildprojektors durch die zu prüfende Scheibe auf einen Bildschirm projizieren. Ein eigenes Verfahren gab JÄGER an, dessen Richtigkeit jedoch von KERKHOF bestritten wurde. Die Abhängigkeit der Gütewerte vom Einbauwinkel der Windschutzscheiben zeigt Tabelle 14.

### 12.2.2   Scheiben insgesamt

Im Blickfeld des Fahrers liegen auch die vorderen Seitenscheiben, von denen hier besonders die Fensterrahmen interessieren. In der bereits zitierten „Richtlinie für die Sicht aus Kraftfahrzeugen" wird angegeben, wie

Tabelle 14. *Die Abhängigkeit der Gütewerte vom Einbauwinkel bei Windschutzscheiben* (von SPIECKER)

| Scheibenneigung zur Vertikalen | Effektive Störung | Zugelassener Fehler im Glas, bezogen auf das senkrecht stehende Glas | Effektive Störung in dptr | Zugelassener Fehler im Glas, bezogen auf das senkrecht stehende Glas in dptr |
|---|---|---|---|---|
| **Französische Forderung** | | | | |
| 0° | 4,0′ | 4′— | 0,06 | 0,06 |
| 30° | 4,0′ | 3′20″ | 0,06 | 0,04 |
| 40° | 4,0′ | 2′40″ | 0,06 | 0,03 |
| 45° | 4,0′ | 2′40″ | 0,06 | 0,024 |
| 50° | 4,0′ | 2′— | 0,06 | 0,02 |
| 60° | 4,0′ | 1′30″ | 0,06 | 0,015 |
| 70° | 4,0′ | 0′51″ | 0,06 | 0,005 |
| **Deutsche Gütewerte gemäß der PORSCHE-Reklamation 1957** | | | | |
| 0° | 4,4′ | 4,4′ | 0,15 | 0,15 |
| 30° | 4,4′ | 3,5′ | 0,15 | 0,1 |
| 45° | 4,4′ | 2,5′ | 0,15 | 0,06 |
| 50° | 4,4′ | 2,2′ | 0,15 | 0,048 |
| 60° | 4,4′ | 1,5′ | 0,15 | 0,026 |
| 70° | 4,4′ | 0,9′ | 0,15 | 0,011 |
| **Deutsche Gütewerte, zur Zeit eingebaut ohne Beanstandung** | | | | |
| 0° | 5,0′ | 5,0′ | 0,2 | 0,2 |
| 30° | 5,0′ | 4,0′ | 0,2 | 0,14 |
| 45° | 5,0′ | 2,9′ | 0,2 | 0,08 |
| 50° | 5,0′ | 2,5′ | 0,2 | 0,06 |
| 60° | 5,0′ | 1,8′ | 0,2 | 0,4 |
| 70° | 5,0′ | 1,0′ | 0,2 | 0,015 |
| **USA-Gütewerte, umgestellt auf Scheibenneigung** | | | | |
| 0° | 5,8′ | 5,8′ | | |
| 30° | 5,8′ | 4,7′ | | |
| 45° | 5,8′ | 3,3′ | keine Dioptrien- | |
| 50° | 5,8′ | 3,0′ | forderung | |
| 60° | 5,8′ | 2,0′ | | |
| 70° | 5,8′ | 1,2′ | | |
| **Internat. Kompromiß** | | | | |
| 0° | 5,8′ | 5,8′ | 0,2 | 0,2 |
| 30° | 5,8′ | 4,7′ | 0,2 | 0,14 |
| 45° | 5,8′ | 3,3′ | 0,2 | 0,08 |
| 50° | 5,8′ | 3,0′ | 0,2 | 0,06 |
| 60° | 5,8′ | 2,0′ | 0,2 | 0,4 |
| 70° | 5,8′ | 1,2′ | 0,2 | 0,015 |

10   Gramberg-Danielsen, Sehen

groß der Gesichtsfeldausfall durch Holme oder andere Karosserieteile in Abhängigkeit von der Distanz zwischen Fahrerauge und sichtverdeckendem Teil einerseits und Entfernung zwischen Fahrer und Sehobjekt andererseits ist. In dieser Verordnung wird unter „Sichthalbkreis" ein Halbkreis von 12 m Radius verstanden, gemessen vom Fahrerauge nach vorne. Die Verdeckungen auf dem Sichthalbkreis ergeben sich dann aus Abb. 38 (s. auch Abschnitt 2).

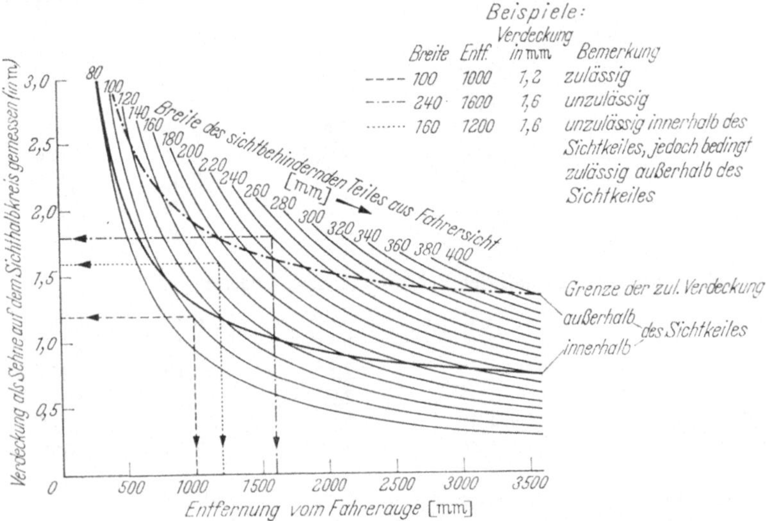


Abb. 38. Verdeckung auf dem Sichthalbkreis (Fahrerauge in einem Punkt vereinigt) (aus VkBl. 1962, S. 670)

### 12.2.3 Scheibenwischer

ZEHENDER und MAINKA konnten nachweisen, daß von feinsten Wassertröpfchen auf der Windschutzscheibe Streulicht gebildet wird. Das Ausmaß dieser Streulichtbildung haben die Verfasser gemessen. Die Wassertröpfchen entstehen aus den Wasserresten, die die Wischer auf der Scheibe zurücklassen, die Tropfenbildung ist auf fettigen Scheiben stärker als auf sauberen. Hieraus folgt, daß die Qualität des Wischbildes stark von der Oberfläche der Scheibe abhängt. Ferner ist ein entscheidender Faktor die Wischlippe. Nach den Verfassern kann eine Wischlippe nur dann als einwandfrei gelten, wenn der Kontaktbereich zwischen Wischgummi und Scheibe 10 bis 15 $\mu$ nicht übersteigt und keine Unterbrechungen vorhanden sind. Wischblätter müssen deshalb scharfe und schartenfreie Wischkanten haben, wofür homogene Gummisorten unerläßliche Voraussetzung sind. Da Wischblätter leicht beschädigt oder abgenutzt werden können, sind sie von Zeit zu Zeit zu erneuern. Eine Scheibenwaschanlage, gegebenenfalls mit Zusätzen zur Entfettung, ergänzt die Arbeit der Scheibenwischer. Spiecker (1964) fordert, daß Scheibenwischer bei den ersten 15 Wischbewegungen automatisch Reinigungsflüssigkeit auf die Scheibe spritzen müßten, ferner fordert er einen besonderen Spurtmechanismus.

### 12.2.4 Rückspiegel

Jani und Menezes haben sich mit der Frage beschäftigt, ob plane oder konvexe Rückspiegel zu bevorzugen seien. Konvexe Rückspiegel bieten ein weitaus größeres Gesichtsfeld als Planspiegel gleicher Ausdehnung, doch sind dementsprechend die Bilder kleiner, was zu Täuschungen in der Entfernungsschätzung führen kann. Interessant ist die Feststellung der Autoren, daß die Fahrer für die Akkommodationsumstellung vom Konvexspiegel auf die Ferne 0,12 bis 0,15 s benötigen, ältere Fahrer länger als jüngere.

## 12.3 Fahrzeugbeleuchtung

Auf die optischen Probleme im Zusammenhang mit der Fahrzeugbeleuchtung wurde bereits hingewiesen. Die Neufassung der Richtlinien für die Prüfung von Fahrzeugteilen, die im VkBl. 3/65 S. 64 veröffentlicht wurde, berücksichtigt auch die Richtlinien für die Prüfung von Scheinwerfern mit asymmetrischem Abblendlicht und hat die früheren Veröffentlichungen auf diesem Gebiet gegenstandslos gemacht.

# 13. Statistik

Das Zahlenmaterial über die Beziehungen zwischen Unfall und Alter, Helligkeit, Einäugigkeit und anderen Faktoren ist in den jeweiligen Abschnitten, soweit es bekannt ist, angegeben worden. Hier sind noch nachzutragen:

a) die Erfahrungen beim Sehtest,

b) die Entziehungen und Versagungen von Fahrerlaubnissen.

Zu a). Sartori berichtete 1964, daß in Bayern von 255911 untersuchten Personen 232112 Personen = 90,7% keine oder nur geringe Mängel des Sehvermögens aufwiesen. In diese Rubrik ordnete Sartori diejenigen Untersuchten ein, die mit keinem Auge weniger als 70% der Norm sahen.

Merkliche Mängel (mit keinem oder nur einem Auge weniger als 30% der Norm): 23373 Personen (9,1%).

Bedenkliche Mängel (beide Augen unter 30% der Norm): 426 Personen (0,2%).

Die Zahl der Anhaltefälle war bei den Frauen größer (9,9%) als bei den Männern (8,6%), in den einzelnen Regierungsbezirken differierte die Anhaltequote zwischen 8,2 und 11,3%. Die Zahl der absolut sehuntauglichen Führerscheinbewerber wies in dem Zeitraum von Januar bis Juni 1963 eine stark absinkende Tendenz auf.

Wir fanden für Hamburg ebenfalls nach anfänglicher Abnahme der Zahl der Anhaltefälle nahezu konstante Werte, die allerdings etwas niedriger als in Bayern liegen:

Tabelle 15. *Sehtest in Hamburg von September 1965 bis Juni 1966*

|  | Insgesamt: | nicht bestanden: |  |
|---|---|---|---|
| September 1965: |  |  |  |
| In den ersten 3 Tagen | 524 | 54 | 10,3% |
| 1. Woche | 942 | 105 | 11,8% |
| 2. Woche | 1 388 | 124 | 8,9% |
| 3. Woche | 1 283 | 89 | 6,9% |
| 4. Woche | 1 004 | 64 | 6,4% |
| Oktober 1965 | 6 196 | 389 | 5,3% |
| November 1965 | 4 053 | 236 | 5,8% |
| Dezember 1965 | 3 503 | 178 | 5,1% |
| Januar 1966 | 3 668 | 217 | 5,8% |
| Februar 1966 | 3 257 | 245 | 7,5% |
| März 1966 | 7 398 | 614 | 8,3% |
| April 1966 | 4 487 | 305 | 6,8% |
| Mai 1966 | 4 590 | 301 | 6,5% |
| Juni 1966 | 4 385 | 269 | 6,3% |

Die Gründe für das Absinken der Anhaltefälle in der ersten Zeit nach Einführung des Sehtestes dürften darin liegen, daß seit Einführung des Sehtestes eine Anzahl von Personen bereits vor Durchführung des Testes zum Augenarzt geht und sich dort beraten und gegebenenfalls behandeln läßt.

Zu b). Nach den statistischen Mitteilungen des Kraftfahrtbundesamtes ergibt sich über Entziehungen und Versagungen von Fahrerlaubnissen für das Jahr 1965 folgendes Bild (Tab. 16a).

Die Zahl der Entziehung einer Fahrerlaubnis wegen unzureichenden Sehvermögens ist mit 55 im Jahre 1965, die der Versagungen mit 118 erstaunlich niedrig und steht in Widerspruch zu dem, was nach den Feststellungen der amtlichen Sehteststellen zu erwarten gewesen wäre. Die Zahl der Entziehungen ist in den letzten Jahren nahezu konstant geblieben, so

Tabelle 16a. *Die Entziehung von Fahrerlaubnissen nach Ländern, Entziehungsgründe und Alter der betroffenen Personen 1965*
*Quelle: Statistische Mitteilungen des Kraftfahrt-Bundesamtes F 4. 5. 66 - 4*

| Länder | Entscheidungen der | | | | | | | | | insgesamt | davon weiblich |
| | Strafgerichte wegen | | | | | Verwaltungsbehörden wegen | | | | | |
| | Vergehen im Straßenverkehr | | sonstiger strafbarer Handlungen nach StGB | Übertretungen nach StVO u. StVZO | zu-sam-men | körperlicher u. geistiger Mängel | | charakterl. Mängel und Vorstrafen | zu-sam-men | | |
| | in Verbindung mit Trunkenheit | andere | | | | zu-sammen | darunter unzureich. Seh-vermögen | | | | |
|---|---|---|---|---|---|---|---|---|---|---|---|
| Schleswig-Holstein .... | 3 138 | 256 | 34 | 60 | 3 488 | 105 | 7 | 33 | 138 | 3 626 | 45 |
| Hamburg ............. | 3 225 | 295 | 50 | 95 | 3 665 | 86 | 2 | 135 | 221 | 3 886 | 103 |
| Niedersachsen ......... | 10 490 | 768 | 103 | 134 | 11 495 | 192 | 6 | 160 | 352 | 11 847 | 107 |
| Bremen ............. | 1 313 | 99 | 8 | 43 | 1 463 | 67 | 2 | 61 | 128 | 1 591 | 23 |
| Nordrhein-Westfalen ... | 23 232 | 1 615 | 312 | 254 | 25 413 | 472 | 16 | 315 | 787 | 26 200 | 291 |
| Hessen ............. | 5 738 | 605 | 77 | 87 | 6 507 | 126 | 2 | 159 | 285 | 6 792 | 98 |
| Rheinland-Pfalz ....... | 3 629 | 403 | 50 | 34 | 4 116 | 113 | 4 | 47 | 160 | 4 276 | 34 |
| Baden-Württemberg ... | 8 364 | 1 350 | 170 | 149 | 10 033 | 267 | 1 | 110 | 377 | 10 410 | 125 |
| Bayern ............. | 10 455 | 1 280 | 102 | 147 | 11 984 | 179 | 5 | 123 | 302 | 12 286 | 121 |
| Saarland ............. | 1 338 | 145 | 21 | 11 | 1 515 | 12 | — | 1 | 13 | 1 528 | 6 |
| Berlin (West) ........ | 3 947 | 262 | 32 | 43 | 4 284 | 425 | 10 | 280 | 705 | 4 989 | 103 |
| Bundesgebiet (einschl. Berlin West) ........ | 75 072[1] | 7 098[1] | 961[1] | 1 062[1] | 84 193[1] | 2 045[1] | 55 | 1 425[1] | 3 470[1] | 87 663[1] | 1 058[1] |
| davon Personen im Alter von | | | | | | | | | | | |
| unter 18 Jahren | 479 | 230 | 51 | 40 | 800 | 17 | 1 | 5 | 22 | 822 | 1 |
| 18 bis unter 21 Jahren | 5 132 | 1 422 | 230 | 240 | 7 024 | 82 | 2 | 131 | 213 | 7 237 | 84 |
| 21 bis unter 25 Jahren | 16 797 | 1 904 | 354 | 267 | 19,322 | 191 | 5 | 368 | 559 | 19 881 | 193 |
| 25 bis unter 30 Jahren | 17 450 | 1 501 | 166 | 209 | 19 326 | 243 | 5 | 322 | 565 | 19 891 | 217 |
| 30 bis unter 40 Jahren | 18 152 | 1 133 | 117 | 176 | 19 578 | 313 | 8 | 307 | 620 | 20 198 | 244 |
| 40 bis unter 50 Jahren | 9 469 | 441 | 27 | 63 | 10 000 | 284 | 11 | 138 | 422 | 10 422 | 218 |
| 50 bis unter 60 Jahren | 6 134 | 315 | 14 | 41 | 6 504 | 365 | 17 | 106 | 471 | 6 975 | 74 |
| 60 bis unter 70 Jahren | 1 367 | 115 | 2 | 18 | 1 502 | 308 | 5 | 40 | 348 | 1 850 | 17 |
| 70 und mehr  Jahren | 92 | 37 | — | 8 | 137 | 242 | 1 | 8 | 250 | 387 | 10 |

[1] Einschließlich der nach Ländern nicht aufteilbaren Entziehungen (232) für Personen, die ihren ständigen Wohnsitz außerhalb des Geltungsbereiches des Strafgesetzbuches hatten.

Tabelle 16b. *Die Versagungen von Fahrerlaubnissen durch die Verwaltungsbehörden im Jahre 1965 nach Versagungsgründen und Ländern*

| Grund der Versagung | Schles-wig-Hol-stein | Ham-burg | Nieder-sachsen | Bremen | Nord-rhein-West-falen | Hessen | Rhein-land-Pfalz | Baden-Würt-tem-berg | Bayern | Saar-land | Berlin (West) | Bun-des-gebiet | darunter weibl. Per-sonen |
|---|---|---|---|---|---|---|---|---|---|---|---|---|---|
| | 1 | 2 | 3 | 4 | 5 | 6 | 7 | 8 | 9 | 10 | 11 | 12 | 13 |
| Körperliche und geistige Mängel | | | | | | | | | | | | | |
| Unzureichendes Hörvermögen | — | — | 2 | — | 1 | 1 | 2 | — | 4 | — | — | 10 | — |
| *Unzureichendes Sehvermögen* | *4* | *21* | *30* | *1* | *25* | *6* | *3* | *4* | *17* | — | *7* | *118* | *11* |
| Geisteskrankheit | — | 1 | 3 | 1 | 11 | 2 | — | 2 | 4 | — | — | 24 | 1 |
| Mangelnde geistige Fähigkeit | 3 | 2 | 17 | 6 | 42 | 5 | 13 | 35 | 23 | 1 | 10 | 157 | 26 |
| Sonstige Krankheit und Ungeeignetheit | 54 | 228 | 730 | 861 | 741 | 201 | 285 | 604 | 161 | 28 | 373 | 4 266 | 566 |
| zusammen | 61 | 252 | 782 | 869 | 820 | 215 | 303 | 645 | 209 | 29 | 390 | 4 575 | 604 |
| darunter weibliche Personen | 7 | 18 | 104 | 176 | 87 | 42 | 45 | 39 | 37 | 10 | 39 | 604 | |
| Charakterliche Mängel | | | | | | | | | | | | | |
| Neigung zu Trunk- oder Rauschgiftsucht | 10 | 6 | 26 | 1 | 23 | 3 | 3 | 10 | 5 | 4 | — | 91 | 1 |
| Sonstige charakterliche oder sittliche Mängel | 16 | 25 | 92 | 205 | 190 | 66 | 57 | 148 | 37 | 3 | 9 | 848 | 28 |
| zusammen | 26 | 31 | 118 | 206 | 213 | 69 | 60 | 158 | 42 | 7 | 9 | 939 | 29 |
| darunter weibliche Personen | — | 1 | 3 | 3 | 4 | 2 | 8 | 7 | 1 | — | — | 29 | |
| Vorstrafen wegen | | | | | | | | | | | | | |
| Trunkenheit am Steuer | 2 | 7 | 32 | 1 | 33 | 7 | 4 | 2 | 4 | — | 3 | 95 | 1 |
| Fahrens ohne Fahrerlaubnis | 44 | 42 | 55 | — | 344 | 22 | 30 | 47 | 9 | — | 2 | 595 | 59 |
| anderer Verkehrszuwiderhandlungen und strafbarer Handlungen | 3 | 14 | 105 | 3 | 152 | 17 | 14 | 23 | 22 | — | 1 | 354 | 9 |
| nicht näher bezeichneter Straftaten | 33 | 90 | 166 | 11 | 423 | 164 | 40 | 82 | 50 | 1 | 1 576 | 2 636 | 32 |
| zusammen | 82 | 153 | 358 | 15 | 952 | 210 | 88 | 154 | 85 | 1 | 1 582 | 3 680 | 101 |
| darunter weibliche Personen | 5 | 6 | 13 | — | 44 | 10 | 6 | 3 | 2 | — | 12 | 101 | |
| Prüfung nicht bestanden | 141 | 98 | 435 | 155 | 343 | 68 | 95 | 88 | 29 | 21 | 2 288 | 3 761 | 1 222 |
| darunter weibliche Personen | 64 | 32 | 130 | 40 | 104 | 32 | 25 | 25 | 11 | 8 | 751 | 1 222 | |
| Insgesamt | 310 | 534 | 1 693 | 1 245 | 2 328 | 562 | 546 | 1 045 | 365 | 58 | 4 269 | 12 955 | 1 956 |
| darunter weibliche Personen | 76 | 57 | 250 | 219 | 239 | 86 | 84 | 74 | 51 | 18 | 802 | 1 956 | |

wurden in den Jahren 1954 bis 1965 wegen unzureichenden Sehvermögens
Führerscheine wie folgt entzogen:

Tabelle 17. *Zahl der Entziehungen wegen unzureichenden Sehvermögens*

| 1954 | 1955 | 1956 | 1957 | 1958 | 1959 | 1960 | 1961 | 1962 | 1963 | 1964 | 1965 |
|------|------|------|------|------|------|------|------|------|------|------|------|
| 50 | 46 | 47 | 55 | 43 | 50 | 47 | 47 | 48 | 52 | 45 | 55 |

# 14. Probleme des Luftverkehrs

Die zusätzlichen optischen Probleme, die die Luftfahrt bietet, sind darauf
zurückzuführen, daß hier die Reisegeschwindigkeiten höher sind. Diese
Geschwindigkeiten sind mit positiven und negativen Beschleunigungen
verbunden, die nicht ohne Einfluß auf den Menschen, besonders die Augen,
bleiben. Schließlich kommt das Problem des Unterdruckes und der Druck-
schwankungen hinzu. Diese Faktoren führen uns an die Grenze der
optischen Leistungsfähigkeit und der Funktionstüchtigkeit der Augen überhaupt, an optische Barrieren, die im Straßenverkehr nur andeutungsweise
vorhanden sind. Die Flugsicherheit kann unter Umständen durch die unmittelbare optische Wahrnehmung nicht mehr gewährleistet werden.

## 14.1 Optische Probleme im Rahmen
der „konventionellen" Luftfahrt

Unter konventioneller Luftfahrt ist die bis zum 2. Weltkrieg bekannte
Fliegerei zu verstehen. Bei ihr gab es keine nennenswerten optischen Probleme infolge Geschwindigkeit oder Beschleunigung, auch die Unterdruck-
probleme nahmen noch keinen großen Raum ein. Die Probleme der konventionellen Luftfahrt und des Überschallfluges sowie der Raumfahrt gehen
ineinander über, auch der Raumflieger muß einmal bei herabgesetzter Geschwindigkeit landen. Diese Probleme sollen mit in diesem Absatz besprochen werden.

### 14.1.1 Sehschärfe, Refraktion

Die Mindestsehschärfe der Piloten ist entsprechend der Anforderung der
Richtlinien festgelegt. Die geforderte Sehschärfe reicht für die Erfordernisse
der konventionellen Luftfahrt (Kontrolle des Luftraumes und der Landung)
aus. Beeinträchtigungen der Sehschärfe während des Fluges sind von
UPHOLT u. a. beschrieben, UPHOLT berichtet über Visusminderung bei Anwendung von Tepp (Tetraäthylpyrophosphat), Tepp-Spray führt zur Miosis. Sauerstoffmangel kann nach MILLER-BEHNKE, FORBES und PREBLE (zit.

nach MILLER) zu einer Visusherabsetzung bis auf 60% führen. MILLER konnte diese Angaben nicht bestätigen.

Auf die Weltraummyopie (Space myopia) wird im Abschnitt 14.2 eingegangen.

Ein sehr wesentliches Problem ist die Korrektur der Refraktion bei Piloten, soweit sie überhaupt zugelassen ist.

Das Luftfahrtbundesamt Braunschweig fordert, daß brillentragende Piloten grundsätzlich von der Brille getrennte Vorsatzgläser als Sonnenschutz benutzen sollen, diese Vorsatzgläser müssen im Bedarfsfall leicht abgenommen werden können.

Sofern beim Landen ein häufiger Blickwechsel zwischen direkter Bodenbetrachtung und Instrumentenablesung mit dem dabei unvermeidlich auftretenden Zeitverlust erforderlich ist, wird im Einzelfall zu prüfen sein, ob bei Presbyopie — das Durchschnittsalter besonders der Strahlflugzeugpiloten nimmt ständig zu — eine Mehrstärkenbrille empfohlen werden soll.

Haftschalen für Piloten werden im allgemeinen in der Literatur abgelehnt. DUGUET (1952) weist darauf hin, daß die Verträglichkeitsdauer oft kürzer ist als die Flugdauer. Der gleiche Verfasser lehnt Haftschalen ebenso wie DE VRIES und HOOGERHEIDE ab, weil unter ihnen Luftbläschen auftreten, die zu kleinen, fluorescin-anfärbbaren Einbuchtungen auf der Hornhaut führen und bei der Rückkehr zu normalen Druckbedingungen nicht unbedingt wieder verschwinden. Allerdings führten VRIES und HOOGERHEIDE ihre Versuche bei einem Druck entsprechend einer Höhe von 6000 bis 7000 m durch, Druckverhältnisse, wie sie in der unfallfreien Fliegerei nicht auftreten.

TURNOUR und McCULLOCH (1962) möchten Kontaktschalen zulassen „in den seltenen Fällen, in denen sie längere Zeit gut vertragen werden und keine Reaktion am Auge auslösen". LEHWESS-LITZMANN (1964) berichtet über eine neue Gel-Haftschale. Bei fünf Personen kam es in zehn Aufstiegen bis 8000 m in der Unterdruckkammer nicht zur Bildung von Gasbläschen unter der Schale, die Schale wurde auch nicht als unangenehm empfunden. Die Gel-Schale besteht aus Polyglykolmonometacryl, sie ist anpassungsfähig wie Gummi, porös und durchlässig für Sauerstoff. Diese Schalen wurden auch weder durch Beschleunigung, noch durch schnelle Dekompression von den Piloten verloren, eine Gefahr, auf die besonders SHUTTLEWORTH (1963) hinwies.

McCULLOCH (1962) fand, daß nach 18 Monaten nicht einmal die Hälfte der von ihm nachuntersuchten Piloten die Haftschalen noch trug.

Asthenopische Beschwerden bei Fliegern sind nicht selten. MERCIER, PERDRIEL und RAYNAUD (1963) empfehlen, die Ursachen der Asthenopie mit Hilfe des Elektroretinogramms und des Elektroencephalogramms statt mit den herkömmlichen Methoden (Nahpunktbestimmung, Tiefenwahrnehmung, Farbtüchtigkeit) zu erforschen.

Speziell mit den Beziehungen zwischen dynamischer und statischer Sehschärfe beschäftigten sich KLERK u. Mitarb. sowie SUZUMURA. KLERK u. Mitarb. untersuchten 30 Piloten auf ihre dynamische Sehschärfe mit einem Landolt-Ring, der mit einer Geschwindigkeit von 0,2 bis 2 Bogenminuten bewegt wurde. Nach ihrer Auffassung ist die dynamische Sehschärfe signifikant besser als die statische Sehschärfe. Dieses Ergebnis, das insbesondere nach den Ausführungen in Abschnitt 1 überrascht, wird vielleicht durch die Arbeit von SUZUMURA erklärt, der nachweisen konnte, daß die dynamische Sehschärfe bei Personen, bei denen sie nicht beruflich trainiert wird, schlechter ist als bei anderen Personen, zu denen ganz besonders Piloten zu rechnen sind. Hieraus erklärt sich wohl auch, daß eine feste Beziehung zwischen dynamischer und statischer Sehschärfe nicht nachweisbar ist.

### 14.1.2  Farbensinn

Farbenuntüchtige Piloten sollen aus Gründen der Flugsicherheit nicht zugelassen werden, lediglich bei Privatfluzzeug-, Segelflugzeug- und Freiballonführern, Fallschirmspringern und dem Personal des Flugsicherungskontrolldienstes kann bei anomalen Trichromaten individuell entschieden werden (s. 14.4). Allerdings sind in der Luftfahrt die Farbsignale zur Flugsicherung so gewählt, daß Verwechslungen kaum möglich sind. Relevante Verwechslungen könnten allenfalls bei der Verwendung der „Lichtkanone" vorkommen, es handelt sich dabei um einen starken Scheinwerfer, mit dem das Flugsicherungs-Bodenpersonal dem Piloten direkte Anweisung geben kann, etwa wenn die normale Übermittlung nicht mehr möglich ist. Verwechslungen sind hierbei vorgekommen, wahrscheinlich aber nur zum Teil durch Farbenuntüchtigkeit.

### 14.1.3  Tiefenwahrnehmung

Nach DOESSCHATE u. a. (1960) ist eine gute Tiefensehschärfe vor allem beim Landen und beim Flug in Verbänden erforderlich. Die Tiefenwahrnehmung müsse auch dann noch intakt sein, wenn ein leichter Sauerstoffmangel aufträte. Deshalb sollte bei der Einstellung von Piloten danach gefahndet werden, ob etwa im Unterdruck eine Heterophorie in manifestes Schielen mit Doppelbildern überginge.

MERCIER und PERDRIEL (1962) stellen die Bedeutung des stereoskopischen Sehens und des oculomotorischen Gleichgewichtes bei Hubschrauberpiloten heraus, da diese Piloten Höhen vertikal zu schätzen haben. Hierbei kommt es ja kaum zu parallaktischen Verschiebungen, auf deren Bedeutung für die einäugige Tiefenwahrnehmung bei Fliegern ROSE (1952) hinwies. Die Bewegungsparallaxe und die Größe der Netzhautbilder nützt dem Senkrechtstarter und -lander wenig.

Zwischen Heterophorie und Unfallhäufigkeit scheinen keine Zusammenhänge zu bestehen, weder NICHOLLS (1950) noch POLISHUK (1961) konnten eine Parallelität zwischen Heterophorie und Unfallhäufigkeit finden; der letztgenannte Autor stellte fest, daß Häufigkeit und Ausmaß von Heterophorien bei bewährten Piloten und Fluguntauglichen nahezu gleich häufig vorhanden sind. Auch VELHAGEN (1936) mißt der Heterophorie für die Flugsicherheit keine Bedeutung zu. Immerhin fordert auch NICHOLLS, daß Personen mit Doppelbildern als Pilot nicht zugelassen werden sollten, auch manifestes Seiten- und Höhenschielen von mehr als einer Prismendioptrie mache dienstuntauglich.

Beim Fliegen mit sehr großen Geschwindigkeiten dicht über Grund kommt es nicht mehr zum stereoskopischen Sehen (LAUSCHNER, 1964); der gleiche Autor spricht sich für eine Lockerung in der Beurteilung der Horizontalheterophorie im Hinblick auf die Verwendungsfähigkeit als Militärflieger in den NATO-Ländern aus.

Nach längeren Reisen kann in einigen Flugzeugen, so z.B. im Comet und in der DC-8 eine erhöhte Ozonkonzentration nachgewiesen werden. Unter Ozoneinwirkung verschlechtert sich die Dunkeladaptation, eine Exophorie nimmt zu (LAGERWERFF, 1963).

Der „Fusionszwang" verursacht bei Zunahme der Heterophorie in großen Höhen Beschwerden, erlahmt schließlich oder wird insuffizient. REISER fordert deshalb, die Fusionsbreite bei der Einstellung zu untersuchen, um späteren asthenopischen Beschwerden beim Piloten vorzubeugen.

### 14.1.4  Dunkeladaptation

REISER wies im Symposium über Fliegertauglichkeitsfragen in Bad Godesberg (1958) darauf hin, daß die Endadaptation nicht so wichtig sei wie die Sofortadaptation, weil der Pilot zwischen den beleuchteten Instrumententafeln und der relativ dunklen Landefläche hin- und herblicken muß, falls er nicht durch einen Co-Piloten eingewiesen wird. Gerade auf diesem Sektor wird das Mesoptometer (s. Abschnitt 1) ein großes Anwendungsgebiet finden. Nach CIBIS (1952) ist das Erkennen des Horizontes im Dämmerlicht bei Sauerstoffmangel erschwert. Im übrigen wird auf die Abschnitte 5 und 9 verwiesen.

### 14.1.5  Blendung

Der Pilot hat in Friedenszeiten vor allem mit Blendung durch Ultraviolettbestrahlung zu rechnen. Nach PERDRIEL und CRETON (1958) ist der Schutz hiergegen noch unzulänglich. Die Schwierigkeiten liegen darin, daß auch bei Abdämmung der Strahlen das Gesichtsfeld und das Tiefensehen noch erhalten bleiben sollen. MATTHEWS (1949) hält gefärbte Sonnenschutzgläser für Piloten für ungeeignet und schlägt stattdessen neutrale, graue Gläser vor. Da das Himmelslicht polarisiert ist, hält SCHOBER Polarisationsbrillen für zweckmäßig, wenn sie auch nicht immer eine einwandfreie Abbildung gewährleisteten.

Nach Auffassung von SEVERIN, NEWTON und CULVER (1963) können auch Blitze durch Blendung die Flugsicherheit erheblich gefährden. Die Autoren untersuchten die Dauer der praktischen Erblindung nach Lichtreizen verschiedener Intensität und fanden eine lineare Beziehung zwischen der Wiedererkennungszeit und der Intensität des Lichtreizes. Die Wiedererkennungszeit ist allerdings starken interindividuellen Unterschieden unterworfen. Wie nach den Ausführungen im Abschnitt 5.2 zu erwarten, hat die Pupillenweite einen erheblichen Einfluß auf die Untersuchungsergebnisse.

Im Kriege kommt ein weiteres Problem des Blendschutzes hinzu: der Schutz gegen den Atombombenblitz. CULVER und Mitarbeiter beschreiben eine Schutzbrille mit Streifen und Keilen, die, auf elektromechanischem Wege ausgelöst, zufallen und zwar innerhalb $^1/_4$ ms. In dieser Zeit seien nur 0,01% des Atombombenblitzlichtes ins Auge gekommen. Diese sog. dynamische Lichtschutzbrille erfüllt die Forderung von HILL und CHISUM (1964), wonach gefährdete Personen Lichtschutzbrillen tragen sollen, die unter normalen Umständen ihre Arbeit ermöglichen, im Falle einer Atomexplosion jedoch sofort hinreichend die Augen abdunkeln.

## 14.1.6  Beleuchtung

In der modernen Luftfahrt muß berücksichtigt werden, daß sich in großen Höhen die Beleuchtungsverhältnisse umkehren; der größte Teil der Helligkeit kommt durch Zerstreuung an Teilchen der Atmosphäre zustande, die Helligkeit steigt also von unten her auf, was bei Unerfahrenen zu Fehldeutungen führen kann. Wie bereits ausgeführt, handelt es sich bei Höhen über 10000 m um polarisiertes Licht. Im Zusammenhang mit der Polarisation sei auch auf das Haidinger-Büschel hingewiesen, die Wahrnehmung eines schwach gelblichen Garbenbüschels, das wahrscheinlich durch Doppelbrechung an den Müllerschen Stützfasern und den Henleschen Zapfenfasern durch Polarisation zustande kommt. Das Büschel hat eine Winkelausdehnung von 4 bis 5°, senkrecht zu ihm sind zwei hellblaue Hyperbeln infolge Kontrastwirkung zu sehen.

Vorbedingung für das Erkennen des Haidinger-Büschels ist polarisiertes Licht. Nach v. TSCHERMAK ist die Garbenachse von Ost nach West gerichtet. Bei genau nord-südlicher Blickrichtung soll sie waagerecht liegen. Unter den besonders klaren atmosphärischen Verhältnissen, wie sie in über 10000 m Höhe über Grund herrschen, wäre eine Nord-Süd-Orientierung ohne weitere Hilfsmittel allein anhand des Haidinger-Büschels möglich.

Die Beleuchtung der Rollfeldmarkierung ist nach BYRNES (1951) am besten schwarz-gelb zu halten.

Über die Beleuchtung im Flugzeug s. unter 14.1.7.

## 14.1.7 Flugzeugbau

### 14.1.7.1 Blickfeld

PINSON und CHAPANIS (1946) fordern, daß der Pilot von seinem Platz aus ein „Sehfeld" haben soll, das 15° nach vorne, 5° nach unten und 50° nach den Seiten beträgt. Wenn der Pilot liegt, so ist die Blickfeldeinschränkung nach oben so groß, daß eine Flugzeugführung nur mit optischen Hilfsmitteln möglich ist (ROSE und RIPPLE, 1951). Für die Flugzeugscheiben gilt das gleiche, wie für die Windschutzscheiben im Straßenverkehr. Es ist hier noch eine Arbeit von BROWN und ALSHER (1954) zu erwähnen, nach der diese Autoren die Güte der Scheibe entweder subjektiv oder durch Fotografie prüften; sie fanden keinen Unterschied zwischen beiden Methoden.

### 14.1.7.2 Skalenkonstruktion in der Cockpit

GRETHER (1962) u. a. fordern, daß die Einrichtung einer Cockpit die psychologischen und physiologischen Probleme des Piloten berücksichtigen muß. Vor allem sind unnütze Blicksprünge dadurch zu vermeiden, daß die Instrumente, die am häufigsten oder in einem inneren Zusammenhang miteinander kontrolliert werden, auch einander benachbart angeordnet werden. Über die Reihenfolge der Instrumentenkontrolle gibt unter Umständen eine Analyse der Augenbewegungen im Fluge mit Hilfe der Spiegelfotografie Aufschluß (MILTON, 1952). Es handelt sich hierbei weitgehend um technische Fragen, zu denen vom Augenarzt her nur zu bemerken ist, daß generell feststehende Zeiger bei beweglicher Skala leichter und schneller abzulesen sind als bewegliche Zeiger mit festen Skalen. In einer neueren Arbeit hat sich von augenärztlicher Seite her MIGLIORINO (1964) mit diesem Problem befaßt, das bereits früher FITTS (1950) u. a. aufgegriffen hatten.

Für die Beleuchtung der Skalen ist von Interesse, daß DOSE und DICKINSON fotografisch und subjektiv nachweisen konnten, daß die Behauptung nicht stimmt, wonach in großen Höhen der Himmel dunkler werde; nach diesen Autoren scheint der Himmel vielmehr etwas dunkler blau zu sein, Sterne wurden nicht sichtbar und die Erkennbarkeit der Instrumente nahm bei der normalen Beleuchtung nicht ab. Gegenteiliger Auffassung ist BARR (1950), der meint, daß die Umkehr der Helligkeitsverhältnisse (unten heller als oben) es mit sich bringe, daß die Instrumente in einer Art Dämmerlicht gesehen würden, der Kontrast müßte deshalb erhöht werden.

Die Frage der visuellen Nachrichtenübertragung in verschiedenen Ebenen ist bisher nur von NAISH (1964) untersucht worden, der Verfasser glaubt, daß eine Nachrichtenübertragung in verschiedenen Ebenen ebenso gut möglich sei, wie die Nachrichtengebung in einer Ebene.

### 14.1.8  Vibration

Sehstörungen infolge Vibration treten am ehesten bei einer Frequenz von 40 bis 60 Hertz infolge Eigenschwingungen auf, bei höheren Frequenzen, wie sie im Überschallflug auftreten können, sind Sehstörungen bisher nicht beobachtet worden.

### 14.1.9  Flugsicherung

Bei hohen Geschwindigkeiten ist die Sehschärfe in der Gesichtsfeldperipherie wesentlich schlechter als bei Stillstand der Objekte. Im Schnellflug ist das Gesichts- und Blickfeld stark eingeschränkt (WHITESIDE, 1963). Aus diesem Grunde und wegen der psychosensorischen Anisochronie (s. 14.2.3) muß die Flugsicherung weitgehend durch Instrumente in der Cockpit erfolgen (LAZO und BOSEE, 1963). Diese Kontrolle ist um so wichtiger, als es durch die Bewegung des Fliegens zu einer Reihe von Täuschungen kommen kann; der Pilot kann sich bei ungewöhnlichen Flugsituationen nicht auf seine Empfindungen verlassen (DEARNLEY, REASON und DAVIES, 1962). So führt z. B. nach SZIKLAI, WAPNER, McFARLAND und WERNER eine Kippung des Piloten zu einer scheinbaren Verschiebung optischer Signale. Den gleichen täuschenden Effekt hat eine Zu- bzw. Abnahme des Druckes auf die Fußsohlen oder andere Körperpartien.

Weiter muß der Flieger mit Illusionen, d. h. mit Trugwahrnehmungen infolge Verfälschung tatsächlich vorhandener Sinneseindrücke rechnen (LEWESS-LITZMANN, 1965). Der gleiche Autor berichtet über oculogyrale, oculogravische Illusionen und den Flugschwindel unter Corioliseinwirkung. Die Fehlwahrnehmungen durch Drehbewegungen stehen nach BYFORD (1963) nicht mit einem Nystagmus in Zusammenhang.

Nicht immer können die dynamischen Stereotypien zur Flugsicherung beitragen, sie können unter Umständen vielmehr zu einer Gefährdung führen, wie WOLFF (1960) nachwies.

Eine ganz besondere Problematik im Rahmen der Flugsicherung bietet die Beleuchtung des Radarschirmes, mag es sich nun um den Plan-Position-Indicator oder den Range-Height-Indicator handeln. Die Augen des Beobachters folgen dem Zeiger auf der runden Bildfläche. Hierbei sind schräge Einblickwinkel zu vermeiden, die Gesichtslinie und die Schirmfläche sollen einen rechten Winkel miteinander bilden. Es sollen nach Möglichkeit nicht mehr als drei bis maximal fünf Umdrehungen verfolgt werden, dann ist zur Entspannung des Akkommodations-Konvergenzmechanismus kurz eine Ruhepause einzulegen. Gleichzeitig ist darauf zu achten, daß am Radarschirm besonders leicht eine Lokaladaptation auftreten kann. Eine ausführliche Zusammenstellung der mit der Radarkontrolle zusammenhängenden Probleme findet sich bei GERATHEWOHL (1957).

Bei einer Personengruppe, die durchschnittlich 4 Jahre mit Radareinrichtungen gearbeitet hatte, fanden COSIC u. Mitarb. (1963) neurozirkulatorische

Dystonien im Innenohr und Linsentrübungen. Bei einer Kontrollgruppe, die 3 Jahre die gleiche Arbeit ausgeführt hatte, waren die gleichen Veränderungen in geringerem Umfange nachweisbar, während eine dritte Gruppe, die mit Radar noch nie Berührung gehabt hatte, keine pathologischen Veränderungen in diesem Sinne aufwies. Alle pathologischen Veränderungen, zu denen auch eine Thrombopenie gehörte, waren 6 Monate nach Beendigung der Radararbeit nicht mehr nachweisbar.

CLEARY und PASTERNAK fanden bei 736 Personen, die mit Mikrowellen arbeiteten, daß es zu einer Zunahme der Opazität der Linse, zu Nahtdefekten und hinteren Linsenpoltrübungen kam, ohne daß Sehstörungen auftraten. Nach ihrer Auffassung tritt bei Personen, die Radarwellen ausgesetzt sind, eine beschleunigte Alterung der Linsen ein und zwar erreicht diese Beschleunigung im Alter von 60 Jahren eine Differenz von 5 Jahren gegenüber der Norm. Die Trübungen am hinteren Linsenpol waren signifikant häufiger bei den Exponierten anzutreffen. Die Stärke der Radareinrichtung soll von größerer Bedeutung sein als die Einwirkungsdauer.

Augenschmerzen, Flimmern, Kopfschmerzen, Ermüdung und Nachlassen der notwendigen Aufmerksamkeit sind die typischen Beschwerden des Radarbeobachters.

## 14.2  Optische Probleme in großen Höhen, Raumfahrt
### 14.2.1  Sauerstoffmangel und Druckschwankungen

Flugzeuge in großen Höhen sind mit Druckkabinen und Sauerstoffgeräten, Flieger mit Schutzanzügen und Atemgeräten ausgerüstet. Im ungestört verlaufenden Flug kann es nicht zum Sauerstoffmangel kommen, „er gehört in das Gebiet der fliegerischen Unfallkunde" (SCHUBERT), er tritt vor allem bei Undichtigkeit der Druckkammer und Fehler in der Sauerstoffzuleitung oder Verdrängung des Sauerstoffes durch Kohlenmonoxyd auf. Erste Zeichen der sich anbahnenden Katastrophe sind die hypoxämischen Symptome wie Kopfschmerzen, Hitze und Druckgefühl im Kopf, Kribbeln in den Fingern, bald stellen sich auch die ersten optischen Ausfälle ein. Frühzeitiges Erkennen der Gefahr ist erforderlich, um die zur Verfügung stehende Zeitreserve ausnutzen zu können. Diese Zeitreserve beträgt bei völligem Ausfall der Sauerstoffversorgung in den einzelnen Höhen bei

|  |  |
|---|---|
| 7 000 m | 5 min, |
| 7 500 m | 3,5 bis 4 min, |
| 8 000 m | 3 min, |
| 9 000 m | 1,5 min, |
| 10 000 m | 1 min, |
| 11 000 m | 40 s, |
| 12 000 m | 30 s, |
| 15 000 m | 10 s. |

Das Versagen der Sehbahnfunktion bei Sauerstoffmangel erfolgt, wie NOELL und CHINN mit elektrophysiologischen Methoden am Kaninchen finden konnten, in folgender Reihenfolge:

1. Rinde und Corpus geniculatum,
2. Netzhautganglienzellen,
3. bipolare Zellen,
4. Photorezeptoren.

Daneben kommt es bei Hypoxämie zu feingeweblichen Veränderungen des Auges, zu vorübergehenden Trübungen des Kammerwassers und zu Niederschlägen in der Kapsel und Rinde der Linse.

Folgende Ausfälle sind beschrieben worden:

## 14.2.1.1 Sehschärfe, Dunkeladaptation

HEINRICH (1964) berichtet, daß Sehschärfe und Akkommodation bis zu Höhen von 4000 m nicht nachlassen.

Nach RUFF u. a. nimmt die Unterschiedsempfindlichkeit besonders bei schwacher Beleuchtung ab, bei ausreichender Beleuchtung konnte RUFF keine Visusminderung feststellen. Die Dunkeladaptation wird nach HEINRICH (1964) bei Höhen über 3000 bis 4000 m deutlich eingeschränkt.

RUFF überprüfte in Unterdruckkammerversuchen die subjektive Angabe, daß in 4000 m Höhe der Himmel dunkler erscheine. Er fand diese Angabe bestätigt und objektivierte die Sauerstoffmangelgenese durch Zugabe von Sauerstoff. Er schreibt: „Nach Sauerstoffgabe erscheint dann alles in strahlender Helligkeit, wie wenn die Fenstervorhänge in einem Zimmer geöffnet werden und Sonnenlicht plötzlich ins Zimmer flutet."

Da im Sauerstoffmangel die Geschwindigkeit der Erregungsleitung im Sehnerv herabgesetzt ist, ist es verständlich, daß die Flimmerverschmelzungsfrequenzschwelle ansteigt, das ist besonders dann der Fall, wenn noch eine Alkoholwirkung hinzutritt (ROKSETH und LORENTZEN, 1954). WÜNSCHE erklärt das Augenflimmern, das über 8000 m Höhe auftritt, durch zentrale Sehstörungen.

## 14.2.1.2 Gesichtsfeld

Der blinde Fleck vergrößert sich nach BIETTI (1963) und FERRATA (1950) bei Anoxämie, und zwar — nach BIETTI — besonders bei latenten Augenerkrankungen. Beide Autoren konnten in einigen Fällen auch eine Vergrößerung der Angioskotome bei Sauerstoffmangel finden.

Nach GOLDMANN und SCHUBERT sind im Sauerstoffmangel die Gesichtsfeldaußengrenzen eingeengt, eine Angabe, die KYRIELEIS und SIEGERT nachprüften und nicht bestätigen konnten. Es soll sich hierbei nach den letztgenannten Autoren nicht um eine organische Funktionsherabsetzung handeln, sondern um eine uncharakteristische Einschränkung der Außengrenzen infolge Aufmerksamkeitsschwäche. In jüngster Zeit hat POPESCU (1962) dieses Problem erneut aufgegriffen und einen neuen Gesichtspunkt beigetragen. Nach ihm ist die von ihm gefundene und statistisch gesicherte Abnahme der peripheren Isopteren, die bei 5000 m 7,5°, bei 12000 m 12,5° und bei 16000 m 15,5° beträgt, nicht auf Sauerstoffmangel zurückzuführen, sondern auf die im Unterdruck auftretende Kurzsichtigkeit. 9 min nach Verlassen der Unterdruckkammer war das Gesichtsfeld wieder normal.

### 14.2.1.3  Farbentüchtigkeit

Auf die Beziehungen zwischen Sauerstoffmangel bzw. Unterdruck und Farbentüchtigkeit wurde bereits im Abschnitt 3 eingegangen.

### 14.2.1.4  Motilität

Auch die Augenmotilität leidet im Sauerstoffmangel, hierdurch kann es zu einer Störung des räumlichen Sehens kommen. Nach BIETTI u. Mitarb. tritt bei einer Hypoxie entsprechend 3500 bis 5000 m Höhe beim Sehen in die Ferne eine Neigung zur Konvergenz, in seltenen Fällen auch zur Divergenz auf, beim Sehen in die Nähe macht sich eine Konvergenzinsuffizienz bemerkbar. BYRNES (1951) und GIARDINI (1949) weisen auf eine Akkommodationsschwäche in Höhen über 3500 m hin.

### 14.2.1.5  Blutkammerwasserschranke

Die Permeabilität der Blutkammerwasserschranke nimmt im akuten Sauerstoffmangel rasch zu (GIARDINI, 1952).

### 14.2.1.6  Hornhautsensibilität

Die Sensibilität der Hornhaut soll im chronischen Sauerstoffmangel parallel zur allgemeinen Herabsetzung der taktilen Empfindlichkeit abnehmen.

## 14.2.2  Beschleunigung

Die Wirkung der Beschleunigung auf den Körper beruht auf Schwerkraftänderungen. Die Schwerkraft ist ein Vektor, der aus der Summe der Gravitations- und Trägheitskräfte gebildet wird, die auf den Körper einwirken.

Beschleunigung ist Geschwindigkeit durch Zeit:

$$b = \frac{d_v}{d_t}.$$

Der Quotient $\frac{d_v}{d_t}$ ist der Differentialquotient der Geschwindigkeit nach der Zeit. Wir unterscheiden positive und negative Beschleunigungen. Das

Maß für die Beschleunigung ist im allgemeinen die Erdbeschleunigung. Um im Körper eine bestimmte Wirkung durch Beschleunigung zu erzielen, muß sie eine bestimmte Zeit (Wirkzeit) einwirken. Nach RUFF treten Kreislaufstörungen nicht unterhalb einer Wirkzeit von 0,5 bis 1 s auf.

In diesem Bereich ist die Grenze durch die Zerreißfestigkeit der belasteten Gewebe gegeben. Folgende Zeiten können nach GAUER (1939) bei bestimmter Beschleunigung ohne Schäden überstanden werden:

| Beschleunigung in g: | Wirkzeit in s: |
|---|---|
| 3 bis 4 | 60 |
| 4 bis 5 | 50 |
| 5 bis 6 | 30 |
| 6 bis 7 | 10 |
| 7 bis 8 | 5 |
| 8 bis 9 | 2 |
| 10 | 1,5 |
| 15 | 1 |
| 20 | 0,5 |

Die Schwerkraft wirkt grundsätzlich auf zwei Wegen auf das optische System, und zwar über den Kreislauf:

### 14.2.2.1 Intracerebrale Kreislaufstörungen

Die intracerebrale Blutversorgung folgt wegen der starren Schädelkapsel besonderen dynamischen Gesetzen. In großen Zügen gilt für den plötzlichen Druckanstieg das gleiche wie für den langsam steigenden Druck, etwa bei langsam wachsenden, raumfordernden intracraniellen Prozessen. „Der Schädel und damit der Inhalt können beim Erwachsenen ohne Massenausgleich nicht wesentlich vergrößert werden, er ist ein wasserdicht gekapselter Raum" (ZÜLCH). Der gleiche Autor schreibt zum Volumenausgleich: „Unter den Bestandteilen des Schädelinhaltes ist der Liquor am leichtesten verschieblich, er vermag durch das Foramen occipitale magnum frei ein- und auszutreten, Hirnmassen dagegen vermögen das nur in sehr beschränktem Umfang. Deshalb wird eine pathologische Zu- oder Abnahme des Schädelinhaltes am ehesten durch eine Veränderung der Liquormenge ausgeglichen. Der Zuwachs an Masse im Schädelinneren führt also meist zu einem Verlust an Liquor in den Furchen, in den Zisternen und in den Ventrikeln. Umgekehrt wird bei Substanzverlust der Mangel an Substanz durch Liquor ausgeglichen."

Der Rückenmarkskanal ist — hydrodynamisch betrachtet — der Schädelkapsel zuzurechnen. In Höhe der Mantelkante besteht normalerweise ein Unterdruck im Liquorsystem von 8 bis 12 cm Wassersäule gegenüber dem Luftdruck. Bei einer Fliehkraftrichtung Kopf → Fuß strömt der Liquor in den Rückenmarkskanal, und zwar um so mehr, je mehr die Venen im

Rückenmarkskanal kollabieren. Hierdurch sinkt der intracranielle Druck, und besonders bei kurzen Wirkzeiten genügt der ebenfalls erheblich erniedrigte arterielle Druck noch für die Aufrechterhaltung des cerebralen Kreislaufes, weil das Druckverhältnis Arterie—Liquor zugunsten des Arteriendruckes verschoben ist. Dieser mechanischen Kompensation sind jedoch Grenzen gesetzt, es gibt eine untere Grenze, unter der das arterielle System seine Aufgabe nicht mehr erfüllt.

### 14.2.2.2 Intraoculare Kreislaufstörungen

Sobald die A. ophthalmica aus der Schädelkapsel ausgetreten ist, wirken auf sie die äußeren hydrostatischen Druckverhältnisse ein, die Arterie kollabiert bei entsprechendem Druck augenblicklich, ihr Blutanteil steht den anderen, in der Schädelkapsel verbleibenden Ästen der A. carotis interna zur Verfügung, wodurch zugleich der intracranielle Kreislauf weiter gesichert wird. Als ungünstiges Moment kommt hinzu, daß die A. ophthalmica den intraocularen Druck von 12 bis 20 mm Hg überwinden muß. Der intraoculare Druck unterliegt anderen hydrostatischen Gesetzen als der intracerebrale, der weitgehend unter Beschleunigungseinwirkungen erhalten bleibt. Unter diesen Umständen ist es verständlich, daß Sehstörungen infolge von Fliehkrafteinwirkungen zuerst am Auge ausgelöst werden und noch rasch reversibel sind. Erst später treten die zentralen Sehstörungen auf, die kontinuierlich in Bewußtlosigkeit übergehen, sie bleiben länger bestehen.

Sehstörungen unter Fliehkrafteinwirkung haben eine grundsätzlich andere primäre Ursache als die infolge Sauerstoffmangel. Duane (1954) gibt folgende Stadieneinteilung an:

Stadium I:    Pulsation der A. centralis retinae mit Kaliberunregelmäßigkeiten und Einschränkung der Gesichtsfeldaußengrenzen.

Stadium II:   Kollaps der A. centralis retinae (schwarzer Vorhang, blackout).

Stadium III: Nach Abklingen der Fliehkraftwirkung Rückkehr des Arterienpulses, zuerst Wiederkehr des zentralen, dann des peripheren Sehens.

Soweit nur die peripheren Gesichtsfeldpartien eingeschränkt sind, sprechen Duane u. Mitarb. (1962) von einem gray-out. In diesem Stadium konnten Duane u. Mitarb. Netzhautarterienpulsationen ophthalmoskopisch nachweisen, während im black-out die Blutversorgung der Netzhaut unterbrochen ist. Die elektroencephalographisch nachweisbaren Hirnströme auf Lichtreize konnten die Verfasser nur bei einigen Personen im gray-out, bei keiner Versuchsperson im black-out nachweisen, gleichzeitig kam es zum Auftreten von Alpharhythmen. Auch am Anfang des black-out kann ein Lichtreiz noch wahrgenommen werden, wenn er sehr stark überschwellig ist (HOWARD, 1962). Da der Pupillenreflex länger erhalten bleibt als das Sehen, nimmt HOWARD im Gegensatz zu anderen Verfassern als Ort der Störung einen Punkt oberhalb der Trennung der Seh- und Pupillenbahn an.

In ähnlichem Sinne äußern sich BECKMANN, DUANE u. a. (1962). WHITE (1965) untersuchte sechs Versuchspersonen, die 10 bis 14 s in schwerelosen Zustand versetzt wurden. Eine Kontrollgruppe wurde unter Belastungen entsprechend 1 g und 2,5 g untersucht. Bei einer Beleuchtung des Hintergrundes mit 0,03 foot-Lambert konnte ein Leuchtdichteunterschied von 12,56% bei Schwerelosigkeit wahrgenommen werden, während unter 1 g-Bedingungen erst ein Unterschied von 15,14% wahrgenommen wurde. Ebenso war ein deutliches Nachlassen der Unterschiedsempfindlichkeit bei höherer Hintergrundsbeleuchtung unter 1 g-Belastung zu finden. Es muß daran gedacht werden, daß hier neben den besonderen Helligkeitsverhältnissen auch die Schwerelosigkeit mitverantwortlich ist für das überragend gute Sehvermögen der Raumfahrer, über das gelegentlich berichtet wird.

Das Rotsehen der Flieger bei fußwärts gerichteter Beschleunigung wird entweder durch ein Hochschieben der Unterlider oder durch die vermehrte Durchblutung im Auge, die nach DUANE mit einer geringen Drucksteigerung verbunden ist, hervorgerufen.

Hohe Beschleunigungen können subconjunctivale und intraretinale Blutungen auslösen.

### 14.2.2.3  Sinnestäuschungen

Sinnestäuschungen hinsichtlich der Lage im Raum infolge Beschleunigung sind generell dadurch zu erklären, daß es zu einer Dissoziation von labyrinthären Meldungen und Netzhautortswerten kommt. Es könnte sich hierbei reafferenzphysiologisch gesehen um einen Fühlerdefekt handeln (GRAMBERG-DANIELSEN, 1959). Die theoretisch möglichen und tatsächlich beobachteten Sinnestäuschungen lassen sich danach leicht ableiten. Bewegungstäuschungen sind notwendigerweise dann zu erwarten, wenn die visuelle Kontrolle ausfällt, z. B. im Nebel und wenn labyrinthäre Meldungen fehlen (z. B. bei Schwerelosigkeit).

„Die bei aufrechter Kopfhaltung subjektive Vertikallinie scheint bei Kopfneigung in der entgegengesetzten Richtung zu kippen. Der Kippeffekt der Vertikalen ist stets kleiner als die tatsächliche Kopfneigung" (AUBERT). Nach SCHOBER ist das Aubertsche Phänomen am stärksten zu beobachten, wenn der ganze Körper in gestreckter Stellung geneigt wird. Es ist bei reiner Kopfneigung etwas schwächer und am schwächsten bei lotrecht stehendem Kopf, aber geneigtem Körper. Bei Zusammenwirkung von Flieh- und Schwerkraft auf den Körper tritt die nach dem Kräfteparallelogramm bestimmte Resultierende an die Stelle der lotrechten Achse (SCHOBER). Der Pilot lokalisiert daher bei Rechtskurven den Himmel nach links

11*

und die Erdoberfläche nach rechts und umgekehrt. Deshalb muß sich der Pilot nach einem künstlichen Horizont richten.

NUTTAL (1958) wies an einem größeren Material nach, daß 14% der schweren Flugunfälle durch räumliche Desorientierung verursacht waren. Die primären Sehstörungen als Ursache räumlicher Desorientierung treten gegenüber den vestibulär ausgelösten an Bedeutung zurück.

### 14.2.3 Geschwindigkeit

### 14.2.3.1 Physiologisches

Die Ausfälle und Täuschungen im optischen Funktionenkreis, die unter 14.2.1 und 14.2.2 besprochen wurden, waren durch äußere Einwirkungen auf Auge und Gehirn hervorgerufen, die physikalisch oder chemisch faßbare Veränderungen am optischen System nach sich zogen. Sind diese Einflüsse zu groß, können sie nicht mehr kompensiert werden, und die Funktionsfähigkeit des Auges wird durch Fliehkrafteinwirkung, Sauerstoffmangel oder andere Einflüsse infrage gestellt. Auf grundsätzlich anderen Ursachen beruht die Insuffizienz des Auges bei großen Geschwindigkeiten. Die Leistungsfähigkeit des menschlichen Auges bleibt hinter den Erfordernissen der Technik zurück, wir stoßen hier auf eine optische Barriere. Zwischen dem Auftreten eines Lichtreizes auf der Netzhaut und seiner optischen Wahrnehmung vergeht eine Zeit, die um so bedeutungsvoller ist, je schneller sich das Sehding oder der Beobachter oder beide bewegen, dadurch kommt es zur optischen Anisochronie (Abschnitt 1). Ursache für die optische Anisochronie, das Auseinanderfallen von Umweltrealität und Wahrnehmung, ist die relativ langsame Überleitung des Lichtreizes, der ja nur bis zur Netzhaut mit Lichtgeschwindigkeit vordringt. Die dann folgende Zeit, die zwischen der Reizeinwirkung auf die Netzhaut und dem Beginn der zentralen Empfindung vergeht, beträgt etwa 0,05...0,1 s (latente sensorielle Empfindungszeit). Zu dieser Leitungszeit kommen noch Augenbewegungen und Akkommodation (Blicksprung vom Instrumentenbrett in die Ferne und zurück), und so vergehen etwa 1...1,5 s, bis ein Gegenstand scharf gesehen wird (sensorielle Latenz niederer Ordnung nach STRUGHOLD). Diese sensoriellen Latenzzeiten niederer Ordnung bewirken, daß vor dem Piloten eines Überschallflugzeuges eine „blinde Strecke" (Distanzskotom) liegt.

Das Bemerken eines entgegenkommenden oder die Flugrichtung kreuzenden anderen Flugzeuges ist zwar wichtig für die Verhinderung einer Kollision, doch ist tatsächlich damit noch nichts getan. Die Wahrnehmung muß verarbeitet, Maßnahmen zur Kursänderung müssen getroffen werden (sensorielle Latenz höherer Ordnung nach STRUGHOLD).

Erst nach Ablauf dieser Latenz beginnt das Flugzeug langsam den Kurs zu ändern, scharfe Kursänderungen sind weder technisch möglich, noch

würden sie von der Flugzeugbesatzung wegen der dabei auftretenden Flieh-
kräfte vertragen werden können. So ergeben sich Sicherheitsabstände, die
je nach Geschwindigkeit und Flugeigenschaft verschieden groß sind, jedenfalls mehrere Kilometer betragen und somit das Leistungsvermögen des
Auges überfordern.

## 14.2.3.2 Physikalisches

Die Geschwindigkeitsangabe im Überschallbereich erfolgt im allgemeinen in Mach (Schweizer Ingenieur). Es muß hier auf die Mach-Zahl und
damit den Begriff der Schallgeschwindigkeit eingegangen werden, denn die
Unterschiedlichkeit der Angaben im Schrifttum über die Größe der Strecken,
die während der sensoriellen Latenzen niederer und höherer Ordnung zurückgelegt werden, hat zum Teil ihren Grund in der verschiedenen Auslegung des Begriffes „Schallgeschwindigkeit". Die Schallgeschwindigkeit
ist nicht konstant, sie schwankt vielmehr erheblich und ist abhängig von
Druck, Dichte und Temperatur des betreffenden Mediums, in dem gemessen wird.

Es gilt die Formel:

$$c = \sqrt{\frac{k \cdot p}{\varrho}} .$$

wobei $c$ = Schallgeschwindigkeit, $p$ = Luftdruck und $\varrho$ = Luftdichte ist.
Für die Konstante $k$ ist hier 1,4 zu setzen, $p$ ist unter Normalbedingungen
$76 \times 13,6 \times 981$ dyn/cm$^2$; $\varrho$ bei 0° C = 0,001 293 g/cm$^3$.

Aus der Formel folgt, daß die Schallgeschwindigkeit um so niedriger ist,
je niedriger Temperatur und Luftdruck sind. Der Faktor Temperatur spielt
eine erhebliche Rolle; Schallgeschwindigkeiten werden von Flugzeugen im
allgemeinen in einer Höhe erreicht, in der Temperaturen von $-50°$ bis
$-70°$ herrschen.

STRUGHOLD gibt folgende Einteilung der Geschwindigkeiten:

| | |
|---|---|
| subsonisch | bis 900 km h$^{-1}$, |
| transsonisch | 900 bis 1 400 km h$^{-1}$, |
| supersonisch | Mach 1 bis 5, |
| hypersonisch | über Mach 5. |

Die Mach-Zahl gibt das Verhältnis von gemessener Geschwindigkeit
zur Schallgeschwindigkeit im gleichen Medium an.

$$M = \frac{w}{c}$$

wobei $M$ = Mach, $w$ = Geschwindigkeit und $c$ = Schallgeschwindigkeit
ist. Mach 2 bedeutet demnach doppelte Schallgeschwindigkeit, sagt aber
nichts über die absolute Geschwindigkeit im metrischen System aus, hierzu
gehört noch die Angabe über Druck, Dichte und Temperatur in dem

Medium, in dem die Geschwindigkeit erzielt wurde. Ein Flugzeug in Bodennähe, das mit einer Geschwindigkeit Mach 1 fliegt, ist demnach bedeutend schneller als ein Flugzeug, das in 20 km Höhe Mach 1 erreicht.

*Anwendung.* In der Höhe, in der moderne Überschallflugzeuge fliegen, beträgt die Schallgeschwindigkeit etwa 250 bis 300 m s$^{-1}$. Bei Mach 1 ergeben sich demnach folgende Zonen:

Zone A (Distanzskotom) 25 bis 30 m

Zone B (Strecke der sensoriellen Latenzen niederer Ordnung) 300 bis 500 m

Zone C (Strecke der sensoriellen Latenzen höherer Ordnung) über 1 km

Handelt es sich um ein Flugzeug, das unter Umständen auf gleichem Kurs entgegenkommt, so bedeutet das, daß ein Erkennen auf 1000 m bei Mach 1 noch nicht für das Ausweichen ausreicht. Bei einem Auftreffen des Lichtreizes auf die Netzhaut aus einer Distanz von 60 m erfolgt der Zusammenstoß eher als der Reiz von der Retina zur Hirnrinde gelangt ist. Bei Mach 3 beträgt die Distanz bereits 180 m. Die optische Kontrolle des Fluges wird weiter dadurch erschwert, daß bei Mach 1 die Luftmassen nicht mehr um das Flugzeug herumfließen, sondern sich vor ihm zusammenballen. Diese geballte Luft hat andere optische Eigenschaften, die nicht prognostizierbar, sondern variabel sind, es kommt zur scheinbaren Objektverlagerung und Flimmern. Gewisse Schallfrequenzen führen nach Duguet und Mercier (1951) zu Mydriasis und Miosis. Aber noch weitere Fakten sind hier zu erwähnen. Da bei einem Visus von z. B. 5/10 die Sehweite auf 50% gegenüber einem Visus von 5/5 zusammenschrumpft, ist hier auf die myopie spatiale (Mercier), die space myopia (Curtis), die Empty-field myopia (Brown), im Deutschen wohl am besten als Weltraummyopie bezeichnet, einzugehen. Brown, Shuttleworth u. a. geben sie mit 0,5 bis 1,0 dptr, Mercier, Curtis u. a. mit 0,5 bis 2 dptr an und beziehen sie auf eine vermehrte Krümmung der Linsenvorderfläche. Whiteside nimmt die Weltraummyopie mit 1 dptr an und vermutet die Ursache darin, daß das Auge keinen Fixierpunkt im Weltraum findet und in Ruhelage übergeht. Riddel (1953) spricht von einer Akkommodations-Linsenmyopie von etwa 1,5 dptr. Schon bei einer Weltraummyopie von 0,5 dptr muß — nach Whiteside und Gronow, zit. nach Brown (1957) — ein Objekt unter dem 2,2fachen Sehwinkel erscheinen, um erkannt zu werden, es wird vom gleichen Betrachter in großen Höhen also erst in weniger als der halben Entfernung bemerkt, wie ein gleiches Objekt an der Erdoberfläche. Der Beginn der Reaktionsauslösezeit wird dadurch weiter verzögert.

Die praktische Auswirkung der Weltraummyopie ist abhängig von der Geschwindigkeit des Beobachters und des Sehobjektes.

Schließlich kommt es zu einer weiteren Verzögerung, weil:

infolge einer Dunstempfindung als Folge der Linsenfluorescenz unter Ultraviolettbestrahlung die Sehschärfe gemindert wird (Shuttleworth, 1963), bei Ausschaltung der Linsenfluorescenz durch eine Blendschutzbrille die Myopie infolge der Pupillenerweiterung zunehmen kann (sog. Nachtmyopie). Die Notwendigkeit einer Blendschutzbrille in großen Höhen mit einer Absorption von 75% betont MERCIER,

es im Unterdruck zu einer Einengung des Gesichtsfeldes kommt (s. oben, POPESCU u. a.), ein Sehding also wiederum später in den Sichtraum tritt,

im Sauerstoffmangel die Leitungszeit im Sehnerv verlängert ist,

die Luftmassen bei trans- und supersonischen Geschwindigkeiten nicht mehr am Flugkörper vorbeifließen, sondern zusammengepreßt werden.

Sowohl der Sichtraum und die Sehweite, als auch die latenten sensoriellen Empfindungszeiten sind somit von einer Vielzahl von Faktoren abhängig, die sich zum Teil addieren.

Die Zonen A, B und C (s. oben) werden bis zur beginnenden Kursabweichung durchflogen. Bei der hohen Geschwindigkeit eines Überschallflugzeuges kann die Kursabweichung zur Vermeidung zu großer Radialbeschleunigungen nur gering sein. Die Sicherheitszonen müssen daher so groß sein, daß sie sich einer optischen Kontrolle entziehen. Die große Zahl der Fast-Zusammenstöße spricht eine beredte Sprache, es ist aus den hier angeführten Gründen erforderlich, das technische Flugsicherungssystem weiter auszubauen.

Eine elektronisch gesteuerte Flugsicherung ist ratsam.

## 14.3  Augenkrankheiten

### 14.3.1  Beim Personal

Da nahezu alle Minderleistungen des Auges bei Piloten durch die strengen Tauglichkeitsvorschriften ausgeschlossen sind, beschränkt sich die Literatur fast ausschließlich auf das Glaukom, das von den Richtlinien nicht immer über Funktionsminderungen erfaßt wird.

Eine ständige Kontrolle der Piloten auf eventuelle Augendruckerhöhungen fordern CULVER und CLARK (1963). Piloten, bei denen zweimal ein Druck von über 22 mm Hg oder einmal ein Druck von 25 mm Hg oder mehr gemessen wird oder bei denen die Tensionsdifferenz zwischen rechts und links mehr als 4 mm Hg beträgt, sollen zum Augenarzt geschickt werden.

In der französischen zivilen Luftfahrt wird das fliegende Personal systematisch auf Augendruckerhöhungen untersucht, und PERDRIEL und SOLE (1963) fanden bei 2,7% der Untersuchten ein Glaukom, bei weiteren 0,85% gelegentliche Druckanstiege ohne Funktionsausfälle. Es wird deshalb gefordert, daß bei Piloten über 40 Jahren einmal im Jahr der Augendruck gemessen und bei Grenzwerten mit Provokationsmethoden untersucht wird.

In diesem Zusammenhang ist der Bericht von SÉDAN (1965) interessant, er fand bei einem Piloten unter der beruflichen Belastung Druckanstiege, die nach Einsatz am Boden nicht mehr nachgewiesen werden konnten.

SÉDAN hält deshalb Personen mit Verdacht auf Glaukom nicht mehr für flugtauglich, da die Augenbinnendrucksteigerung unter der Belastung des Fluges manifest und die Flugsicherheit gefährdet werden könne. Ob Druck und Sauerstoffkonzentration für die Glaukomgenese eine Rolle spielen, erscheint fraglich (PAYNE, 1962). Sicher kann aber wohl ein Glaukom durch einen Flugzwischenfall zunächst belangloser Natur beim Piloten ausgelöst werden und sich dann verhängnisvoll auswirken.

## 14.3.2 Bei Passagieren

### 14.3.2.1 Glaukom

Im Flug pflegt meist eine geringe Anoxämie aufzutreten, die nach PERDRIEL (unveröffentlicht) den Augendruck senkt. Der gleiche Autor sieht deshalb das chronische Glaukom nicht als Kontraindikation für Flugreisen an. Anders verhält es sich mit der Auslösung eines Glaukomanfalles bei scheinbar gesunden Reisenden durch einen psychischen Stress oder durch Kinetose. DIRINGSHOFEN (1963) sieht in dem akuten Glaukom eine Gegenindikation für die Benutzung moderner Verkehrsflugzeuge auch mit Überdruckkabinen.

### 14.3.2.2 Netzhautablösung

Mikrotraumen wie sie z. B. die Vibrationen darstellen und Flugkrankheiten können eine bereits bestehende Netzhautablösung sicher ungünstig beeinflussen, trotzdem ist unter Umständen das Flugzeug von allen möglichen Transportmitteln noch das beste, um einen solchen Patienten in die Klinik zu bringen. Nach einer Operation soll nach PERDRIEL (1963) 2 Monate gewartet werden, bis man den Patienten wieder fliegen läßt.

### 14.3.2.3 Juvenile Glaskörperblutung

Jugendliche mit dieser Erkrankung sollen nach Möglichkeit nicht fliegen.

### 14.3.2.4 Allgemeinerkrankungen

Bei Gefäßleiden, die beim Flug zu kleinen Netzhautblutungen führen können, und bei Bluthochdruck, besonders wenn er mit Coronarschädigung verbunden ist, ist eine Flugreise nicht zu empfehlen. PERDRIEL glaubt, daß Mikroblutungen in der Netzhaut bei Bluthochdruck häufiger sind als es in der Literatur beschrieben wird, da sie sich dem Nachweis im allgemeinen entziehen. Wenn das Flugzeug trotzdem benutzt werden muß, so soll es niedrig und zur Vermeidung großer Radialbeschleunigungen nicht zu schnell fliegen. Starke Höhenunterschiede sind zu vermeiden, Sauerstoffatmung ist sicherzustellen.

### 14.3.2.5 Unfälle

Patienten mit perforierenden Verletzungen, mit oder ohne intraocularen Fremdkörper, sollten im Flugzeug allenfalls in einer Höhe bis zu 3000 m befördert werden (PERDRIEL, 1963), außer wenn eine Druckkabine vorhanden ist, andernfalls besteht die Gefahr des Glaskörpervorfalles. Nach stumpfen Traumen ist von einem Lufttransport allenfalls bei einer Luxation oder Subluxation der Linse abzuraten.

## 14.4 Tauglichkeitsbestimmungen

Die in der Bundesrepublik Deutschland ausgearbeiteten Tauglichkeitsvorschriften für die zivile Luftfahrt, deren ophthalmologischen Teil REISER bearbeitete, haben folgenden Wortlaut:

### Bestimmungen über die gesundheitlichen Anforderungen an das Luftfahrtpersonal (Auszug)

(Abkürzung: „Luftf. tgl. best.")

A. Allgemeiner Teil

1. Einteilung des Luftfahrtpersonals

Es sind drei Klassen gebildet worden. Die Bezeichnung der Klasse, in der Teile des Luftfahrtpersonals zusammengefaßt worden sind, wird zugleich für die gesundheitlichen Anforderungen benutzt, die an die Klasse gestellt werden. Die Anforderungen, die bei der Erstuntersuchung (Anwärter) zu stellen sind, haben den Buchstaben a als Zusatz zur Klasse erhalten, die Anforderungen bei der Nachuntersuchung den Buchstaben b.

Es umfaßt

Klasse   I: Berufsflugzeugführer I. Klasse (Linienflugzeugführer);

Klasse  II: Flugzeugführer II. Klasse,

      Berufshubschraubführer,

      Flugnavigatoren,

      Flugingenieure,

      Bordfunker;

Klasse III: Privatflugzeugführer,

Segelflugzeugführer,

Freiballonführer,

Fallschirmspringer,

Personal des FS-Kontrolldienstes.

Bei Klasse III entfällt die Unterscheidung nach Erst- und Nachuntersuchung (a und b), weil bei ihr die Anforderungen so gering gesetzt worden sind, daß eine weitere Herabsetzung bei der Nachuntersuchung nicht vertretbar ist.

Die Anforderung an die Tauglichkeit richtet sich nach der tatsächlichen Verwendung des Fliegers. Diese geht der Klasseneinteilung vor.

## 2. Fristen der Nachuntersuchung

Zugehörige zur Klasse   I sind alle  6 Monate zu untersuchen,
Zugehörige zur Klasse  II sind alle 12 Monate zu untersuchen,
Zugehörige zur Klasse III sind alle 24 Monate zu untersuchen,

ausgenommen die Angehörigen des FS-Kontrolldienstes, die alle 12 Monate zu untersuchen sind.

Innerhalb dieser Fristen ist eine Nachuntersuchung in kürzerem Zeitabstand vorzunehmen, wenn sie auf Grund eines ärztlichen Befundes als notwendig erscheint.

## 2. Ort der Untersuchungen

Klasse I und II müssen in einer Amtlichen Fliegeruntersuchungsstelle untersucht werden, desgleichen von Klasse III alle Privatflugzeugführer und Angehörige des FS-Kontrolldienstes.

Segelflieger, Freiballonführer und Fallschirmspringer können bis zum 40. Lebensjahr auch von einem ärztlichen Sachverständigen untersucht werden. Zwischen dem 40. und 50. Lebensjahr muß die erste Untersuchung in einer Amtlichen Fliegeruntersuchungsstelle stattfinden. Nachuntersuchungen können im Wechsel zwischen Fliegeruntersuchungsstelle und amtlichem ärztlichem Sachverständigen oder nur in einer Fliegeruntersuchungsstelle erfolgen. Nach dem 50. Lebensjahr müssen alle Untersuchungen in einer Amtlichen Fliegeruntersuchungsstelle ausgeführt werden.

## 21. Augen und Sehleistung

Der Prüfling darf keine akuten, chronischen oder progressiven pathologischen Veränderungen der Augen oder ihrer Anhangsorgane aufweisen, die ihn bei der Ausübung des Flugdienstes auf den für seinen Tauglichkeitsgrad zugelassenen Flugzeugmustern beeinträchtigen können. Die in der nachstehenden Fehlertabelle im einzelnen aufgeführten Erkrankungen und Erkrankungsfolgen machen untauglich.

## 22. Fehlertabelle für Augen

| *Fehler*<br><br>t = tauglich<br>u = untauglich<br>zu = zeitlich untauglich | Tauglichkeitsklasse | | | | |
|---|---|---|---|---|---|
| | I<br>a | b | II<br>a | b | III |
| **a) *Lider*** | | | | | |
| Gerstenkorn und Hagelkorn | zu | zu | zu | zu | zu |
| Zerstörung oder Stellungsanomalie der Lider, die den Schutz des Augapfels beeinträchtigen | u | | u | | u[1] |
| Narben oder Verwachsungen der Lidränder miteinander oder der Lider mit dem Augapfel, soweit sie die Sehfähigkeit beeinträchtigen (bei starker Beeinträchtigung auch untauglich III) | u | zu[1] | u | zu[1] | t |
| Stenose der Tränenwege sowie Stellungsanomalie oder Aplasie des unteren Tränenpünktchens (bei starker Beeinträchtigung auch untauglich III) | u | [2] | u | [2] | [2] |
| Tumoren der Augenlider, außer gutartigen Veränderungen (gegebenenfalls nach Operation) | u | u | u | u | u |
| Chronische Blepharitis mit anatomischen Veränderungen an der Lidkante | u | u | u | u | u |
| **b) *Bindehäute*** | | | | | |
| Jede stärkere Conjunctivitis und Blepharoconjunctivitis | zu | zu | zu | zu | zu |
| Chronische Conjunctivitis, soweit stärkerer Tränenfluß die Sehfähigkeit beeinträchtigt | u | zu | u | zu | zu |
| Trachom, ausgenommen, wenn es ohne funktionsbehindernde Narben ausgeheilt ist | u | u | u | u | u |
| Pterygium | zu[1] | zu[1] | zu[1] | zu[1] | zu[1] |
| **c) *Hornhaut*** | | | | | |
| Akute Hornhautentzündung | zu | zu | zu | zu | zu |
| Chronische Hornhautentzündung | u | u | u | u | u |
| Hornhautnarben, wenn sie die Sehfähigkeit mehr als zulässig beeinträchtigen (vgl. Ziff. 23 bis 26) | u | u | u | u | u[2] |
| Keratokonus, auch geringeren Grades | u | u | u | u | u |
| **d) *Inneres Auge*** | | | | | |
| Akute Regenbogenhautentzündung | zu | zu | zu | zu | zu |
| Rezidivierende Regenbogenhautentzündung | u | u | u | u | u |
| Eine abgeheilte Regenbogenhautentzündung, deren Folgen die Sehfähigkeit mehr als zulässig (Ziff. 23 bis 26) und das Pupillenspiel erheblich beeinträchtigen | u | u | u | u | u |

| *Fehler*<br><br>t = tauglich<br>u = untauglich<br>zu = zeitlich untauglich | Tauglichkeitsklasse | | | | |
|---|---|---|---|---|---|
| | I | | II | | III |
| | a | b | a | b | |
| Trübungen der Linse (ausgenommen periphere, stationäre oder einseitige), die die Sehfähigkeit nicht mehr als zulässig beeinträchtigen (Ziff. 23 bis 26) | u | u | u | u | u |
| Dislokation einer oder beider Linsen | u | u | u | u | u |
| Akute und chronische Entzündungen des Strahlenkörpers (Cyclitis) | u | u | u | u | u |
| Glaskörpertrübungen mit Beeinträchtigung der Sehfähigkeit (Ziff. 23 bis 26) | u | u | u | u | u |
| Entzündungen der Netzhaut, der Aderhaut und der Uvea | u | zu[3] | u | zu[3] | zu[3] |
| Pigmentdegeneration der Netzhaut (Tapetoretinale Degeneration) | u | u | u | u | u |
| Idiopathische Netzhautablösung (auch erfolgreich operierte) | u | zu[1] | u | zu | zu[1] |
| Traumatische Netzhautablösung | zu[1] | zu[1] | zu[1] | zu[1] | zu[1] |
| Stauungspapille | u | u | u | u | u |
| Sehnervenatrophie | u | u | u | u | u |
| Primäres und sekundäres Glaukom | u | u | u | u | u |
| Tumoren des Augapfels und der Augenhöhle | u | u | u | u | u |
| Angeborene Mißbildungen des Augapfels und seiner Anhangsorgane, alle Unfalls- und Operationsfolgen mit stärkerer Beeinträchtigung der Augenfunktion | u | u | u | u | u |
| Entzündung der Sehnerven | u | zu[4] | u | zu[4] | zu[4] |

[1] Bis nach erfolgreicher Operation.

[2] Bei allen Nachuntersuchungen (I bis III) ist individuell vom Augenfacharzt zu entscheiden.

[3] Wenn es sich um das erstmalige Auftreten einer dieser Erkrankungen handelt, die ohne beeinträchtigende Folgen für die normale Funktion der Augen ausgeheilt sind und nach Ätiologie und Verlauf Rezidive nicht zu erwarten sind.

Fliegertauglichkeit ist unter diesen Voraussetzungen 3 Monate nach Abheilung anzunehmen, jedoch sind für die folgenden 6 Monate augenfachärztliche Kontrollen in vierwöchentlichem Abstand erforderlich.

[4] Wenn es sich um das erstmalige Auftreten dieser Erkrankung handelt, die nicht als Symptom eines Nervenleidens aufzufassen ist, ohne beeinträchtigende Folgen für die normale Funktion des Auges abgeheilt ist und nach Ätiologie und Verlauf Rezidive nicht zu erwarten sind.

Fliegertauglichkeit ist unter diesen Voraussetzungen 3 Monate nach Abheilung anzunehmen, jedoch sind für die folgenden 6 Monate augenärztliche Kontrollen in vierwöchentlichem Abstand erforderlich.

## Anforderungen an die Sehleistung und Sehschärfe

### 23. Klasse Ia und IIa

Es wird auf beiden Augen eine Sehleistung von mindestens 5/7 (0,7 = 70%) gefordert, oder auch auf einem Auge 5/5 (1,0 = 100%) und auf dem anderen Auge 5/10 (0,5 = 50%), wenn die Sehleistung beider Augen bzw. des schlechteren Auges durch eine gut verträgliche Brille auf eine Sehschärfe von 5/5 (1,0 = 100%) verbessert werden kann.

### 24. Klasse Ib

Es wird eine Mindestsehleistung von bds. 5/10 (0,5 = 50%) gefordert, die mit verträglichen Gläsern auf eine Sehschärfe von bds. 5/5 (1,0 = 100%) verbessert werden kann.

### 25. Klasse IIb

Es wird auf beiden Augen eine Sehleistung von mindestens 5/15 (0,3 = 30%) gefordert, wenn mit verträglichen Gläsern auf beiden Augen eine Sehschärfe von 5/5 (1,0 = 100%) erreicht werden kann.

### 26. Klasse III

Es wird auf beiden Augen eine Sehleistung von mindestens 5/50 (0,1 = 10%) gefordert, wenn mit verträglichen Gläsern auf dem einen Auge eine Sehschärfe von 5/5 (1,0 = 100%), auf dem anderen eine Sehschärfe von 5/7 (0,7 = 70%) erreicht werden kann.

### 27. Für alle Klassen

Falls Augengläser erforderlich sind, ist die Auflage zu machen, im Flugdienst eine Brille zu tragen und eine Ersatzbrille bei sich zu führen. Haftschalen dürfen nicht getragen werden.

### 28. Untauglich sind Prüflinge der Klassen Ia und IIa

mit einer objektiv (nach Akkommodationsausschaltung) ermittelten Hypermetropie von mehr als 2,5 Dioptrien oder einem objektiv ermittelten Astigmatismus von mehr als 1,5 Dioptrien in irgendeinem Meridian.

### 29.

Der Grad der zulässigen Kurzsichtigkeit ist durch die in Ziffer 23 bis 26 angegebenen Grenzen der Sehleistung festgelegt.

### 30. Akkommodationsbreite für alle Klassen

Die Akkommodationsbreite muß dem Alter entsprechen. Ältere Personen müssen eine Brille für das Nahsehen mit sich führen (Instrumentenablesung!).

### 33. Augenmuskelgleichgewicht

Untauglich für alle Klassen macht ein

latentes Einwärtsschielen (Esophorie) von mehr als 5°

latentes Auswärtsschielen (Exophorie) von mehr als 3°

latentes Höhenschielen (Hyperphorie) von mehr als 1°.

### 32. Fusionsbreite

Klasse I und II

Bei Heterophorien, die die in 31. angegebenen Grenzwerte erreichen, ist die Fusionsbreite zu prüfen und festzustellen, ob eine ausreichende Reserve vorhanden ist.

### 33. Gesichtsfeld

Klasse I bis III

Das Gesichtsfeld muß normal sein. Monoculare, periphere Einschränkungen bis zu 20° sind zulässig, sofern sie keinen progressiven Charakter haben. Skotome im Inneren des Gesichtsfeldes machen untauglich.

### 34. Farbsinn

Klasse I bis III
Volle Farbtüchtigkeit ist erforderlich.
Klasse III
Farbtüchtigkeit ist erforderlich. Bei sog. anomalen Trichromaten muß individuell entschieden werden.

### 35. Raumsehen

a) Klasse Ia und IIa
   Ausreichendes Raumsehen ist erforderlich.
b) Klasse Ib, IIb
   Einschränkungen sind zulässig, wenn sie durch ausreichende fliegerische Erfahrung ausgeglichen werden.
   Klasse III
   Großzügige Beurteilung ist zulässig.

### 36. Dunkelanpassung

Klasse I, II und III

Bei organischen Veränderungen an den Augen, die eine Beeinträchtigung der Dunkelanpassungsfähigkeit vermuten lassen, ist eine entsprechende Untersuchung durchzuführen. Die Beurteilung des Ergebnisses liegt im Ermessen des Untersuchers.

*Anmerkung:*

Nach einer Mitteilung der Lufthansa vom 7. Januar 1966, DOalc 33, können brillentragende Flugingenieur- und Navigationsbewerber eingestellt werden, sofern sie den Bestimmungen der ICAO und den vom Bundesverkehrsministerium herausgegebenen Richtlinien genügen, d. h. wenn auf beiden Augen nur eine Sehleistung von 0,7 des Normalen vorhanden ist, unter der Voraussetzung, daß der Betreffende mit Gläsern auf volle Sehleistung gebracht werden kann. Das gleiche gilt für Flugzeugführerbewerber, die bereits über fliegerische Erfahrung verfügen.

Der österreichische Verfassungsgerichtshof hat nach SCHINDL (1964) den Antrag eines 26jährigen, der mit 7 Jahren ein Auge verlor, auf Zulassung zur Flugschule abgelehnt.

# 15. Richtlinien der deutschsprachigen Länder (Straßenverkehr)

## 15.1 Österreich

In Österreich gibt es Führerscheine für folgende Kraftfahrzeuggruppen (§ 61 Kraftfahrgesetz 1955):

A. Motorräder mit oder ohne Beiwagen, Invalidenkraftfahrzeuge und dreirädrige Kraftfahrzeuge, deren Lehrgewicht 400 kg nicht übersteigt.

B. Kraftfahrzeuge zur Personenbeförderung mit höchstens acht Sitzen außer dem Lenkersitz oder Kraftfahrzeuge zur Güterbeförderung mit nicht mehr als 3500 kg zulässigem Gesamtgewicht. Solche Fahrzeuge dürfen einen leichten Anhänger mitführen.

C. Kraftfahrzeuge zur Güterbeförderung mit mehr als 3500 kg zulässigem Gesamtgewicht. Solche Fahrzeuge dürfen einen leichten Anhänger mitführen.

D. Kraftfahrzeuge zur Personenbeförderung mit mehr als acht Sitzen außer dem Lenkersitz. Solche Fahrzeuge dürfen einen leichten Anhänger mitführen.

E. Andere als leichte Anhänger mitführende Kraftfahrzeuge der Gruppen B, C, D, für die der Lenker den Führerschein besitzt.

„Leichte Anhänger" sind Anhänger mit einem zulässigen Gesamtgewicht bis höchstens 750 kg.

F. Zugmaschinen der Klasse I und II mit Anhänger.

G. Alle in keine der vorherigen Gruppen fallenden Kraftfahrzeuge (§ 61 Abs. 2 des KFG. 1955).

*Tauglichkeitsvorschriften für diese Gruppen (Auszug)*

§ 26 1. Die Sehschärfe eines Kraftfahrzeuglenkers ist mit international anerkannten Sehprobetafeln zu prüfen. Sie muß mit oder ohne Augengläser auf einem Auge mindestens 6/12 und auf dem anderen Auge mindestens 6/24, für die Gruppen C, D und E jedoch 6/8 und 6/12 betragen. Wird für die Gruppen A, B und F mit jedem einzelnen Auge das geforderte Sehvermögen nicht erreicht, so muß die Sehschärfe mit beiden Augen mindestens 6/12 betragen, doch ist in diesem Falle der Befund einer Augenfachabteilung einzuholen.

2. Bei Fehlen oder praktischer Blindheit eines Auges ist die Eignung zur Lenkung von Kraftfahrzeugen der Gruppen C, D und E nicht gegeben; für die Gruppen A, B und F kann die Eignung unter folgenden von einer Augenfachabteilung festzustellenden Voraussetzungen ausgesprochen werden:

a) der Verlust der Sehfähigkeit des einen Auges muß mindestens 18 Monate zurückliegen;

b) beim sehenden Auge muß ein normales Gesichtsfeld für Weiß und Farben vorhanden sein;

c) die Sehschärfe des sehenden Auges muß mindestens 6/8 betragen;

d) die Bestimmung der Sehschärfe hat nicht nur bei Tageslicht, sondern auch im abgedunkelten Zimmer in der Weise zu erfolgen, daß nur die Sehprobetafeln beleuchtet sind;

e) die Eignung darf höchstens auf die Dauer von 3 Jahren ausgesprochen werden. Bei der Festsetzung dieses Zeitraumes ist auf die Ursache des Verlustes oder der praktischen Blindheit des einen Auges Bedacht zu nehmen;

f) als Bedingung für die Lenkung von Kraftfahrzeugen ohne Windschutzscheibe ist die Benützung eines Augenschutzes vorzuschreiben.

3. Wird die erforderliche Sehschärfe erst durch das Tragen von Augengläsern erzielt, so ist der Führerscheinbewerber mit „bedingt geeignet" zu begutachten und als im Führerschein zu vermerkende Bedingung die Verwendung entsprechender Augengläser vorzuschreiben. Wenn die im Abs. 1 und 2 geforderte Sehschärfe nur mit stärkeren Gläsern als $+6$ bzw. $-10$ dptr sphär. und $\pm 2$ dptr zyl. erreicht werden kann oder im Falle einer Korrekturdifferenz von mehr als 2 dptr zwischen den beiden Augen, so ist der Befund einer Augenfachabteilung einzuholen; für den Führerschein der Gruppe D dürfen jedoch zur Korrektur keine stärkeren Gläser als $+6$ dptr sphär. und $\pm 2$ dptr zyl. verwendet werden. Hierbei ist insbesondere zu berücksichtigen, ob und welcher Stärke bisher Brillen getragen wurden. Lochbrillen (stenopäische Brillen) dürfen nicht verwendet werden. Zylindergläser dürfen nicht kreisrund sein. Kontaktgläser dürfen nur verwendet werden, wenn sie von einer Universitätsklinik als für den Führerscheinbewerber bzw. Führerscheininhaber geeignet bezeichnet wurden.

4. Folgende Befunde machen zur Führung von Kraftfahrzeugen nicht geeignet:

a) schwere Erkrankungen der Augen oder schwere Folgen solcher Erkrankungen;

b) Defekte in der unteren Gesichtshälfte beider Augen, welche einen Quadranten oder mehr betreffen;

c) Störungen der Schlußfähigkeit der Augenlider;

d) Albinismus;

e) Doppeltsehen;

f) totale Farbenblindheit;

g) Farbenuntüchtigkeit für Rot vom Grade einer Protanopie; Führerscheinbewerber oder Führerscheininhaber der Gruppe F können jedoch, wenn sie die Brems- und Decklichter von Fahrzeugen zu erkennen mögen, zur Lenkung von Kraftfahrzeugen der Gruppe F innerhalb eines bestimmten verkehrsarmen Gebietes unter Auferlegung einer Geschwindigkeitsbeschränkung als „bedingt geeignet" begutachtet werden;

h) hochgradige Nachtblindheit.

Die Überprüfung des Sehvermögens wird im Rahmen der ärztlichen Untersuchung zur Feststellung der körperlichen und geistigen Eignung des Führerscheinbewerbers von der Behörde eingeleitet und vom begutachtenden Amtsarzt der Behörde I. Instanz durchgeführt (§ 58 Abs. 2 KFG. 1955). Nachuntersuchungen sind vorgesehen und werden von der Behörde, die den Führerschein erteilt hat, über Verlangen des begutachtenden Arztes angeordnet (§§ 61 und 64 KFG. 1955). Die Gültigkeitsdauer von Sehleistungsüberprüfungen wird zeitlich beschränkt, wenn ein Leiden vorliegt, bei dem eine Verschlechterung zu befürchten ist.

Eine Neuregelung ist in Aussicht genommen (Nr. 186 der Beilagen zu den stenographischen Protokollen des Nationalrates, XI. Gesetzgebungsperiode).

## 15.2 Schweiz

Zur Zeit werden an die Bewerber eines Führerausweises noch die Minimalanforderungen gestellt, die im Jahre 1938 vom eidgenössischen Justiz- und Polizeidepartement herausgegeben wurden. Sie lauten (Auszug):

*Minimalanforderungen an Bewerber um einen Führerausweis oder Fahrlehrerausweis*

---

**I. Kategorie**

*Führer von schweren Motorwagen zur gewerbsmäßigen Ausführung von Personentransporten*
(Art. 35, Abs. 1, lit. c. MFV)

Sehschärfe beidseitig unkorrigiert minimal 0,8; evtl., wenn ein Auge unkorrigiert 1,0 Minimalanforderung für das andere unkorrigiert 0,5. Keine schwere Farbensinnanomalie, keine Einschränkung des Gesichtsfeldes, keine Nachtblindheit. Kein Doppelsehen, kein Schielen, kein einäugiges Sehen, keine chronische Bindehautentzündung.

*Minimalanforderungen an Bewerber um einen Führerausweis oder Fahrlehrerausweis*
(Fortsetzung)

---

**I. Kategorie** (Fortsetzung)

Wiederholung der Untersuchung
Bis 45 Jahre alle 3, nach Vollendung des 45. Altersjahres alle 2 Jahre und außerdem nach schweren Krankheiten und Unfällen. In besonderen Fällen kann der Vertrauensarzt eine kürzere Periode beantragen.

---

**II. Kategorie**

*1. Führer von leichten Motorwagen zur gewerbsmäßigen Ausführung von Personentransporten* (Art. 35, Abs. 1, lit. b, MFV). *2. Fahrlehrer* (Art. 32 MFV). *3. a) Führer von schweren Motorwagen zum Gütertransport* (Art. 35, Abs. 1, lit. d, MFV), *b) Führer von Traktoren* (Art. 35, Abs. 1, lit. e, MFV), bei denen Zweifel über körperliche oder geistige Eignung bestehen, oder die das 65. Altersjahr überschritten haben.

Sehschärfe beidseitig korrigiert minimal 0,8; evtl. wenn ein Auge korrigiert 1,0 Minimalanforderung für das andere korrigiert 0,5. Keine schwere Farbensinnanomalie, keine Einschränkung des Gesichtsfeldes, keine Nachtblindheit. Kein Doppelsehen, kein einäugiges Sehen, kein Linsenverlust.
Bewerber, welche die verlangte Sehschärfe nur mit einer Brille erreichen, sind zum Tragen der Brille während der Fahrt und zum Mitführen einer Reservebrille zu verpflichten.

Wiederholung der Untersuchung:
Alle 3 bis 5 Jahre, nach Antrag des Arztes.

---

**III. Kategorie**

*Führer von leichten Motorwagen* (Art. 35, Abs. 1, lit. a, MFV), *Führer von Motorrädern mit oder ohne Seitenwagen* (Art. 35, Abs. 1, lit. f u. g, MFV), *Führer von Dreirädern* (Art. 35, Abs. 1, lit. h, MFV), *Führer von Elektromobilen* (Art. 35, Abs. 1, lit. i, MFV), bei denen Zweifel über körperliche oder geistige Eignung bestehen, oder die das 65. Altersjahr überschritten haben.

Ein Auge korrigiert minimal 0,6, anderes Auge korrigiert minimal 0,1. Einäugige korrigiert oder unkorrigiert minimal 0,8. Keine Nachtblindheit. Kein Doppelsehen.
Bewerber, welche die verlangte Sehschärfe nur mit einer Brille erreichen, sind zum Tragen der Brille während der Fahrt und zum Mitführen einer Reservebrille zu verpflichten. Einäugige sind beim Fahren im offenen Motorfahrzeug zum Tragen von geeigneten, bei Frost und Nebel nicht anlaufenden Schutzbrillen zu verpflichten.

Wiederholung der Untersuchung:
Nach Antrag des Arztes.

Am 1. Januar 1963 ist das neue Straßenverkehrsgesetz in Kraft getreten, hierfür werden Ausführungsvorschriften vorbereitet. Im Entwurf wird folgendes vorgesehen (Änderungen bleiben nach Mitteilung der Polizeiabteilung Bern vom 27. September 1966 vorbehalten):

1. *I. Kategorie*. Sehschärfe unkorrigiert oder korrigiert ein Auge minimal 1,0, das andere minimal 0,8. Korrigierende Gläser konkav maximal 4, konvex maximal 3 dptr. Astigmatismus maximal 2 dptr. Keine Dichromasien. Keine extreme anomale Trichromasie. Keine Einschränkung des Gesichtsfeldes. Keine Nachtblindheit. Kein Doppelsehen. Keine wesentliche Einschränkung des stereoskopischen Sehens. Kein Schielen (paralytisch und konkomitierend). Keine Aphakie, außer bei ganztägiger Korrektur mit Kontaktglas und Binocularsehen. Kein Lagophtalmus. Keine Ptosis höheren Grades. Keine Pupillenstarre, auch einseitig nicht.

Bewerber, welche die verlangte Sehschärfe nur mit einer Brille erreichen, sind zum Tragen der Brille während der Fahrt und zum Mitführen einer Reservebrille verpflichtet.

*II. Kategorie*. Sehschärfe korrigiert beidseitig minimal 0,8 oder ein Auge unkorrigiert 1,0, das andere korrigiert minimal 0,6. Keine Einschränkung für die korrigierenden Gläser. Keine schwere Farbensinnanomalie. Keine Einschränkung des Gesichtsfeldes. Keine Nachtblindheit. Kein Doppelsehen. Keine wesentliche Einschränkung des stereoskopischen Sehens. Keine Aphakie, außer bei ganztägiger Korrektur mit Kontaktglas und Binocularsehen.

Bewerber, welche die verlangte Sehschärfe nur mit einer Brille erreichen, sind zum Tragen der Brille während der Fahrt und zum Mitführen einer Reservebrille verpflichtet.

*III. Kategorie*. Ein Auge korrigiert minimal 0,6, das andere korrigiert minimal 0,1. Keine schwere Farbensinnanomalie, wenn die Sehschärfe am besseren Auge nicht mehr als 0,8 beträgt. Gesichtsfeld minimal 140° horizontal. Nachtblinden kann das Führen von Motorfahrzeugen tagsüber, d. h. vom Sonnenaufgang bis zum Einbruch der Dämmerung erlaubt werden. Kein Doppelsehen.

Einäugige oder einseitig Erblindete: Korrigiert oder unkorrigiert minimal 0,8. Keine Einschränkung des Gesichtsfeldes. Für Einäugige ferner eine Wartefrist von minimal 4 Monaten nach Zustandekommen der Einäugigkeit und eine Prüfung durch den Automobilexperten unter Vorweisung eines augenärztlichen Zeugnisses. Nach Staroperationen ist eine angemessene Wartefrist festzusetzen.

Bewerber, welche die verlangte Sehschärfe nur mit einer Brille erreichen, sind zum Tragen der Brille während der Fahrt und zum Mitführen einer Reservebrille verpflichtet.

Einäugige Gehörlose sind vom Fahren ausgeschlossen.

2. a) Die Bewerber um den Führerausweis für leichte und schwere Motorwagen zum gewerbsmäßigen Personentransport sowie mehr als 65jährige Bewerber um den Führerausweis irgendeiner Kategorie müssen das Zeugnis eines von der kantonalen Behörde bestimmten Vertrauensarztes beibringen. Beim Vertrauensarzt handelt es sich in der Regel um einen Allgemeinpraktiker.

Die weniger als 65jährigen Bewerber um den Führerausweis der übrigen Fahrzeugkategorien werden hinsichtlich Sehschärfe in der Regel nur summarisch vom Sachverständigen untersucht, der die Führerprüfung abnimmt. Bestehen Zweifel über die Sehtauglichkeit, so werden auch diese Bewerber an einen Vertrauensarzt gewiesen.

b) Die in den Minimalanforderungen vorgesehene Wiederholung der Untersuchung wird seit 1947 von Bundesrechts wegen nicht mehr obligatorisch verlangt; eine Nachuntersuchung hat danach zur Zeit nur dann zu erfolgen, wenn sie vom Vertrauensarzt angeordnet wird, der im Einzelfall auch die Periodizität bestimmt. Es ist indessen den Kantonen anheimgestellt, an den periodischen Nachuntersuchungen festzuhalten.

c) Unter Vorbehalt der Ausführungen in lit. b ist die Gültigkeitsdauer der Sehleistungsüberprüfungen zeitlich nicht beschränkt.

d) Die gemäß lit. a, Abs. 1, an einen Vertrauensarzt verwiesenen Bewerber werden von diesem hinsichtlich Sehschärfe, Farbensinn, Gesichtsfeld, Nachtblindheit sowie Augenanomalien und -krankheiten ganz allgemein untersucht. Die Überprüfung der Nachtblindheit kann unterlassen werden, wenn der Arzt nicht über die geeignete Apparatur verfügt. — Die in lit. a, Abs. 2, genannten Bewerber werden vom Sachverständigen nur hinsichtlich Sehschärfe geprüft. Stellt er andere Beeinträchtigungen der Sehtauglichkeit fest, so weist er den Bewerber an den Vertrauensarzt.

Das Eidg. Justiz- und Polizeidepartement hat im Jahre 1938 eine Anleitung zur ärztlichen Prüfung für die Vertrauensärzte herausgegeben. Danach soll der Vertrauensarzt die Sehschärfe mit den Pflügerschen Hakentafeln in Dezimalen oder mit den sog. internationalen Sehprobentafeln, den Farbensinn mit den Stillingschen Tafeln, das Gesichtsfeld mit dem Perimeter oder dem sog. Parallelversuch und die Nachtblindheit mit dem Skotoptikometer von MÖLLER und EDMUND prüfen. Wo der Vertrauensarzt mit diesen Mitteln die Untauglichkeit bzw. die Tauglichkeit nicht eindeutig feststellen kann, hat er den Bewerber an einen augenärztlich ausgebildeten Vertrauensarzt zu weisen.

3. Die Minimalanforderungen stellen in allen Fällen das Minimum dar, das von einem Motorfahrzeugführer hinsichtlich Sehtauglichkeit verlangt werden muß. Sie gelten daher sowohl für Erstbewerber um einen Führerausweis als auch für Personen, die bereits im Besitze des Führerausweises sind. Ausnahmen davon sind nicht vorgesehen und werden bei Erstbewerbern um den Führerausweis grundsätzlich nicht gemacht. Den Inhabern von Führerausweisen dagegen kann der Ausweis belassen werden, obwohl sie die Mindestsehwerte nicht mehr erfüllen, allerdings nur unter der Voraussetzung, daß die Sehtauglichkeit vom verlangten Minimalwert nur gering abweicht, schon seit längerer Zeit bestand und noch nie unmittelbar oder mittelbar für einen Unfall ursächlich war.

4. Personen, welche die Mindestanforderungen an die Sehtauglichkeit nicht erfüllen, wird der Führerausweis — wie in Ziffer 3 ausgeführt wurde — grundsätzlich nicht erteilt, also auch nicht unter Auflagen. Bewerber, welche die verlangte Sehschärfe zwar erfüllen, aber nur mit einer Brille, werden durch einen entsprechenden Eintrag im Ausweis zum Mitführen einer Reservebrille verpflichtet. Diese Auflage wird auch Bewerbern auferlegt, die Kontaktgläser tragen.

Bewerbern, die in anderer Hinsicht den Mindestanforderungen nicht entsprechen, namentlich invaliden Bewerbern, wird der Ausweis nur auf die Führung des der Art der Invalidität entsprechenden Fahrzeuges beschränkt erteilt. Von den Auflagen einer Geschwindigkeitsbegrenzung oder eines Nachtfahrverbotes wird in der Regel Abstand genommen, da deren Beachtung kaum kontrolliert werden kann. Wird die Erteilung des Führerausweises unter solchen unkontrollierbaren Auflagen aktuell, so soll die kantonale Behörde zweckmäßigerweise zwischen uneingeschränkter Ausstellung oder Verweigerung des Führerausweises entscheiden.

## 15.3  Deutschland

### 15.3.1  Die Deutsche Ophthalmologische Gesellschaft

Die Deutsche Ophthalmologische Gesellschaft hat anläßlich ihrer 64. Tagung auf der Mitgliederversammlung am 26. September 1961 folgende Richtlinien für die Beurteilung der Fahrtauglichkeit durch den Augenarzt angenommen.

*Richtlinien der D. O. G. für die Beurteilung*

(Mindest-

| Führerscheinklasse | 1 Sehschärfe mit Korrektur (zugelassene Brillenglasstärke) | |
| --- | --- | --- |
| | bei Zweiäugigen | bei praktisch Einäugigen[1] |
| **1** | 0,5/0,2 <br> (+5,0 sph = +2,0 cyl) <br> (—7,0 sph = —2,0 cyl) | 0,8 <br> (+2,0 sph = +1,0 cyl) <br> (—3,0 sph = —1,0 cyl) |
| **2** <br> a) Beförderung fremder Personen (gewerblich oder im Auftrag) <br> b) Lkw (zulässiges Gesamtgewicht mehr als 3,5 t) <br> c) Kraftfahrzeuge mit mehr als 170 km/h Höchstgeschwindigkeit | 1,0/0,8 <br> (+2,0 sph = +1,0 cyl) <br> (—3,0 sph = —1,0 cyl) | untauglich |
| **3** <br> sonstige Kraftfahrzeuge der Kl. 3 | 0,5/0,2 <br> (+ 8,0 sph = +3,0 cyl) <br> (—10,0 sph = —3,0 cyl) | 0,8 <br> (+5,0 sph = +2,0 cyl) <br> (—7,0 sph = —2,0 cyl) |
| Traktor bis zu 20 kmh—1 | 0,4/0,1 <br> (+12,0 sph = +3,0 cyl) <br> (—15,0 sph = —3,0 cyl) | 0,5 <br> (+ 8,0 sph = +2,0 cyl) <br> (—10,0 sph = —2,0 cyl) |
| **4** <br> sonstige Kraftfahrzeuge der Kl. 4 <br><br> **5** | 0,5/0,2 <br> (+ 8,0 sph = +3,0 cyl) <br> (—10,0 sph = —3,0 cyl) | 0,8 <br> (+5,0 sph = +2,0 cyl) <br> (—7,0 sph = —2,0 cyl) |

*Anmerkungen*

[1] Vor der Ersterteilung oder Wiedererteilung einer Fahrerlaubnis soll 1 Jahr Gewöhnung verstrichen sein.

[2] „Gleichwertiges beidäugiges Gesichtsfeld" bedeutet hier, daß die Gesamtausdehnung mindestens der eines normalen einäugigen Gesichtsfeldes entspricht und daß bei Gewährleistung einer ständigen Fusion kleinere parazentrale Ausfälle an einem Auge vom Gesichtsfeld des anderen Auges gedeckt sind.

[3] Deuteranomalie mit geringer Einstellbreite ist zuzulassen.

*der Fahrtauglichkeit durch den Augenarzt*

anforderungen)

| 2 | 3 | 4 | 5 | 6 |
|---|---|---|---|---|
| Erforderliche Gesichtsfeldgröße | stereoskopisches Sehen | Farbsehen | Nachtsehen | Empfindlichkeit gegen Blendung |
| normales Gesichtsfeld *eines* Auges oder gleichwertiges beidäugiges Gesichtsfeld[2] | | | | |
| normales Gesichtsfeld *beider Augen* | normales stereoskopisches Sehen erforderlich | normaler[3] Farbsinn erforderlich | normale Adaptation erforderlich | darf nicht erhöht sein |
| normales Gesichtsfeld *eines* Auges oder gleichwertiges beidäugiges Gesichtsfeld[2] | | | | |
| normales Gesichtsfeld *eines* Auges oder gleichwertiges beidäugiges Gesichtsfeld[2] | | | | |
| normales Gesichtsfeld *eines* Auges oder gleichwertiges beidäugiges Gesichtsfeld[2] | | | | |

*Allgemeine Bemerkungen*

Bei der Beurteilung der Fahrtauglichkeit muß der Augenarzt den Zustand der optischen Medien und des Augenhintergrundes sowie die Motilität berücksichtigen. Außerdem muß er sich davon überzeugen, daß die benutzten Brillen eine zweckmäßige Form und einen richtigen Sitz haben.

Eine Anleitung zur Bewertung der verschiedenen krankhaften Befunde wird in einem besonderen Merkblatt gegeben.

Fahrlehrer sind nach den Anforderungen an die Führerscheinklasse 2 zu beurteilen.

Diese Richtlinien gelten nur für den Ersterwerb einer Fahrerlaubnis. Bei späteren Nachuntersuchungen der Fahrtauglichkeit sind die Verhältnisse des Einzelfalles zu berücksichtigen.

Besonders zu beachten ist hier, daß es sich bei den Richtlinien nur um eine Anleitung für die Beurteilung für den *Ersterwerb* einer Fahrerlaubnis handelt.

In Zusammenarbeit mit der Deutschen Ophthalmologischen Gesellschaft hat der Arbeitskreis „Auge und Verkehr" für die Niederschrift des Befundes folgendes Formular entworfen:

# Augenärztliches Gutachten
## zur Beurteilung der Fahrtauglichkeit
(von der Deutschen Ophthalmologischen Gesellschaft empfohlenes Formular des Arbeitskreises „Auge und Verkehr")

Name: ..................................... Vorname: ..................................... geb.: .....................................

Wohnung: .....................................

Ich entbinde den unterzeichnenden Arzt gegenüber den zuständigen Behörden von der ärztlichen Schweigepflicht.

(Unterschrift des Bewerbers)

1. Zentrales Sehvermögen: ..................... ohne Glas rechts: ..................... links: .....................

                                              mit  Glas rechts: ..................... links: .....................

2. Gesichtsfeld: ..................... Untersuchungsmethode: .....................

3. Stereoskopisches Sehen: ..................... Untersuchungsmethode: .....................

4. Farbsehen: ..................... Untersuchungsmethode: .....................

5. Nachtsehen: ..................... Untersuchungsmethode: .....................

Empfindlichkeit gegen Blendung: .....................

7. Optische Medien: .....................

8. Augenhintergrund: .....................

9. Motilität: .....................

|  | Ja | Nein |
|---|---|---|
| 10. Besitzt der Bewerber eine Brille? | ☐ | ☐ |
| a) ist sie kontrolliert? | ☐ | ☐ |
| b) ist sie richtig zentriert? | ☐ | ☐ |
| c) ist die Glasart und Gestellform für den Verkehr geeignet? | ☐ | ☐ |

11. Wodurch ist das Sehen beeinträchtigt? .....................

.....................

| 12. Ist der Bewerber seitens der Augen geeignet für die Fahrerlaubnis? | Ja | Nein |
|---|---|---|
| Klasse 1 | ☐ | ☐ |
| Klasse 2 | ☐ | ☐ |
| Klasse 3 |  |  |
| Lastwagen mit einem zulässigen Gesamtgewicht von mehr als 3,5 t | ☐ | ☐ |
| Beförderung fremder Personen, gewerblich oder im Auftrag | ☐ | ☐ |
| Pkw mit einer Höchstgeschwindigkeit ab 170 km/h | ☐ | ☐ |
| sonstige Fahrzeuge der Klasse 3 | ☐ | ☐ |
| Klasse 4 |  |  |
| Traktoren mit einer Höchstgeschwindigkeit bis zu 20 km/h | ☐ | ☐ |
| sonstige Fahrzeuge der Klasse 4 | ☐ | ☐ |
| Klasse 5 | ☐ | ☐ |
| Sind Auflagen seitens der Augen erforderlich? | ☐ | ☐ |

13. Auflagen:
   a) der Führerschein Klasse 3 gilt zur Beförderung fremder Perso-
      nen, gewerblich oder im Auftrag . . . . . . . . . . . . .   □    □
      zum Führen eines Lastwagens von über 3,5 t Gesamtgewicht  □    □
      zum Führen von Pkw mit einer Stundengeschwindigkeit von
      über 170 km/h . . . . . . . . . . . . . . . . . . . . . .   □    □
   b) der Führerschein Klasse 4 gilt nur für Traktoren unter 20 km/h  □    □
   c) Brille und Reservebrille . . . . . . . . . . . . . . . . .   □    □
   d) Geschwindigkeitsbegrenzung  . . . . . . . . . . . . .   □    □
      welche?
   e) regelmäßige Kontrolluntersuchung . . . . . . . . . . .   □    □
      in welchen Zeitabständen?
   f) sonstige . . . . . . . . . . . . . . . . . . . . . .   □    □
14. Haben Sie den Bewerber über die festgelegten Mängel und deren
    Auswirkung im Straßenverkehr aufgeklärt? . . . . . . . . .   □    □
15. Halten Sie noch andere Untersuchungen zur Feststellung der kör-
    perlichen und geistigen Eignung für erforderlich? . . . . . . .   □    □
   a) durch Amtsarzt, Hausarzt oder Facharzt? . . . . . . . . .   □    □
   b) durch eine medizinisch-psychologische Untersuchungsstelle? .  □    □
   c) durch einen amtlich anerkannten Sachverständigen? . . . .   □    □
16. Bemerkungen:

(Unterschrift des Arztes)

## 15.3.2 Bundeswehr

Fachdienstliche Anweisung für das Sanitäts-Gesundheitswesen 1/62 vom
8. Februar 1962, Anlage I, S. 7 II, Ziffer 7. Richtlinien für die Kraftfahr-
verwendungsfähigkeit: „Untauglich ist, wer weniger sieht als 100% auf
dem einen und 70% auf dem anderen Auge mit Korrektur, die —6 bis
+3,0 dptr zuzüglich einem Zylinderanteil von bis 3 dptr betragen darf.

Der Anomalquotient darf nicht kleiner als 0,7 und nicht größer als
3,0 sein.“

## 15.3.3 Bundesgrenzschutz

Nach einer Mitteilung des Bundesministers des Inneren, Abteilung
Sanitätswesen — Bundesgrenzschutz — vom 22. Februar 1957 sind folgende
Befunde bis auf weiteres für volle Tauglichkeit für den Bundesgrenzschutz
zulässig:

1. Auf einem Auge wenigstens 80% Sehleistung bei wenigstens 60% auf
dem anderen Auge ohne Gewöhnung an eine Brille.

2. Geringe Farbenunsicherheit bei voller Sehleistung (100%).

Unter geringer Farbenunsicherheit wird die leichte Deuteranomalie (bei
sicherer Einstellung des Anomaloskopes) verstanden.

3. Geringfügige, nicht behandlungsbedürftige Fehler der Schutzorgane
des Auges, die keine Behinderung mit sich bringen; geringfügiges unauf-
fälliges Schielen; Hornhautflecke, welche die Sehleistung nicht beeinträchtigen.

Die Tauglichkeitsbestimmungen gelten einheitlich für alle Formationen des Bundesgrenzschutzes, auch im Paß-Kontrolldienst, weil jeder Bundesgrenzschutzangehörige überall voll verwendbar sein muß.

### 15.3.4 Bundespost

Laut Schreiben des Bundesministers für das Post- und Fernmeldewesen, I C 3 2430-O/c vom 4. Februar 1965, sind folgende Anforderungen vorgesehen:

„Richtlinien zur Feststellung der Tauglichkeit von Bewerbern und Bediensteten für den Dienst bei der Deutschen Bundespost (Tauglichkeitsrichtlinien):

*Sehleistung.* Für Moped-, Motorrad-, Elektro-, Pkw- und Leichtlastkraftwagen-Fahrdienst

> auf dem besseren Auge    60%
> auf dem schlechteren Auge   10%

der normalen Sehleistung ohne oder mit Gläsern, die nicht stärker als $\pm$5,0 sph/$\pm$2,0 zylindrisch sein dürfen;

> für Omnibus- und Lkw-Fahrdienst
>> auf dem besseren Auge    100%
>> auf dem schlechteren Auge   70%

der normalen Sehleistung ohne oder mit Gläsern, die nicht stärker als $\pm$2,0 sph/$\pm$1,0 zylindrisch sein dürfen.

Praktische Einäugigkeit (schlechteres Auge weniger als 10% Sehleistung mit oder ohne Glas) macht für den Onmibus- und Lkw-Fahrdienst untauglich. Für den Moped-, Motorrad-, Elektro-, Pkw- und Leichtlastkraftwagen-Fahrdienst wird eine Sehleistung des besseren Auges von 80% gefordert, wobei die Glasstärke nicht über $\pm$3,0 sph/$\pm$1,0 zyl liegen dar.

*Gesichtsfeld.* Für Lkw- und Omnibus-Fahrdienst wird uneingeschränktes Gesichtsfeld gefordert, d. h. jedes Auge muß ein normales Gesichtsfeld haben; für den Moped-, Motorrad-, Elektro-, Pkw- und Lkw-Fahrdienst ist ein normales Gesichtsfeld eines Auges oder ein gleichwertiges beidäugiges Gesichtsfeld erforderlich, d. h. die Gesamtausdehnung des beidäugigen Gesichtsfeldes muß der eines normalen einäugigen Gesichtsfeldes entsprechen.

Erheblich gestörtes Nacht- oder stereoskopisches Sehen machen für den Kraftfahrdienst bei der Deutschen Bundespost untauglich.

*Farbentüchtigkeit.* Omnibus- und Lkw-Fahrdienst erfordern volle Farbentüchtigkeit. Moped-, Motorrad-, Elektro-, Pkw- und Lkw-Fahrdienst gestatten einen Einsatz bei leichter Farbenschwäche für Rot-Grün.

Farbenblindheit und schwere Rot-Grün-Farbenschwäche machen für den Kraftfahrdienst bei der Deutschen Bundespost untauglich.

*Nachuntersuchungen.* Ergeben sich hierbei Abweichungen von diesen Mindestforderungen, so ist bei geringfügigen Abweichungen im Einvernehmen mit dem Kraftfahr-Sachverständigen zu entscheiden, ob auf Grund der bisherigen Fahrpraxis die Dienstkraft als Kraftfahrer weiter verwendet werden kann oder eine erneute Eignungsfeststellung bei einem medizinisch-psychologischen Institut erforderlich ist. Dabei sind für den Omnibus- und Lkw-Fahrdienst strenge Maßstäbe anzuwenden. Praktische Einäugigkeit, wesentliche Gesichtsfeldeinschränkung, Farbenblindheit und schwere Rot-Grün-Farbenschwäche sowie eine stärkere Herabsetzung der Sehleistung verbieten auf jeden Fall einen weiteren Einsatz als Omnibus- oder Lkw-Fahrer."

## 15.3.5 Bundesbahn

Maßgeblich ist die Tauglichkeitsvorschrift vom 1. Juli 1964. Für die verschiedenen Anforderungen bei der Vielzahl der möglichen Tätigkeiten sind hinsichtlich der Sehschärfe und des Farbensinnes besondere Mindestwerte festgelegt, die auch nicht ausnahmsweise unterschritten werden dürfen. Maßgeblich ist in jedem Falle der Befund und das Urteil des Bahnarztes bzw. des Bahnaugenarztes, das sich nicht allein auf die Sehschärfe mit und ohne Korrektur stützt. An Omnibusfahrer werden bei der Einstellung folgende Mindestanforderungen gestellt: Sehschärfe mit Brille 0,7/0,5, Farbentüchtigkeit.

Bei der Wiederholungsuntersuchung können bewährte Kraftfahrer noch in ihrer Tätigkeit belassen werden, sofern der Bahnarzt bzw. Bahnaugenarzt wegen des Augenbefundes keine Bedenken hat und die Mindestsehschärfe — mit Brille — von 0,3/0,2 nicht unterschritten wird.

Die Prüfung der Mindestsehschärfe erfolgt mit einer im Verhältnis zu den üblichen Sehproben relativ schwierigen Sehprobe, wobei gefordert wird, daß die der bestimmten Sehschärfe entsprechende Reihe ohne Ausnahme vollständig gelesen wird, ebenso die vorhergehenden niedrigeren Reihen.

## 15.3.6 Verband öffentlicher Verkehrsbetriebe

Der Verband öffentlicher Verkehrsbetriebe hat folgende Tauglichkeitsvorschrift erarbeitet:

„Körperliche Tauglichkeit von Bediensteten im äußeren Betriebsdienst.

Ungeeignet ist ein Bewerber, der stark schielt, an Doppelsehen, Einäugigkeit, Linsenlosigkeit, Nachtblindheit oder mangelnder Dunkelanpassung sowie an Gesichtsfeldeinschränkungen leidet.

Die Augen müssen voll akkommodationsfähig sein.

*Mindestsehschärfe*

a) Fahrer: 6/9 (2/3) auf jedem Auge, auch mit Glas. Wenn das Sehvermögen bei Brillenträgern mit beiden Augen ohne Glas weniger als 6/18 (1/3)

beträgt, ist der Fahrer zu verpflichten, im Dienst eine Reservebrille mitzuführen.

  Grenze der Kurzsichtigkeit 5 dptr
  Grenze der Weitsichtigkeit 3 dptr
  Grenze der Stabsichtigkeit 3 dptr.

  b) Schaffner: 6/12 (1/2) auf jedem Auge, auch mit Glas. Wenn das Sehvermögen bei Brillenträgern mit beiden Augen ohne Glas weniger als
6/18 (1/3) beträgt, ist der Schaffner zu verpflichten, im Dienst eine Reservebrille mitzuführen.

  Feine Druckschrift (Nieden Nr. 2) muß ohne oder mit Brille klar gelesen werden.

Farbenunterscheidungsvermögen

  Fahrer: Der Bewerber muß farbentüchtig sein.

  Schaffner: Der Bewerber muß farbentüchtig sein, wenn die Betriebs-
bedingungen es erfordern.

Nachprüfungen

  Für die Fahrer ist die Grenze der Kurzsichtigkeit auf 6 dptr, die der
Weit- und Stabsichtigkeit auf 4 dptr heraufgesetzt."

## 15.3.7 Luftfahrt

Tauglichkeitsbestimmungen s. Abschnitt 14.4.

## 15.3.8 Seediensttauglichkeit

Die im *Entwurf* vorliegende Tauglichkeitsverordnung für die Seeschiff-
fahrt mit deren Annahme in Kürze zu rechnen ist, hat in ihrem § 4 folgenden Wortlaut:

§ 4 Sehvermögen und Farbentüchtigkeit

  ,,(1) Die Augen sind einzeln auf ihre Sehschärfe für die Ferne mit Sehprobentafeln in einem Abstand von 5 m, bei Kapitänen und Besatzungs-
mitgliedern des Decksdienstes auch auf die Sehschärfe für die Nähe mit
Leseprobetafeln zu prüfen.

  (2) Kapitäne und Besatzungsmitglieder des Decksdienstes müssen den
Anforderungen nachstehender Nummern 1 und 2 entsprechen. Es darf
keine Störung des Lichtsinnes (Nachtblindheit) vorliegen. Das Gesichtsfeld
darf nur unerheblich eingeschränkt sein.

 1. Die Sehschärfe muß ohne Korrektionsglas mindestens auf dem einen
  Auge 1,0 und auf dem anderen Auge 0,5 oder auf jedem Auge 0,7 betragen. Eine Übersichtigkeit darf weder + 5,0 dptr sphärisch noch
  + 3,0 dptr zylindrisch übersteigen. Bei Nachuntersuchungen muß die
  Sehschärfe mit Brille noch mindestens auf dem einen Auge 0,7 und auf

dem anderen Auge 0,5 betragen; die addierte Sehschärfe beider Augen muß jedoch ohne Korrektionsglas mindestens 0,25 betragen; dabei muß auf dem schlechteren Auge ausreichendes Orientierungsvermögen vorliegen.

2. Farbentüchtigkeit muß vorliegen. Sie gilt als genügend, wenn die Farbtafeln zweier anerkannter Systeme (z.B. Farbtafeln nach STILLING, ISHIHARA oder BOSTRÖM) richtig und schnell erkannt werden. In Zweifelsfällen muß eine augenfachärztliche Untersuchung mit Farbtafeln und dem Anomaloskop eine normale Trichromasie mit einem Anomalquotienten zwischen 0,7 und 1,4 ergeben.

3. Schiffsleute, die bei einer Nachuntersuchung den Anforderungen der Nummern 1 und 2 nicht mehr genügen, jedoch die in Absatz 3 vorgeschriebene Sehschärfe besitzen, sind weiterhin für den Decksdienst tauglich mit der Einschränkung, daß sie nicht als Rudergänger oder auf dem Ausguck verwendet werden dürfen.

(3) Besatzungsmitglieder anderer Dienstzweige müssen mit Brille über eine Sehschärfe auf dem einen Auge von 0,5 und auf dem anderen Auge von 0,3 und ohne Korrektionsglas über ausreichendes Orientierungsvermögen auf jedem Auge verfügen. Bleibt die Sehschärfe des schwächeren Auges bei ausreichendem Orientierungsvermögen unter 0,3 und läßt sie sich durch eine Brille nicht bessern, so muß das andere Auge eine Sehschärfe von 0,7 ohne Korrektionsglas besitzen.

(4) Kapitäne oder Besatzungsmitglieder, deren Sehvermögen oder Farbentüchtigkeit vor dem Inkrafttreten dieser Verordnung untersucht und als ausreichend befunden wurde, aber nicht mehr den Anforderungen dieser Verordnung entspricht, sind weiterhin seediensttauglich, wenn ihr Sehvermögen und ihre Farbtüchtigkeit noch den Anforderungen der zur Zeit der ersten Untersuchung geltenden Vorschriften entspricht.

(5) Wird die vorgeschriebene Sehschärfe nur mit Brille erreicht, so ist dem Untersuchten die Auflage zu erteilen, die Brille während des Dienstes ständig zu tragen und eine Ersatzbrille mitzuführen."

### 15.3.9  Binnenschiffahrt

Verordnung über Befähigungszeugnisse in der Binnenschiffahrt (B Sch Patent VO vom 15. Juni 1956) (Bundesgesetzblatt Teil II vom 18. Juni 1956, S. 722).

In der Anlage 6 zu dieser Verordnung heißt es im amtsärztlichen Zeugnis:

„Als ausreichend ist das Sehvermögen anzusehen, wenn die Sehschärfe auf dem besseren Auge mit oder ohne Brille mindestens 0,8 beträgt. Beträgt die Sehkraft auf dem anderen Auge 0,1 oder weniger oder fehlt dieses ganz, muß der — die — Untersuchte trotzdem ein plastisches Sehvermögen

(Fähigkeit zum Schätzen der Entfernungen) besitzen; das Blickfeld des besseren Auges muß regelrecht sein. Liegt die Minderung der Sehkraft (bis auf 0,1 oder weniger) oder der Verlust des Auges noch kein volles Jahr zurück und ist das plastische Sehvermögen des — der — Untersuchten unzureichend, so ist die Untersuchung nach Ablauf des Jahres zu wiederholen.

Bei Brillenträgern darf auf dem besseren Auge die Kurzsichtigkeit 10,0, die Übersichtigkeit 6,0, die einfache Stabsichtigkeit 4,0 dptr nicht überschreiten. In Zweifelsfällen ist eine Zusatzuntersuchung durch einen vom Amtsarzt zu benennenden Facharzt herbeizuführen. Ein ausreichendes Sehvermögen darf nicht bescheinigt werden, wenn der — die — Untersuchte an einer voraussichtlich fortschreitenden Krankheit der für die Sehkraft wesentlichen Teile des Auges leidet, die mit Wahrscheinlichkeit in kurzer Zeit eine erhebliche Verminderung der Sehkraft erwarten läßt.

Das Farbenunterscheidungsvermögen ist als ausreichend anzusehen, wenn die Tafeln Nr. 1, 10 bis 16 und 22 bis 25 von ISHIHARA (7., 9., 10. und 11. Auflage) oder die Stillingschen Tafeln (20. Auflage) mit Ausnahme der Tafel 7 mit genügender Sicherheit gelesen werden können. In Zweifelsfällen ist der — die — Bewerberin durch einen vom Amtsarzt zu benennenden Facharzt unter Verwendung des Anomaloskops zu untersuchen."

Die gleichen Anforderungen werden nach der Verordnung zur Einführung der Verordnung über die Erteilung von Rheinschifferpatenten an Rheinschiffer gestellt.

Diese Anforderungen werden auch an die Lotsen auf dem Oberrhein gestellt.

### 15.3.10  Polizei

Vorschrift zur ärztlichen Beurteilung der Polizeidiensttauglichkeit und der Dienstfähigkeit der Polizeivollzugsbeamten, gültig ab 1. 1. 1967.

„. . . . . . . . . . . . . .

*Augen*: Der Polizeivollzugsdienst verlangt eine ausreichende Sehleistung auch ohne Brillenbenutzung. Die Sehprüfung erfolgt in einer Entfernung von 5 bzw. 6 m mit einer dieser Entfernung entsprechenden, blendfrei und gleichmäßig ausgeleuchteten Sehprobentafel oder mit einem Projektor. Die Sehleistung ohne Glas muß auf jedem Auge mindestens 0,5 betragen und voll korrigierbar sein.

Stellungsanomalien müssen zur Aufdeckung latenter Fehlsichtigkeit auch bei kleinstem Schielwinkel und guter Sehleistung der Einzelaugen fachärztlich beurteilt werden.

Bei Bewerbern für die Wasserschutzpolizei muß die Sehleistung ohne Glas auf jedem Auge wenigstens 0,8 betragen und voll korrigierbar sein.

Außerdem ist volle Farbentüchtigkeit erforderlich.

Der Polizeivollzugsdienst erfordert ferner ein gutes Farbenunterscheidungsvermögen. Untauglich sind Monochromaten, Dichromaten (Protanope, Deuteranope) und unter den anomalen Trichromaten alle Protanomalen sowie Deuteranomale mit einem Anomalquotienten über 3,0.

Der Farbensinn wird bei Tageslicht mit Hilfe der Ishihara- und Stillingschen Tafeln geprüft. Werden innerhalb je eines Tafelsystems mehr als zwei Tafeln nicht richtig bewertet oder bei mehr als drei Tafeln leichtere Lesefehler gemacht, ist Farbensinnstörung anzunehmen. In Zweifelsfällen ist eine Untersuchung am Anomaloskop herbeizuführen. Der begutachtende Arzt ist aufzufordern, Farbentüchtigkeit oder Farbensinnstörung festzustellen. Bei Farbensinnstörung ist die Diagnose anzugeben, bei Deuteranomalie zusätzlich der Anomalquotient.

Im „Ärztlichen Zeugnis" ist einzutragen:
a) farbentüchtig:
   bei fehlerfreiem Lesen der Farbprobentafeln oder bei vom Augenarzt als farbentüchtig bezeichneten Bewerbern;
b) geringe Farbenunsicherheit:
   wenn innerhalb je eines Tafelsystems bis zu zwei Tafeln nicht richtig bewertet oder bis zu drei leichtere Lesefehler gemacht werden, oder bei anomaloskopisch festgestellter Deuteranomalie bei einem Anomalquotienten nicht über 3,0;
c) farbenuntüchtig:
   wenn innerhalb je eines Tafelsystems mehr als zwei Tafeln nicht richtig bewertet oder bei mehr als drei Tafeln leichtere Lesefehler gemacht werden, oder bei anomaloskopisch festgestellter Farbenuntüchtigkeit (Monochromasie, Dichromasie) sowie Protanomalie; auch bei Deuteranomalie mit einem Anomalquotienten über 3,0."

# 16. Rechtsfragen

Die Leistungsfähigkeit der Augen eines Verkehrsteilnehmers insbeson-, dere eines Kraftfahrers, kann unter zwei verschiedenen Gesichtspunkten Gegenstand einer gerichtlichen oder behördlichen Prüfung sein:

a) Bei der Entscheidung über die Frage, ob einem Antragsteller die Fahrerlaubnis zu erteilen ist, oder ob eine erteilte Fahrerlaubnis wieder entzogen werden muß; und

b) bei der Entscheidung der Frage, ob ein Verkehrsunfall oder ein anderer objektiver Verstoß gegen Vorschriften der Straßenverkehrsordnung durch nicht ausreichendes Sehvermögen eines Verkehrsteilnehmers verursacht oder verschuldet worden ist.

Im ersten Falle geht es darum, ob die optische Leistungsfähigkeit des Antragstellers oder Fahrerlaubnisinhabers *allgemein* ausreicht, um ein Kraftfahrzeug zu führen; im zweiten Fall ist zu untersuchen, ob mangelndes Sehvermögen in einer *konkreten* Verkehrssituation den Unfall oder den Verstoß gegen die Verkehrsvorschriften verursacht hat, und ob der betreffende Verkehrsteilnehmer das hätte voraussehen können oder müssen.

## 16.1 Verfahrensfragen

Entscheidend sind in erster Linie die Bestimmungen des Straßenverkehrsgesetzes (StVG) in der Fassung vom 14. Mai 1965, BGBl. I, S. 388 und der Straßenverkehrszulassungsordnung (StVZO) in der Fassung vom 25. Juli 1963 BGBl. I, S. 539.

„Wer auf öffentlichen Wegen oder Plätzen ein Kraftfahrzeug führen will, bedarf der Erlaubnis der zuständigen Behörde. . . . . . . . Sie ist zu erteilen, wenn der Nachsuchende seine Befähigung durch eine Prüfung dargetan hat und nicht Tatsachen vorliegen, die die Annahme rechtfertigen, daß er zum Führen von Kraftfahrzeugen ungeeignet ist" (§ 2 StVG, im gleichen Sinne § 4 StVZO).

Die Verwaltungsbehörde hat zu ermitteln, ob Bedenken gegen die Eignung des Antragstellers zum Führen von Kraftfahrzeugen vorliegen (§ 9 StVZO), diese Bedenken können z. B. damit begründet werden, daß schwere oder wiederholte Vergehen gegen Strafgesetze begangen wurden, daß eine Neigung zum Trunk oder zur Sucht vorliegt usw. Wenn bei der Behörde die in § 9 StVZO erwähnten Bedenken vorliegen, gilt § 12 StVZO: „Werden Tatsachen bekannt, die Bedenken gegen die körperliche oder geistige Eignung des Bewerbers begründen, so *kann* die Verwaltungsbehörde die Beibringung eines amts- oder fachärztlichen Gutachtens . . . . . . fordern."

In erster Linie wird es der Sachverständige oder der Prüfer sein, der Zweifel an der Eignung des Prüflings hat: „Macht der Sachverständige oder Prüfer Beobachtungen, die bei ihm Zweifel über die körperliche oder geistige Eignung des Prüflings (insbesondere Seh- oder Hörvermögen, körperliche Beweglichkeit, Nervenzustand) begründen, so hat er der Verwaltungsbehörde Mitteilung zu machen, damit sie nach § 12 verfahren kann" (§ 11 (3) StVZO).

„Ergeben der Bericht der zuständigen örtlichen Behörde, ein ärztliches Zeugnis, das Gutachten eines amtlich anerkannten Sachverständigen oder Prüfers für den Kraftfahrzeugverkehr . . . . . ., daß der Antragsteller zum Führen von Kraftfahrzeugen bedingt geeignet ist, so kann die Verwaltungsbehörde die Fahrerlaubnis unter den erforderlichen Auflagen erteilen, der Betroffene hat den Auflagen nachzukommen . . . . . ." (§ 12 Abs. 2 StVZO). Der Betroffene hat den Auflagen nachzukommen, denn „Wer infolge körperlicher oder geistiger Mängel sich nicht sicher im Verkehr bewegen kann, darf am Verkehr nur teilnehmen, wenn in geeigneter Weise — für die Führung von Fahrzeugen nötigenfalls durch Vorrichtungen an diesen — Vorsorge getroffen ist, daß er andere nicht gefährdet . . . . . ." (§ 2 Abs. 1 StVZO). Für den Fahrerlaubnisinhaber gilt: „Erweist sich jemand als unge-

eignet zum Führen von Kraftfahrzeugen, so *muß* ihm die Verwaltungsbehörde die Fahrerlaubnis entziehen, sie erlischt mit der Entziehung" (§ 4
Abs. 1 StVG). Dabei darf jedoch der Sachverhalt, der Gegenstand eines
Strafverfahrens ist, nicht berücksichtigt werden, solange das Strafverfahren
oder das Ermittlungsverfahren bei der Polizei und der Staatsanwaltschaft
noch läuft; nach Abschluß des Strafverfahrens darf die Verwaltungsbehörde
bei ihrer Entscheidung zum Nachteil des Inhabers der Fahrerlaubnis vom
Inhalt des Urteils insoweit nicht abweichen, als es sich auf die tatsächlichen
Feststellungen, die Beurteilung der Schuldfrage und die Frage der Eignung
zum Führen von Kraftfahrzeugen bezieht. Dagegen ist die Verwaltungsbehörde nach Auffassung des Bundesverwaltungsgerichtes nicht gehindert,
auf Grund des Sachverhaltes der strafbaren Handlung die Fahrerlaubnis zu
entziehen, wenn gegen den Kraftfahrer ein Strafbefehl rechtskräftig geworden ist (BVerwG I C 133/54, Urteil vom 20. Oktober 1955, Monats-
schrift für Deutsches Recht 56/251). „Jedoch ist der Strafrichter nicht berechtigt, die Wiedererteilung einer Fahrerlaubnis vom Nachweis ausreichenden Sehvermögens abhängig zu machen oder die Verwaltungsbehörde
sonstwie für die Zukunft zu binden" (Kammergericht I Ss 225/57).

In diesem Zusammenhang ist zu erwähnen, daß das deutsche Gesetz
*nachträgliche* Einschränkungen einer einmal erteilten Fahrerlaubnis durch
Auflagen nicht vorsieht (so z.B. Bundesverwaltungsgericht in BVerwGE
**13**, 288). Wenn schlechtes Sehvermögen bereits bei der Führerscheinertei-
lung *bekannt* war, so kann dieses unverändert schlechte Sehvermögen später
nicht irgendwelche Sanktionen begründen. Anders ist es, wenn das schlechte
Sehvermögen bei der Erteilung der Fahrerlaubnis unbemerkt blieb, später
aber der Behörde bekannt wurde. Auch regelmäßige Nachuntersuchungen,
wie es sie in einigen Staaten gibt, sind bisher im Gesetz nicht vorgesehen.
Die Verwaltungsbehörde kann nicht ohne schwerwiegenden Anlaß annehmen, daß jemand ungeeignet sei, sondern die Zweifel an der Eignung
müssen berechtigt sein (BVerwGE **11**, 274).

Eine Entziehung der Fahrerlaubnis durch das Strafgericht (§ 42 m
StGB) erfolgt, „wenn sich aus der Tat ergibt, daß jemand zum Führen von
Kraftfahrzeugen ungeeignet ist" (die frühere Fassung: „...... sich durch
die Tat ...... erwiesen hat" ist geändert worden). Die Entziehung ist auch
bei Freispruch wegen Unzurechnungsfähigkeit möglich.*

Örtlich zuständig für die Erteilung einer Fahrerlaubnis ist die nach
Landesrecht zuständige untere Verwaltungsbehörde oder die Behörde, der
durch Landesrecht die Aufgabe der unteren Verwaltungsbehörde zuge-
wiesen wurde (§ 68 StVZO). Die gleiche Behörde entzieht auch im Falle

---

*) Lt. Urteil des Bundesverfassungsgerichtes vom 18. 11. 1966 verstößt die
erneute Überprüfung der Eignung durch die Verwaltungsbehörde nach der Entziehung durch ein Strafgericht nicht gegen das Grundgesetz und nicht gegen den
Rechtgrundsatz ne bis in idem.

13  Gramberg-Danielsen, Sehen

des § 4 StVG bzw. § 15b StVZO die Fahrerlaubnis. „Die Entziehung kann sich auf ein ärztliches oder amtsärztliches Gutachten gründen, doch ist die Behörde nicht an den Vorschlag des Arztes gebunden. Sie kann die im amtsärztlichen Gutachten getroffenen Feststellungen anders würdigen und in ihrer Entscheidung zu einem anderen Ergebnis kommen als der Kreis- bzw. Amtsarzt" (Oberverwaltungsgericht Hamburg Bf I 79/54 vom 23. September 1954, MDR 55/251).

Der Betroffene kann die Entscheidung der Verwaltungsbehörde — Ablehnung der beantragten oder Entziehung einer früher erteilten Fahrerlaubnis — zunächst mit dem Einspruch, in einigen Ländern mit der Beschwerde anfechten, hierüber entscheidet die Verwaltungsbehörde bzw. ein bei ihr bestehender Einspruchsausschuß. Hat der Einspruch (die Beschwerde) keinen Erfolg, so ist dagegen die Klage im Verwaltungsgerichtsverfahren zulässig. Das Verwaltungsgericht prüft, ebenso wie das Oberverwaltungsgericht bzw. der Verwaltungsgerichtshof in einem eventuell folgenden Berufungsverfahren, ob die Entscheidung der Verwaltungsbehörde gegen das Gesetz verstößt, bei den hier interessierenden Fällen insbesondere, ob der Kläger die körperliche oder geistige Eignung zum Führen eines Kraftfahrzeuges besitzt.

Diese Eignungsfrage ist eine Tat- und Rechtsfrage und nicht eine Frage behördlichen Ermessens; sie unterliegt in vollem Umfang der verwaltungsgerichtlichen Nachprüfung (OVG Hamburg, MDR 55/251).

Zu den Verfahrensfragen gehört schließlich noch der Sehtest. Nach CERMAK (NJW 63, 1225) besteht eine Rechtspflicht zur Erteilung der Fahrerlaubnis nach Ablegung der Prüfung. Der die Fahrerlaubnis erteilenden Behörde ist nur dort ein Ermessensraum gewährt, wo es sich um die Bewertung der Prüfung oder um die Bewertung von konkreten Zweifeln an der Eignung im Einzelfall handelt (RAUSCHNING). Es gibt zwei verschiedene Voraussetzungen für die Erteilung der Fahrerlaubnis. Die „Befähigung" ist vom Bewerber nachzuweisen, für das Vorliegen der „Eignung" spricht die Vermutung. Sowohl der § 2 StVG als auch der § 12 StVZO sprechen von Tatsachen, die Bedenken gegen die „Eignung" eines Bewerbers begründen. Auch im § 11 Absatz 3 StVZO heißt es: „Macht der Sachverständige oder Prüfer Beobachtungen, die bei ihm Zweifel über die körperliche oder geistige *Eignung* des Prüflings ...... begründen, so hat er der Verwaltungsbehörde Mitteilung zu machen ......." Auch hier wird vom Zweifel an der *Eignung* gesprochen, nach RAUSCHNING folgt aus dieser Formulierung zwingend, daß der Gesetzgeber die „Eignung" als in der Regel gegeben annimmt und nur im Einzelfall auf Grund konkreter Anhaltspunkte, die gerade dieser Fall bietet, eine Untersuchung der Eignung zuläßt. RAUSCHNING fährt fort: „Die Möglichkeit, daß jemand durch ungenügende Sehschärfe oder Sehleistung an dem verkehrssicheren Führen eines Kraftfahrzeuges gehindert wird, ist unter allen Umständen kein Teil der

*Befähigung*, sondern gehört zu der *Eignung*. Nur dadurch, daß man dieser Feststellung auswich, den Sehtest systemwidrig zu einem Teil der Fahrprüfung machte, glaubte man einen Weg gefunden zu haben, um ihn bei der heutigen Rechtslage einführen zu können."

Der Sehtest kann rechtlich nicht auf die in § 9 StVZO enthaltenen Ermittlungspflicht der Verwaltungsbehörden hinsichtlich etwaiger Bedenken gegen die Eignung gestützt werden, da eine generelle Ermittlungspflicht der Verwaltungsbehörden durch die Vermutung des § 2 StVG ausgeschlossen ist.

Da es Richtlinien oder Tauglichkeitsverordnungen über Mindestleistungen im optischen Funktionenkreis mit Verordnungs- oder Gesetzeskraft bisher nicht in Deutschland gibt, interessieren besonders die verwaltungsgerichtlichen Urteile als Hilfsmittel für die Beurteilung von Fahrerlaubnisbewerbern. Die Richtlinien der Deutschen Ophthalmologischen Gesellschaft (DOG) sind zwar für die Begutachtung eine wesentliche Hilfe, doch beweist ein Unterschreiten der Mindestforderungen nicht im rechtlichen Sinne ohne weiteres die mangelnde Befähigung, so wie etwa eine Blutalkoholkonzentration von $1{,}3^0/_{00}$ und mehr nach dem bekannten BGH-Urteil Fahruntauglichkeit beweist, ohne daß es eines weiteren Beweises bedarf. Die höchstrichterlichen Entscheidungen stehen zum Teil sogar im Widerspruch zu den DOG-Richtlinien.


## 16.2  Gerichtsurteile

### 16.2.1  Verwaltungsgerichtsurteile

#### 16.2.1.1  Myopie

Das Preußische Oberverwaltungsgericht hat 1911 über einen einseitig Kurzsichtigen befunden. Das Urteil vom 10. Juli 1911 ist vor allem deshalb interessant, weil hier — wohl erstmals — gerichtlich ein Unterschied zwischen Privat- und Berufsfahrer gemacht wurde. Es heißt unter anderem: „Die Zulassung ist zu erteilen, wenn ein Auge gut, das Sehvermögen des anderen nicht bedeutend herabgesetzt ist. Es ist bei Berufsfahrern damit zu rechnen, daß sie die Brille nicht tragen, weil sie sonst in den Augen des Publikums minderwertig erscheinen (zit. nach Deutsche Juristenzeitung 1912, Spalte 406 und 869).

Der Bayrische Verwaltungsgerichtshof verpflichtete in seinem Urteil vom 3. Mai 1957 das Landratsamt in E., einer stark kurzsichtigen Frau (Visus c.c. rechts 5/10, links 5/15) die Fahrerlaubnis Klasse 3 unter bestimmten Bedingungen (Brille, Kontrolluntersuchungen) zu erteilen (Az. Nr. 101 IV 46).

### 16.2.1.2  Farbentüchtigkeit

Im Abschnitt 3 wurde ausgeführt, daß die Protostörung, insbesondere die Protanopie, die gefährlichste Farbensinnstörung im Verkehr sein dürfte. Da das Bundesverwaltungsgericht am 22. März 1966 ein Urteil über einen Protanopen gefällt hat, kann hier auf die Referierung früherer Verwaltungsgerichtsurteile verzichtet werden, insbesondere auf das Urteil des OVG Lüneburg (Az. IV OVG a 23/54 vom 25. Februar 1955), das Urteil des Hessischen Verwaltungsgerichtshofes (Az. OS II 139/56 vom 13. Dezember 1957), das Urteil des OVG Münster (Az. VIII a 969/54 vom 14. Dezember 1954), das Urteil des Verwaltungsgerichtes Hamburg (Az. III w VG 300/59 vom 16. Dezember 1959) und das Urteil des Landesverwaltungsgerichtes Hamburg (Az. V a VG 1450/54 vom 24. Februar 1955); Einzelheiten hierüber siehe bei GRAMBERG-DANIELSEN, 1964.

In seinem Urteil, BVerwG VII B 43.66 vom 22. März 1966, bringt das Bundesverwaltungsgericht wiederum seinen früheren Standpunkt zum Ausdruck, daß bei einem körperlichen Mangel ein besonderes Verantwortungsbewußtsein vorliegen müsse, damit dieser Mangel „durch erhöhte Vorsicht und Rücksicht im Straßenverkehr ausgeglichen werde. Dieser Grundsatz gilt in gleicher Weise wie für den Verlust der Sehkraft auf einem Auge auch für andere Sehstörungen. Es liegt auf der Hand, daß eine Rotblindheit die Eignung zum Führen von Kraftfahrzeugen im Zeitalter des motorisierten Straßenverkehrs erheblich einschränkt. Das Führen von Kraftfahrzeugen kann einem derart behinderten Kraftfahrer im Interesse der anderen Verkehrsteilnehmer nur unter den Voraussetzungen gestattet werden, auf die der Senat in dem angeführten Urteil (über die Einäugigkeit, s. unten) hingewiesen hat. Ob ein solcher Ausgleich vorliegt, das besondere Verantwortungsbewußtsein des behinderten Kraftfahrers also bejaht werden kann, ist im wesentlichen eine Frage der Abwägung der einzelnen Umstände und damit des jeweiligen Sachverhaltes".

Das Bundesverwaltungsgericht sieht also das Problem der Farbsinnstörung im Verkehr nicht als grundsätzliche, generell zu klärende Frage an, sondern stellt auf den Einzelfall ab und hat gegen die Zulassung eines Protanopen bei sonstigem Wohlverhalten nach dem Tenor des Urteils nichts einzuwenden. „Grundsätzliche Fragen bedürfen insoweit nicht der Klärung." Im vorliegenden Fall handelte es sich um einen 18mal vorbestraften Kläger — 17mal wegen verkehrsrechtlicher Verstöße —, dem die Fahrerlaubnis für die Klassen 1, 2 und 3 entzogen worden war.

Für den Augenarzt folgt hieraus, daß in Zukunft nicht die Tatsache der Protanopie alleine eine Fahrerlaubnisentziehung oder Fahrerlaubnisverweigerung begründet, sondern daß neben der Protanopie positive oder negative Momente gefunden werden müssen.

Wegen der besonderen Bedeutung des vorstehenden Urteils sei die Urteilsbegründung hier im Wortlaut wiedergegeben:

## Gründe

Dem Kläger wurde, nachdem er in der Zeit von 1949 bis 1961 18mal — darunter 17mal wegen verkehrsrechtlicher Verstöße — bestraft worden war, aufgegeben, das Gutachten eines medizinisch-psychologischen Instituts beizubringen. Dieses Gutachten gelangte zu dem Ergebnis, daß der Kläger zum Führen von Kraftfahrzeugen nicht geeignet sei, weil bei ihm eine als schwer zu beurteilende Farbsinnstörung — Rotblindheit — bestehe und auch bei einer praktischen Probefahrt ein Mangel an Vororientierung und Umsicht sowie eine verkehrsgefährdende Fahrweise erkennbar gewesen seien.

Dem Kläger wurde daraufhin die Fahrerlaubnis für die Klassen 1, 2 und 3 entzogen. Mit der Klage hat der Kläger nur noch die Entziehung der Fahrerlaubnis für die Klasse 3 weiterverfolgt. Klage und Berufung hatten keinen Erfolg. Das Berufungsgericht hat die Revision nicht zugelassen. Die sich hiergegen richtende Beschwerde des Klägers ist nicht begründet.

Das Berufungsgericht hat ausgeführt, daß die erhebliche Farbsinnstörung bei dem Kläger nicht durch andere Fahreigenschaften ausgeglichen werde. Die Würdigung seiner Persönlichkeit ergebe, daß er die hierfür erforderliche Fähigkeit und Bereitschaft nicht in hinreichendem Maße besitze. Besonders auffällig sei seine Neigung zum schnellen Fahren und zur Nichtbeachtung des Vorfahrtsrechts anderer Verkehrsteilnehmer. Von den sechs Zuwiderhandlungen dieser Art hätten drei zu schwerem Personen- und Sachschaden geführt. In einem Fall sei ein unbeteiligter Verkehrsteilnehmer getötet worden. In zwei weiteren Fällen sei der Eisenbahnverkehr gefährdet worden. In einem Falle habe der Kläger Unfallflucht begangen. Vier Fälle beträfen das Fahren eines ungesicherten, mangelhaft ausgerüsteten oder überladenen Kraftfahrzeuges. In fünf weiteren Fällen dieser Art sei er für das Führen eines Kraftfahrzeuges durch andere Personen verantwortlich gewesen. Der Auffassung des Klägers, daß der Sachverhalt die Klärung grundsätzlicher Fragen erfordert, kann nicht zugestimmt werden. Der Senat hat bereits in seinem Urteil vom 2. Dezember 1960 — BVerwG VII C 53.59 — (BVerwGE 11, 276) ausgeführt, daß der Verlust der Sehkraft auf einem Auge die Eignung zum Kraftfahrzeugführer in Frage stelle und es in einem solchen Falle eines besonderen Verantwortungsbewußtseins bedürfe, um den körperlichen Mangel durch erhöhte Vorsicht und Rücksicht im Straßenverkehr auszugleichen. Dieser Grundsatz gilt in gleicher Weise wie für den Verlust der Sehkraft auf einem Auge auch für andere Sehstörungen. Es liegt auf der Hand, daß eine Rotblindheit die Eignung zum Führen von Kraftfahrzeugen im Zeitalter des motorisierten Massenverkehrs erheblich einschränkt. Das Führen von Kraftfahrzeugen kann einem derart behinderten Kraftfahrer im Interesse der anderen Verkehrsteilnehmer nur unter den Voraussetzungen gestattet werden, auf die der Senat in dem angeführten Urteil hingewiesen hat. Ob ein solcher Ausgleich vorliegt, das besondere Verantwortungsbewußtsein des behinderten Kraftfahrers also bejaht werden kann, ist im wesentlichen eine Frage der Abwägung der einzelnen Umstände und damit des jeweiligen Sachverhalts. Grundsätzliche Fragen bedürfen insoweit nicht der Klärung. Das Berufungsgericht hat sich in Übereinstimmung mit der Rechtsprechung des Senats mit der Art, Zeitfolge und dem Gewicht der einzelnen Straftaten befaßt. Wenn es auf Grund dieser Bewertung die Eignung zum Führen von Kraftfahrzeugen verneint hat, so steht auch dies im Einklang mit der Rechtsprechung des Senats. Wie der Senat bereits vielfach entschieden hat, kann nachträgliches Wohlverhalten nicht zugunsten des Kraftfahrers Berücksichtigung finden. Ebenso hat der Senat bereits häufig ausgesprochen, daß ein Unternehmer, der überladene Kraftfahrzeuge durch andere Personen führen läßt, einen erheblichen Mangel an Verantwortungsbewußtsein besitzt. In Anbetracht dessen, daß das Berufungsgericht das Verantwortungsbewußtsein des Klägers zutreffend verneint hat, bestand auch kein Anlaß, der Frage nachzugehen, ob die Fahrerlaubnis unter Umständen auf bestimmte Fahrzeugarten zu beschränken wäre. Die Beschwerde war daher zurückzuweisen.

### 16.2.1.3 Einäugigkeit

Während das Oberverwaltungsgericht für die Länder Niedersachsen und Schleswig-Holstein 1954 (IV OVG A 85/53 vom 3. März 1954) noch kathegorisch erklärte: „Ein Einäugiger ist ungeeignet als Führer von Kraftfahrzeugen der Klasse 2, und zwar insbesondere wegen der gesteigerten Blendempfindlichkeit, der geminderten Dunkeladaptation und des eingeschränkten Gesichtsfeldes", ist in der Zwischenzeit auch hierzu ein Urteil des Bundesverwaltungsgerichtes bekannt geworden (Urteil vom 2. Dezember 1960 VII C 53/59). Dieses Urteil hat eine grundsätzliche Bedeutung für die gesamte Begutachtung Einäugiger und sei daher in seiner Begründung im Wortlaut abgedruckt.

### Gründe

#### I.

Als der Beklagten im Jahre 1955 bekannt wurde, daß der Kläger nur noch ein Auge hat, entzog sie ihm mit Verfügung vom 17. Dezember 1955 die Fahrerlaubnis für Kraftfahrzeuge der Klassen 1 und 2, weil er wegen dieses körperlichen Mangels zum Führen von Kraftfahrzeugen ungeeignet sei. Der Kläger erhob deshalb Anfechtungsklage und trug vor, seine Eignung ergebe sich daraus, daß er sein Auge schon im November 1941 verloren habe und seitdem ohne Beanstandungen gefahren sei. Das Verwaltungsgericht Bremen holte ein Gutachten des Medizinisch-Psychologischen Instituts für Verkehr, Bergbau und Industrie beim Technischen Überwachungsverein in Hannover darüber ein, ob dem Kläger infolge des Verlustes eines Auges die erforderliche Eignung zum Führen von Kraftfahrzeugen der Klasse 2 fehlte. In seinem Gutachten vom 27. Mai 1957 kam das Institut zu dem Ergebnis, daß einäugige Kraftfahrer zum Führen von Kraftfahrzeugen der Klasse 2 nur dann geeignet seien, wenn keine weiteren körperlichen Mängel und volles Sehvermögen auf dem gesunden Auge beständen und im psycho-physischen und intellektuellen Bereich sowie im Bereich der persönlichen Eignungsvoraussetzungen ausreichende Kompensationsmöglichkeiten vorhanden seien. An diesen fehle es beim Kläger, weil seine persönliche Eignung durch die Labilität der Persönlichkeitsstruktur, durch Störungen im Selbstwertgefühl und durch eine übermäßige affektive Ansprechbarkeit beeinträchtigt seien.

Das Verwaltungsgericht gab der Klage statt. Auf die Berufung des Beklagten erhob der Verwaltungsgerichtshof Beweis über den Umfang der Fahrpraxis des Klägers auf Kraftfahrzeugen der Klasse 2 und wies die Klage ab.

In den Gründen des Berufungsurteils vom 7. Oktober 1958 ist ausgeführt: Dem Kläger fehle die erforderliche Eignung zum Führen von Kraftfahrzeugen, jedenfalls der Klassen 1 und 2, auf die sich die angefochtene Verfügung allein beziehe. Ein Einäugiger sei zwar nicht in jedem Falle ungeeignet zum Führen von Kraftfahrzeugen, besitze die nach § 4 Abs. 1 StVG erforderliche Eignung aber nur dann, wenn er willens und in der Lage sei, die durch den Verlust des einen Auges bedingten Ausfälle (Verengung des Gesichtsfeldes und Unmöglichkeit, plastisch zu sehen) auf andere Weise auszugleichen. Hier sei ein Ausgleich durch überdurchschnittliche Fähigkeiten anderer Sinnesorgane nur in recht beschränktem Umfange möglich, daher müsse ein besonderes Maß von Gewissenhaftigkeit und Einsicht verlangt werden, um einen Einäugigen als geeignet zum Führen von Kraftfahrzeugen erscheinen zu lassen. Daran fehle es bei dem Kläger. Er sei wiederholt straffällig geworden und zu Gefängnisstrafen verurteilt worden. Allein aus den zum Gegenstand des Verwaltungsstreitverfahrens gemachten Strafakten ergebe sich, daß er im Januar 1953 dreimal Schrott- und Kabeldiebstähle ausgeführt und im November 1956 einen Einbruchsdiebstahl versucht habe. Wer sich derart oft und schwer über die Rechtsordnung hinwegsetze, zeige damit, daß er verantwortungslos und ohne Rücksicht auf die Belange der Mitbürger zu handeln bereit sei, wenn es um seinen Vorteil gehe. Ihm fehlten also gerade jene Eigenschaften, die vornehmlich die aus der Einäugigkeit drohenden Verkehrsgefahren mindern und die vom Gesetz geforderte Eignung bis zu einem gewissen Maße wiederherstellen könnten. Die Vorschrift des § 4 Abs. 3 StVG stehe dieser Feststellung nicht entgegen. Zwar habe die Strafkammer bei der Verurteilung des Klägers im Jahre 1954 in den Urteilsgründen die Notwendigkeit einer Entziehung der Fahrerlaubnis nach § 42m StGB erörtert und verneint. In dem Urteil von 1956 dagegen sei nur die Frage der Einziehung des

Kraftfahrzeuges nach § 40 StGB behandelt worden. Soweit darin überhaupt eine Äußerung über die Eignung des Klägers zum Führen von Kraftfahrzeugen liege, könne sich die strafgerichtliche Beurteilung nur darauf beziehen, ob sich der Kläger durch seine damaligen Straftaten als ungeeignet erwiesen habe. Im vorliegenden Rechtsstreit gehe es aber darum, ob der Kläger wegen des Fehlens der Sehfähigkeit auf dem einen Auge ungeeignet sei, diese Frage sei nicht Gegenstand der strafrichterlichen Prüfung im Rahmen des § 42m StGB gewesen; bei der Beurteilung der körperlichen Eignung des Klägers durch die Verwaltungsbehörde könnten seine aus den Straftaten sichtbar gewordenen charakterlichen Mängel auch dann ergänzend berücksichtigt werden, wenn sie dem Strafrichter keinen Anlaß zu Maßnahmen nach § 42m StGB gegeben hätten. Allerdings könne es Fälle geben, in denen die mit allgemeinen Erfahrungen und Erwägungen begründete Überzeugung von der mangelnden Eignung zum Führen von Kraftfahrzeugen auch durch konkrete Tatsachen, namentlich durch die bisher gezeigten Fahrleistungen widerlegt würden. Das sei hier aber nicht der Fall, die Beweisaufnahme habe die Behauptung des Klägers, er habe seit 1941 nahezu ständig Kraftfahrzeuge der Klasse 2 gefahren, nicht bestätigt.

Die vom Verwaltungsgerichtshof zur Klärung der Anwendbarkeit des § 4 Abs. 3 StVG zugelassene Revision hat der Kläger rechtzeitig eingelegt. Er beantragt sinngemäß,

das Urteil des Verwaltungsgerichtshofs vom 7. Oktober 1958 aufzuheben und die Berufung der Beklagten gegen das Urteil des Verwaltungsgerichts vom 5. Dezember 1957 zurückzuweisen.

Er rügt die Verletzung der Vorschrift des § 4 Abs. 1 StVG und trägt vor: Aus seinen Straftaten könne nicht auf seine mangelnde Eignung als Kraftfahrer geschlossen werden, da sie mit dem Verhalten im Straßenverkehr nichts zu tun hätten und jeder nüchterne Mensch bemüht sei, sich selbst im Straßenverkehr ebensowenig zu gefährden wie andere. Daß der Kläger ordentlich fahren könne, habe er durch seine unfallfreie Fahrpraxis bewiesen. Zu diesem Ergebnis hätte der Verwaltungsgerichtshof schon auf Grund der erhobenen Beweise kommen müssen, zumindest hätte er die weiteren Beweisangebote des Klägers nicht übergehen dürfen. Außerdem habe das Berufungsgericht die Bindung der Verwaltungsbehörden an strafgerichtliche Urteile (§ 4 Abs. 3 StVG) außer acht gelassen. Da die Strafgerichte die Eignung des Klägers zum Führen von Kraftfahrzeugen trotz seiner Straftaten nicht verneint hätten, könne aus ihnen die mangelnde charakterliche Eignung des Klägers als Kraftfahrer nicht gefolgert werden.

Die Beklagte ist der Revision entgegengetreten.

## II.

Die Revision kann nicht zum Erfolg der Klage führen.

Der Auffassung des Berufungsgerichts, daß die Verkehrsbehörde durch die Vorschrift des § 4 Abs. 3 des Straßenverkehrsgesetzes vom 19. Dezember 1952 (BGBl. I S. 837) — StVG — nicht gehindert war, die Straftaten des Klägers bei der Entscheidung über seine Eignung zu verwerten, ist beizutreten. Die Strafgerichte entscheiden hierüber nach den Umständen der Straftat, wobei sie allerdings auch sonstige, einen Schluß auf das Verantwortungsbewußtsein des Täters im Straßenverkehr zulassende Umstände zu berücksichtigen haben (vgl. BGH in VRS 13, 210). Die Beklagte hat ihre Entscheidung aber auf die verminderte Sehfähigkeit des Klägers gestützt und sich mit der Auffassung des Strafgerichts, daß sich der Kläger durch die im Jahre 1953 begangenen Eigentumsdelikte zum Führen von Kraftfahrzeugen noch nicht als ungeeignet erwiesen habe, nicht in Widerspruch gesetzt; mit der nach der Auffassung des Berufungsgerichts wesentlichen Frage, ob der Kläger zum Ausgleich seines körperlichen Mangels zu besonders verantwortungsvollem und rücksichtsvollem Verhalten im Straßenverkehr verpflichtet ist und ob er dieses erhöhte Verantwortungsbewußtsein besitzt, haben sich die Strafgerichte nicht befaßt. Daher konnte das Berufungsgericht auch unerörtert lassen, ob das Schöffengericht in seinem Urteil vom 3. April 1956 auch über die Entziehung der Fahrerlaubnis oder — neben der Straftat — nur über die Einziehung des Kraftwagens gemäß § 40 StGB entschieden hat.

Auch der Auffassung des Berufungsgerichts, daß der Kläger ein besonders ausgeprägtes Verantwortungsgefühl besitzen müsse, um als Kraftfahrzeugführer geeignet zu sein, ist beizupflichten. Damit hat das Berufungsgericht den Begriff „Eignung" im Sinne von § 4 Abs. 1 StVG zutreffend ausgelegt. Es ist mit Recht davon ausgegangen, daß körperliche Mängel die Eignung zum Führen bestimmter Kraftfahrzeuge oder sogar jedes Kraftfahrzeugs ausschließen können und daß durch den vollen Verlust der Sehfähigkeit auf einem Auge die Eignung zum Führen der hier in Betracht kommenden Fahrzeuge der Klassen 1 (Krafträder mit über 50 ccm Hubraum) und 2 (Kraftfahrzeuge mit über 3,5 t Leergewicht und Züge mit mehr als drei Achsen) zumindest herabgesetzt wird, weil der jetzige Straßenverkehr zur Vermeidung von Unfällen ein möglichst sicheres visuelles Abschätzungsvermögen und das klare optische Erkennen von Gefahrenquellen insbesondere beim Führen dieser Kraftfahrzeuge erfordert. Daher muß bei einem Einäugigen jeweils geprüft werden, ob er zum Führen der in Betracht kommenden Kraftfahrzeuge noch geeignet ist. Der Verwaltungsgerichtshof führt auch zutreffend aus, daß eine derartige Beeinträchtigung der körperlichen Eignung nicht durch physische Vorzüge ausgeglichen werden kann. Das ist auch nicht durch technische Vorrichtungen, sondern nur durch eine ganz besondere charakterliche Zuverlässigkeit des Betreffenden möglich. Vom Kläger ist also mit Recht das besondere Verantwortungsbewußtsein gefordert worden, den körperlichen Mangel jederzeit durch erhöhte Vorsicht und Rücksicht im Straßenverkehr ausgleichen zu müssen. Dieses

besondere Verantwortungsgefühl wird einem — insbesondere bisher unfallfrei gefahrenen — einäugigen Fahrzeugführer nicht ohne weiteres abzu-
sprechen sein, wenn im übrigen kein Anhalt dafür besteht, daß es ihm an
Einsicht und dem Willen fehlt, sich mit Rücksicht auf seinen körperlichen
Mangel im Straßenverkehr besonders vorsichtig zu verhalten. Besitzt der
Kraftfahrzeugführer nach seinem bisherigen Verhalten jedoch kein so ausgeprägtes Verantwortungsgefühl, so fehlt es ihm an der zum Ausgleich
seines körperlichen Mengels erforderlichen Charaktereigenschaft.

Daß es dem Kläger an dieser Eigenschaft mangelt, hat das Berufungsgericht rechtlich bedenkenfrei festgestellt. Nach der ständigen Rechtsprechung des Bundesverwaltungsgerichts kommt es dabei auf die Würdigung
der Gesamtpersönlichkeit an (vgl. BVerwGE 2, 259 und Beschluß vom
6. Juni 1957 — BVerwG I B 159.56 —), insbesondere können auch Straftaten außerhalb des Verkehrsrechts berücksichtigt werden. Mögen nun die
vom Kläger begangenen Eigentumsdelikte (Schrott- und Kabeldiebstähle,
Hehlerei und versuchter Einbruchsdiebstahl in ein Juweliergeschäft) für die
Strafgerichte auch nicht dafür ausgereicht haben, den Kläger wegen seiner
einzelnen Straftaten als ungeeignet zum Führen von Kraftfahrzeugen anzusehen, so kann sein bisheriges Gesamtverhalten im Zusammenhang mit
seinem körperlichen Mangel doch in einem anderen Licht erscheinen. Hat er
sich, wie das Berufungsgericht tatsächlich festgestellt hat, bisher verantwortungslos und rücksichtslos gegenüber seinen Mitbürgern gezeigt, so
konnte dieser sittliche Mangel, selbst wenn sich daraus allein noch nicht
ohne weiteres die Nichteignung zum Kraftfahrzeugführer ergab, doch ausschließen, die wegen seiner körperlichen Behinderung zumindest zweifel-
hafte Eignung zu bejahen. In diesem Falle kann die Tatsache, daß er bisher
noch keinen Unfall verschuldet hat, nicht von ausschlaggebender Bedeutung sein.

Die Revision muß aus diesen Gründen zurückgewiesen werden.


Die in diesem Urteil zum Ausdruck kommende Einstellung des Bundesverwaltungsgerichtes ist von dem gleichen Gericht in einem weiteren Urteil
(BVerwG VIIb 97.62 vom 11. Oktober 1963) nochmals unterstrichen worden. In diesem zweiten Fall handelte es sich um die Frage, ob ein Einäugiger
— hier in Kombination mit Verkrümmung der Wirbelsäule und einer
Lähmung beider Beine — tauglich für Klasse 4 ist. In der Urteilsbregündung
bezieht sich der erkennende Senat des Bundesverwaltungsgerichtes auf das
oben zitierte Urteil vom 2. Dezember 1960 und unterstreicht, daß er zu
diesem Urteil unverändert steht.

Wenn das Bundesverwaltungsgericht so stark auf den Charakter abstellt, so ist es nur logisch, wenn es in einem weiteren Urteil vom 20. Dezember 1963 (Az. BVerwG VIIc 103.62) den Leitsatz aufstellt: „Die Ver-
wertung psychologischer Teste bei der Prüfung der Eignung zum Führen

von Kraftfahrzeugen verstößt nicht gegen das Grundgesetz oder verkehrsrechtliche Vorschriften" (Rechtsquellen: Grundgesetz Artikel 1, § 2 StVG, § 86 VwGO)".

Das Oberverwaltungsgericht in Münster (Az. VIII A 762/62, Urteil vom 20. Dezember 1962) bestätigte eine Führerscheinentziehung bei einem 74jährigen Einäugigen, der auf dem verbliebenen Auge mit Korrektur nur 1/7 bis 1/5 sah und wegen grünen Stares ein eingeschränktes Gesichtsfeld hatte. „Der Senat hat die Überzeugung, daß bei Einäugigkeit mindestens eine Sehschärfe von 4/5 der Norm zu verlangen sei. Eine darüber hinausgehende Sehschwäche behindert das Erkennen von Einzelheiten des Verkehrsgeschehens und die Erfassung des Verkehrsablaufes so stark, daß ein solcher Kraftfahrer als ungeeignet zum Führen von Kraftfahrzeugen angesehen werden muß."

### 16.2.1.4 Brille

In verwaltungsgerichtlichen Entscheidungen und in denen der Verwaltungsbehörden wird oftmals die Auflage gemacht, daß eine Brille getragen werden muß. Nach einem Urteil des Oberlandesgerichtes Stuttgart (2 S 16/62 vom 6. April 1962) ist „die im Führerschein eingetragene Anordnung, daß der Inhaber beim Führen von Kraftfahrzeugen eine Brille zu tragen habe, keine gegenständliche Beschränkung der Fahrerlaubnis, sondern eine Auflage. Ihre Verletzung ist daher kein Vergehen nach § 24 StVG, sondern eine Übertretung nach § 3, Abs. 1, Satz 1 StVZO in Verbindung mit § 21 StVG (Rechtsquelle: § 24, Abs. 1 Nr. 1 StVG; §§ 3, 12, Abs. 2, StVZO)."

### 16.2.1.5 Haftschalen

Das Oberverwaltungsgericht für die Länder Niedersachsen und Schleswig-Holstein verkündete am 29. Juli 1965 in seinem Beschluß VI OVG — D 1/65 bei einem Übersichtigen, der rechts mit Haftschale 5/5, links mit Haftschale 5/25 sah, daß Haftschalen nicht prinzipiell ungeeignet als korrigierende Hilfsmittel sind, „die Zweifel an der Fahrtauglichkeit erweisen sich im Rahmen der hier vorzunehmenden summarischen Prüfung gegenwärtig als noch nicht so stark, daß sie zu seinem (des Klägers) sofortigen Ausschluß von der Teilnahme am motorisierten Straßenverkehr noch vor der Entscheidung über die Berufung zwingen".

Aufgrund des Gutachtens einer deutschen Universitätsklinik, das zu dem Schluß kommt, daß „die Frage, ob die Verwendung von Haftschalen beidäugig oder auch beim Einäugigen für den Straßenverkehr zuzulassen ist, grundsätzlich bejaht werden muß", entschied das Oberverwaltungsgericht am 30. 11. 1966, daß die Fahrerlaubnis zu belassen sei und zwar entsprechend den Vorschlägen des Sachverständigen hier mit der Auflage,

daß die Höchstgeschwindigkeit auf 100 km h⁻¹ zu begrenzen sei und der
Kläger nur bei Tageslicht fahren dürfe. Die letztere Auflage wurde für
erforderlich gehalten, weil das Dämmerungssehen bei Prüfung mit Haftschalen im Gegensatz zur Prüfung mit Brille als nicht ausreichend angesehen wurde (Az. IV OVG A 41/66).

## 16.2.2  Strafgerichtsurteile

Ob ein nicht ausreichendes Sehvermögen eines Verkehrsteilnehmers
einen Unfall verursacht oder mitverursacht hat und ob diesen Verkehrsteilnehmer insoweit ein Verschulden trifft, als er diese Sehbehinderung bei
seiner Teilnahme am Verkehr nicht oder nicht genügend berücksichtigt hat,
kann Gegenstand eines zivil- oder strafgerichtlichen Verfahrens sein. Wenn
es nicht zu einem Unfall gekommen ist, aber objektiv ein Verstoß gegen die
Straßenverkehrsordnung vorliegt, kann der Strafrichter unter Umständen
zu prüfen haben, ob ein nicht ausreichendes Sehvermögen den Verstoß verursacht hat, und ob der beschränkt sehtüchtige Verkehrsteilnehmer dies
hätte voraussehen können oder müssen. Die Sehbehinderung kann in einem
Augenfehler, in den zeitlichen und örtlichen Verhältnissen (Blendung,
Dunkeladaptation usw.) oder in beidem ihre Ursache haben. Dementsprechend kann der dem Verkehrsteilnehmer zu machende Vorwurf darin
liegen, daß er

1. mit nicht ausreichendem Sehvermögen ein Kraftfahrzeug geführt oder
eine Straße überquert hat,
2. das unter für ihn besonders schwierigen Umständen getan hat,
3. beim Fahren — etwa bei der gewählten Geschwindigkeit — die ihm
bekannte oder erkennbare Grenze der Leistungsfähigkeit seiner Augen
nicht oder nicht genügend berücksichtigt hat.

Es liegen folgende Entscheidungen vor:

## 16.2.2.1  Blendung, Beleuchtung, Dunkeladaptation

### 16.2.2.1.1.  *Urteile des Bundesgerichtshofes*

BGH VI, ZR 80/63: „Wer auf der Autobahn nachts mit Abblendlicht
mit 130 bis 140 km h⁻¹ fährt, kann nicht damit rechnen, den Überholvor-
gang gefahrlos durchführen zu können. Es handelt sich um ein sehr ge-
wagtes Überholvorhaben. Eine solche Fahrweise ist mit der gesteigerten
Sorgfaltspflicht des Fahrers eines überholenden Kraftfahrzeuges nicht zu
vereinbaren."
BGH III StR 105/53: Ein einäugiger Autofahrer erhielt 4 Monate Gefängnis, weil er bei Dunkelheit und vereister Straße mit abgeblendeten
Scheinwerfern bei einer Geschwindigkeit von 40 km h⁻¹ einen Radfahrer

angefahren und getötet hatte, „er hätte seine Sichtbehinderung berücksichtigen und seine Geschwindigkeit entsprechend herabsetzen müssen".

BGH III StR 122/54: „Der Grundsatz, daß ein Verkehrsteilnehmer fahrlässig handelt, wenn er angesichts einer zu erwartenden Blendung mit unfallverhütenden Maßnahmen bis zum tatsächlichen Eintritt der Blendung wartet, gilt".

Der Grundsatz vom „auf Sicht fahren" gilt nicht nur am Tage auf bestimmten Straßen, sondern nach einem Beschluß der Vereinigten Großen Senate des Bundesgerichtshofes (DAR 1961, 260) auch für Autobahnen und auch nachts. Das bedeutet aber nicht, wie der BGH in einer weiteren Entscheidung feststellte, daß ein Kraftfahrer bei abgeblendetem Licht nur mit 50 km h$^{-1}$ fahren darf. Es kommt vielmehr in jedem Falle auf die vorhandenen Sichtverhältnisse an. So kann ein Fahrer mit Abblendlicht auch über 50 km h$^{-1}$ fahren, wenn die Schlußleuchten eines vorausfahrenden Kraftfahrzeuges klar erkennbar sind oder das Abblendlicht zusammen mit anderen Lichtquellen, Leiteinrichtungen oder reflektierenden Einrichtungen die Fahrbahn so weit ausleuchtet, daß Hindernisse rechtzeitig erkannt werden können (BGH in VRS **19**, 124).

„Wer seine Sichtweite dadurch verkürzt, daß er mit Abblendlicht fährt, muß seine Geschwindigkeit der verkürzten Sichtweite anpassen. Das bedeutet allerdings nicht, daß der Kraftfahrer sofort im Augenblick des Abblendens seine Geschwindigkeit auf das durch die geringere Reichweite der abgeblendeten Scheinwerfer bedingte Maß herabsetzen muß, etwa durch scharfes Bremsen, vielmehr genügt es, wenn er bis zum Ende der vorher ausgeleuchteten Strecke seine Geschwindigkeit soweit herabgesetzt hat, daß er nunmehr innerhalb der Reichweite der abgeblendeten Scheinwerfer anhalten kann" (BGH in VRS **6**, 296).

### 16.2.2.1.2 *Weitere Urteile*

OLG Hamm (2 Ss 155/61): „Die Erkennbarkeit eines abgestellten Anhängers auf 15 bis 20 m als dunkler Schatten spricht für eine unzureichende, die deutliche Erkennbarkeit auf 30 bis 45 m für eine ausreichende Beleuchtung."

Nach Auffassung des 1. Strafsenates des Bayrischen Obersten Landesgerichtes (Az. RReg. 1 St 65/64) liegt die Sichtgrenze des zum Einschalten von Abblendlicht verpflichtenden starken Nebels oder Schneefalls bei 100 bis 120 m. Der Begriff des starken Nebels könnte bei Dunkelheit nicht enger gezogen werden.

OLG Hamm (2 Ss 77/52 vom 30. Juni 1952): „Ein geblendeter Kraftfahrer muß damit rechnen, daß Fußgänger verkehrswidrig die Fahrbahn anstatt des Gehweges benutzen."

Kammergericht (1 Ss 89/52 vom 23. Juli 1952): „Bei plötzlicher und unverschuldeter Blendung ist eine plötzliche, sog. Blindsekunde zuzuerkennen."

OLG Stuttgart (2 U 19/50 vom 26. April 1950): „Jeder Fahrer muß damit rechnen, daß entgegenkommende Fahrzeuge nicht abblenden. Es ist ihm daher keine längere Reaktionszeit zugute zu halten."

Bayrisches OLG (RReg. 1 St 578/62 vom 14. November 1963): „Ein Kraftfahrer, der abblendet, braucht sich in der Regel auch außerhalb von Bundesautobahnen nicht darauf einzustellen, daß während seiner Annäherung ein unbeleuchtetes Hindernis von der Seite her in den vorher mittels des Fernlichtes als hindernisfrei erkannten Raum gerät."

OLG Hamm (1 Ss 1172/64): „Bei Dämmerung besteht Beleuchtungspflicht, wenn das Fahrzeug ohne Beleuchtung nicht auf der Strecke deutlich erkennbar ist, die ein entgegenkommender Überholer während des Überholens durchfährt zuzüglich der Strecke, die das Fahrzeug selbst inzwischen zurücklegt. Grundsätzlich darf sich der Verkehr darauf verlassen, daß Fahrzeugführer ihrer Beleuchtungspflicht nachkommen, jedoch gilt der Vertrauensgrundsatz bei Dämmerung nicht, wenn erkennbar ein Teil der Fahrzeugführer die Beleuchtung nicht für erforderlich hält" (zit. n. VerkBl. **19**, 314 [1965]).

Bayrisches Oberlandesgericht (RReg. 1 b St 510/64): „Der eine bevorrechtigte Bundesstraße außerhalb geschlossener Ortschaften befahrende Kraftfahrer ist nicht schon deswegen verpflichtet, sofort nach dem Abblenden seine Geschwindigkeit der Reichweite des Abblendlichtes anzupassen, weil innerhalb der vorher ausgeleuchteten Strecke eine untergeordnete Seitenstrecke in die Bundesstraße einmündet. Er muß in diesem Fall aber an die Einmündung mit erhöhter Bremsbereitschaft heranfahren."

Ein interessantes Urteil zur Frage der Blendung von hinten fällte das Bayerische Oberlandesgericht (Az. RReg. 1 St 414/63): „Der überholte Kraftfahrzeugführer ist im allgemeinen nicht verpflichtet, mit Rücksicht auf den Überholenden abzublenden. Nach § 10 Abs. 1, Satz 2 StVO dürfen Fahrzeuge einander nur überholen, wenn die Geschwindigkeit des überholenden Fahrzeuges wesentlich höher ist. Daher kann der Überholte darauf vertrauen, daß der Überholende rasch über die Reichweite des Aufblendlichtes hinausgelangen wird. Dieses wird mit 25 bis 30 m angenommen, also kann die Blendung von hinten bei Aufblendlicht nur 3 bis 4 s dauern. Während dieser Zeit soll sich der Überholende selber vor Blendung schützen."

Das Essener Verkehrsschöffengericht hat einen Kraftfahrer freigesprochen, obwohl er einen Verkehrsunfall mit tödlichem Ausgang gehabt hatte. das Urteil geht davon aus, daß dem Fahrer bis zum Zeitpunkt seines Unfalles seine geminderte Dunkeladaptation nicht bekannt war.

### 16.2.2.2 Einäugigkeit

Der Bundesgerichtshof stellte 1955 folgenden Leitsatz auf: „Der Kraftfahrer muß die Grenzen seiner eigenen Fähigkeiten erkennen, es gereicht ihm zum Verschulden, wenn er so schnell fährt, ohne sie zu kennen" (zit. nach VRS 9/296). Hier handelte es sich um einen Einäugigen, der nach Blendung einen Verkehrsunfall verursachte.

Das Amtsgericht Frankenberg/Eder (Az. ES 17/62 vom 6. Mai 1963) verurteilte einen Einäugigen, der mit einer Blutalkoholkonzentration von 1,3 bis $1,4^0/_{00}$ sich verkehrswidrig verhalten hatte. Die Einäugigkeit hatte hier erschwerend gewirkt, das Gericht folgte den Ausführungen des Sachverständigen: „...... Von ganz besonderer Bedeutung ist aber, daß bei Einäugigen die Einwirkung von Alkohol die optischen Funktionen in relativ kleinen Mengen relativ stark beeinträchtigen kann. Die Blutalkoholkonzentration von 1,3 bis $1,4^0/_{00}$ bedarf bei einem einseitig Erblindeten vom medizinischen Standpunkt aus sicherlich einer wesentlich anderen Beurteilung als im Normalfall".

### 16.2.2.3 Linsenlosigkeit

Hier fällte das Oberlandesgericht Hamm ein Urteil von grundsätzlicher Bedeutung mit folgendem Wortlaut:

OLG Hamm, Urteil vom 20. Oktober 1958 (2 Ss 999/58):

„Das LG hat die Angekl. wegen fahrlässiger Tötung in Tateinheit mit fahrlässiger Gefährdung des Straßenverkehrs im Zustand der Fahruntüchtigkeit verurteilt. Es hat folgenden Sachverhalt festgestellt:

Die Angekl., die seit 1938 den Führerschein der Klasse III besitzt, hat am 13. Oktober 1956 mit einem Pkw auf der Bundesstraße 67 einen Verkehrsunfall herbeigeführt, bei welchem zwei Personen ums Leben gekommen sind. Die Angekl., die mit einer Geschwindigkeit von 50 km/h die 6 m breite befestigte Fahrbahn der Bundesstraße befuhr, wurde durch ein entgegenkommendes Fahrzeug zum Abblenden ihres Scheinwerfers genötigt und wendete dabei den Kopf leicht nach links dem entgegenkommenden Fahrzeug zu. Obwohl sie weder unaufmerksam noch geblendet war, bemerkte sie die Eheleute H., die dicht am rechten Rand der Fahrbahn gehend, rechter Hand Damenfahrräder mit gefüllten Kartoffelsäcken mit sich führten, nicht und konnte diese auch nicht erkennen, da sie infolge mehrerer Augenoperationen hierzu nicht in der Lage war. Sie hatte sich nämlich im Jahre 1953 drei Staroperationen unterziehen müssen, bei denen beide Augenlinsen entfernt wurden. Alle drei Operationen hatten guten Erfolg. Auf dem rechten Auge war die Angekl. allerdings noch nach der ersten Operation im Juni 1953 erheblich vermindert sehfähig, jedoch wurde nach der zweiten Operation im November mit Starglas volle Sehschärfe erreicht. Im Sommer 1954 erhielt die Angekl. eine Starbrille, die im Laufe der Zeit noch mehrfach ausgewechselt wurde. Nach Erhalt der ersten Brille

war sie mehrere Monate noch sehr stark sehbehindert, besonders beim
räumlichen Sehen. Durch Gewöhnung trat jedoch eine weitgehende Verminderung der Sehbehinderung ein, so daß die Angekl. das Gefühl gewann,
wieder genauso gut sehen zu können wie früher. Bereits 1955 begann sie,
wieder ständig Kraftwagenfahrten zu machen. Als sie am 20. Januar 1956
neue Starbrillen erhalten hatte und von dem Sachverständigen Dr. B. aus
der weiteren Behandlung entlassen wurde, erklärte ihr dieser, sie sei mit den
nunmehr verordneten Starbrillen 100%ig sehfähig.

Trotzdem erachtet die Strafkammer die Angekl. auf Grund der Operationen für fahruntüchtig i. S. v. § 2 StVZO. Sie geht zwar davon aus, daß
die Angekl. durch die ihr verordnete Brille volle Sehschärfe erlangt hat,
und daß ihr Gesichtsfeld gegenüber einem normalsichtigen Menschen nicht
eingeengt sei. Sie stellt aber weiter fest, daß infolge einer durch die Brille
bedingten prismatischen Aberration in den Randgebieten dem Beobachter
Gegenstände an einer anderen Stelle erscheinen, als sie sich tatsächlich befinden, und unter Umständen derart verschoben werden, daß der Beobachter
sie überhaupt nicht mehr wahrnimmt; sie stellt ferner fest, daß nach den
Randgebieten zunehmende sphärische und chromatische Aberrationen auftreten, die zu einer bildmäßigen und farbmäßigen Unschärfe führen, so daß
Gegenstände nicht mehr als solche erkannt werden. Diese Umstände seien
der Angekl. allerdings nicht bekannt gewesen. Die Sehbehinderung sei ihr
auch nicht bewußt gewesen, da das anfänglich vorhandene Gefühl der Behinderung infolge der langsamen unbewußten Gewöhnung dem Empfinden, wieder wie früher sehen zu können, gewichen sei. Sie habe aber mit
dem Vorhandensein einer Sehbehinderung rechnen müssen. Auf Grund
ihrer jahrelangen Praxis mit fast täglichen Fahrten habe sie gewußt, daß das
Fahren eines Kraftfahrzeuges besonders hohe Anforderungen an Sehvermögen und Raumempfindung stellt. Sie sei weiterhin in den ersten Monaten
nach der Operation auch noch mit der Starbrille erheblichen Schwierigkeiten
beim räumlichen Sehen ausgesetzt gewesen und habe sich daher nicht auf
ihr subjektives Gefühl verlassen dürfen, daß sie wieder wie früher sehen
könne, sondern habe auf Grund ihrer persönlichen Kenntnisse und Fähigkeiten und auf Grund ihres Bildungsgrades mit dem Vorhandensein einer
ihre Fahrtüchtigkeit ausschließenden Sehbehinderung rechnen müssen und
sei deshalb verpflichtet gewesen, ehe sie sich wieder an das Steuer eines
Kraftwagens setzte, sich bei den behandelnden Ärzten über ihre Fahrtüchtigkeit zu informieren.

An dieser Verpflichtung ändere sich auch nichts dadurch, daß ihr von
dem Sachverständigen Dr. B. gesagt worden sei, sie sei 100%ig sehfähig.
Bei ihrem Bildungsgrad habe die Angekl. erkennen können und müssen,
daß sich eine derartige Äußerung nur auf ihre Sehfähigkeit im normalen
Tagesablauf, nicht aber auf eine Tätigkeit wie das Führen von Kraftfahrzeugen mit seinen besonderen Anforderungen an das Sehvermögen habe

beziehen können. Sie habe keinen Anhaltspunkt dafür gehabt, daß Dr. B.
gewußt oder auch nur mit der Möglichkeit gerechnet habe, daß sie als Ehe-
frau eines vermögenden Fabrikanten, der in der Lage sei, auch für seine
Familie und deren private Bedürfnisse einen Chauffeur zu halten, selbst
Kraftfahrerin sei und einen Führerschein besitze, zumal sie ihrem Arzt
während der sich über Jahre erstreckenden Behandlung verschwiegen habe,
daß sie Kraftfahrerin sei, und deshalb für Dr. B. zu keiner Zeit Veranlassung
bestanden habe, die Angekl. auf ihre Fahruntüchtigkeit hinzuweisen.

Der Revision der Angekl. kann der Erfolg nicht versagt werden.

Es kann grundsätzlich mit dem AG davon ausgegangen werden, daß
die Angekl. auf Grund ihrer Operationen verpflichtet war, sich über ihre
Leistungsfähigkeit bei den behandelnden Ärzten zu vergewissern, ehe sie
sich wieder an das Steuer eines Kraftwagens setzte. Wer einmal erkrankt
gewesen ist, ist nach der Entlassung aus der ärztlichen Behandlung nicht
ohne weiteres wieder in vollem Umfang als leistungsfähig anzusehen. Ein
Urteil darüber, ob die volle Leistungsfähigkeit wiedererlangt ist, wird der
Patient in aller Regel nicht selbst fällen können, sondern hierzu der Auskunft des Arztes bedürfen. Das gilt insbesondere bei Operationen, die zu
der Entfernung eines Organs oder wesentlicher Organteile geführt haben.
Die irrtümliche Annahme, die Leistungsfähigkeit wiedererlangt zu haben,
wird daher, wenn sie nicht durch eine falsche Auskunft des Arztes hervorgerufen ist, ein Verschulden darstellen, sobald diese Leistungsfähigkeit für
das Verhalten des Patienten innerhalb der menschlichen Gesellschaft von
rechtlicher Bedeutung wird. Auf das subjektive Gefühl völliger Wiederherstellung kann es dabei entscheidend nicht ankommen.

Das angefochtene Urteil gibt jedoch aus folgenden Gründen zu Bedenken Anlaß:

Wegen Unterlassung der Frage nach ihrer Fahrtüchtigkeit hätte die
Angekl. nur dann verurteilt werden dürfen, wenn sie auf diese Frage die
Antwort erhalten hätte, daß sie in der Tat fahruntüchtig sei. Darüber sagt
das angefochtene Urteil jedoch nichts. Möglicherweise hat das LG eine
solche Antwort für selbstverständlich gehalten. Das war aber nicht der Fall.
Es bestand durchaus die Möglichkeit, daß sich die behandelnden Ärzte zu
dieser Zeit selbst noch nicht über die Auswirkungen einer Staroperation im
klaren waren und über ihre Folgen im besonderen für die Fahrtüchtigkeit
der Angekl. keine Erfahrungen hatten und deshalb die Frage nach der Fahrtüchtigkeit durchaus nicht verneint hätten. Dann hätte die Angekl. auf
Grund der erhaltenen Auskunft sich ans Steuer setzen dürfen, ohne daß ihr
dies hätte zum Verschulden angerechnet werden können.

Im vorliegenden Fall hat die Angekl. eine Auskunft des behandelnden
Arztes dahingehend erhalten, daß ihre Sehfähigkeit 100%ig wieder herge-
stellt sei. Auf diese Auskunft konnte sie sich verlassen. Die Verpflichtung
des Patienten, wegen seiner Leistungsfähigkeit den Arzt zu befragen, findet

ihr Gegenstück darin, daß er den Äußerungen des Arztes Vertrauen schenken darf. Nun bezog sich allerdings die Äußerung des Arztes nicht unmittelbar auf ihre Fahrtüchtigkeit, sondern auf ihre Sehfähigkeit. Die Auffassung der Strafkammer, die Angekl. habe die Auskunft keinesfalls auf ihre Sehtüchtigkeit im Verkehr beziehen dürfen, bedeutet aber eine Überspannung der an die Sorgfaltspflicht zu stellenden Anforderungen. Eine höhere Sehfähigkeit als eine 100%ige gibt es nicht. Eine so eindeutige Äußerung verträgt daher grundsätzlich keine Einschränkung. Die Angekl. konnte daher davon ausgehen, daß sie ihre volle Sehfähigkeit wiedererlangt hatte, ohne für irgendwelche Betätigungen dabei eingeschränkt zu sein. Es kann dahingestellt bleiben, ob dies auch dann noch gilt, wenn es sich um Betätigungen handelt, die zu besonderen, außergewöhnlichen Leistungen nötigen, mit denen normalerweise ein Arzt nicht zu rechnen braucht. Das Führen eines Kraftfahrzeuges, das im Zeitalter der Motorisierung und des Massenverkehrs etwas Alltägliches ist, gehört jedoch nicht hierher. Der Besitz eines Kraftfahrzeuges ist heute nicht mehr auf bestimmte Bevölkerungskreise beschränkt. Kraftfahrer, die selbst einen eigenen Pkw besitzen, finden sich in allen Bevölkerungsschichten. Die Angekl. brauchte daher ohne besonderen Anhaltspunkt nicht damit zu rechnen, daß Dr. B. die Möglichkeit, daß sie Kraftfahrerin sei, außer Betracht lassen werde. Es müßten schon besondere Umstände vorliegen, um ihr einen Vorwurf daraus zu machen, daß sie dem Arzt vertraute. Insoweit hat die Strafkammer nur ausgeführt, der Ehemann der Angekl. sei finanziell in der Lage gewesen, sich einen Chauffeur zu halten. Das durfte aber nicht zu der Annahme führen, daß die Angekl. deshalb nicht Kraftfahrerin sei. Es liegt keineswegs nahe, daß, wer sich die Anstellung eines Chauffeurs gestatten kann, deshalb nicht selbst einen Kraftwagen fährt. Eine solche Auffassung widerspricht vielmehr aller Erfahrung.

Die Strafkammer hätte daher die Angekl. nur verurteilen dürfen, wenn sie andere gewichtige Anhaltspunkte dafür gehabt hätte, daß die Angekl. die Erklärung des Arztes nicht in dem von ihr verstandenen Sinne hätte auffassen dürfen und wegen der besonderen Umstände des Falles zu dem Schluß hätte kommen müssen, daß die Erklärung falsch und sie nicht fahrtüchtig sei. Aus ihrem eigenen Erleben konnte sie nach den getroffenen Feststellungen zu einer solchen Überzeugung nicht kommen, zumal sie bereits vor der Äußerung des Arztes und nahezu 9 Monate nachher unfallfrei mit ihrem Kraftwagen gefahren war und keinerlei Schwierigkeiten aufgetreten waren, die eigenen Erfahrungen sie also gerade in ihrer Annahme, fahrtüchtig zu sein, bestärken mußten."
(Mitgeteilt von Senatspräsident Laube, Hamm) in VRS **17**, 144, 1959.

## [16.2.2.4 Gesichtsfeld

Das Amtsgericht Hamburg entzog einem Angeklagten in einer Strafsache den Führerschein auf Lebenszeit wegen hochgradigen Gesichtsfeldausfalles (es handelt sich um den Gesichtsfeldausfall Abb. 10a und b): „Wie die eingehende Untersuchung durch den Sachverständigen gezeigt hat, ist der Angeklagte in seinem Gesichtsfeld so erheblich behindert, daß er nicht in der Lage ist, dem vielfältigen Verkehrsgeschehen mit hinreichender Sicherheit gerecht zu werden. Die geringen Gesichtsfeldreste des Angeklagten reichen nicht aus, um alles das zu erfassen, was sich auf der Straße abspielt. Dadurch besteht die Gefahr, daß er immer wieder vor derartige Situationen gestellt wird, wie sie zu dem hier abgeurteilten Unfall geführt haben." Das Fahren mit diesem Gesichtsfeld wurde als fahrlässig bezeichnet.

## 16.2.2.5 Farbensinn

In Abschnitt 3 ist ausgeführt worden, daß jedenfalls dann die Farbenuntüchtigkeit für das Erkennen von Verkehrsampeln in zeitlicher Hinsicht keine Rolle spielt, wenn die Verkehrsampeln den Richtlinien des Bundesverkehrsministeriums entsprechen. Tun sie das nicht, kann eine Empfindungszeitverlängerung eintreten. In diesem Zusammenhang ist ein Urteil des Oberlandesgerichtes Stuttgart (3 Ss 831/64 vom 22. Februar 1955) von Bedeutung, in dem es heißt: „Der sich einer Straßenkreuzung nähernde Kraftfahrer muß bei Gelblicht auch dann noch anhalten, wenn er sein Fahrzeug ohne Gefahrenbremsung zwar nicht mehr vor der Haltelinie oder Ampel, aber noch innerhalb der Strecke vor der eigentlichen Kreuzung zum Stehen bringen kann."

Falls wegen ungünstiger Ampelfarbe ein Farbsinngestörter eine Empfindungszeitverlängerung hat, so kann er unter Umständen aus diesem Grunde die Forderung des Oberlandesgerichtes nicht erfüllen.

## 16.2.2.6 Brille

Das Paderborner Schöffengericht verurteilte einen der fahrlässigen Tötung angeklagten Pkw-Fahrer zu 3 Monaten Gefängnis, weil er, wie er selber angegeben hatte, wegen plötzlich aufgetretener Augenschmerzen kurz vor dem Unfall die Brille abgesetzt hatte. Der unkorrigierte Visus betrug nur 5/10 (zit. nach Westfalen-Zeitung vom 3. August 1957).

## 16.2.2.7 Reaktionszeit

BGH Urteil vom 30. April 1954: „Reaktionszeit und Bremsenansprechzeit betragen üblicherweise zusammen 1 s."

BGH Urteil vom 16. Juni 1954: „Eine Reaktionszeit ist dem Kraftfahrer stets, eine Schrecksekunde nur dann zuzubilligen, wenn er von der Gefahr schuldlos überrascht worden ist. Eine übliche Reaktions- und Bremsenansprechzeit beträgt 0,9 s."

### 16.2.2.8 Intoxikationen

OLG Stuttgart (1 Ss 51/65 vom 17. Februar 1965): „Wer sich wegen eines Leidens, das die Sinnesorgane und die geistig-seelische Verfassung nicht beeinflußt und auch nicht die Bekämpfung starker Schmerzen erforderlich macht, in stationärer Behandlung in einem Krankenhaus befindet, braucht nicht ohne weiteres damit zu rechnen, daß die ihm verabreichten Medikamente seine Fahrtüchtigkeit beeinträchtigen könnten."

### 16.2.2.9 Verkehrszeichen

Verkehrszeichen im Verkehr stellen erhebliche Anforderungen an das Sehvermögen des Fahrers. Er soll insbesondere erkennen können, was ein Fußgänger vorhat, der an einem Zebrastreifen steht.

BGH (IV StR 147/65 vom 9. April 1965): „Der Vorrang des Fußgängers auf einem bezeichneten Überweg (§ 9 Abs. 3a StVO) hängt nicht davon ab, daß er seine Absicht, die Fahrbahn zu überqueren, durch Zeichen zu erkennen gibt. Es genügt, wenn sie für den Kraftfahrer aus dem Gesamtverhalten des Fußgängers erkennbar ist. Von der Einhaltung der Verpflichtung aus § 9 ist der Kraftfahrer nur befreit, wenn der Fußgänger, der die Fahrbahn überqueren will, deutlich zu erkennen gibt, daß er auf seinen Vorrang verzichten wolle. Das gilt jedoch nicht, wenn der Kraftfahrer den Fußgänger dadurch zum Verzicht veranlaßt, daß er sich dem Überweg zu schnell nähert."

Der Begriff „erkennbar" wird im Urteil nicht näher definiert, doch ist dem ganzen Tenor zu entnehmen, daß mehr auf die Mimik als auf die Gestik abgestellt wurde.

Während am Zebrastreifen also erhebliche Anforderungen an das Sehvermögen des Kraftfahrers gestellt werden, so gilt das nicht für andere Verkehrszeichen, so z. B. Bayrisches Oberlandesgericht (Az. RReg. 2 St 88/ 1958): „Verkehrszeichen erlangen verbindliche Kraft nur für den Verkehrsteilnehmer, dem ihre sinnliche Wahrnehmung möglich ist." Das Oberlandesgericht Köln (Az. Ss 459/59) fordert, daß alle Verkehrszeichen so angebracht sein müssen, daß ihre Bedeutung ohne weitere Überlegungen erkannt werden können.

Verkehrsschilder dürfen auch nicht irreführend aufgestellt sein und sie müssen gut lesbar sein (OLG Hamm 1 Ss 1033/58 vom 27. Oktober 1959). Verkehrsschilder dürfen auch nicht durch andere Einrichtungen (Lichtreklame, Bäume) in ihrer Erkennbarkeit beeinträchtigt sein (BVerwG in VRS Band 17, S. 239 und BGH III ZR 140/58 vom 14. Februar 1959).

## 16.3  Der ärztliche Sachverständige vor Gericht

Gerichte stoßen oft auf medizinische Fragen, die nur mit Hilfe eines Sachverständigen beurteilt werden können. „Dem Richter fehlt normalerweise hierzu die ausreichende Sachkunde" (BGH in Vers.R. 54/290, Urteil vom 14. April 1954). Glaubt das Gericht jedoch, ohne die Hilfe eines Sachverständigen auskommen zu können, so muß es seine Sachkunde dartun (BGH in Vers.R. 58/545, Urteil vom 30. Mai 1958). Sofern Sachverständigengutachten verschiedene Meinungen vertreten, muß das Gericht ein Obergutachten einholen (BGH in Vers.R. 55/279 vom 23. Februar 1955).

Für die Verantwortungsteilung zwischen Gericht und Gutachter gilt: Das Gericht hat die „Freiheit und die Verpflichtung, die Gutachten im Rahmen des Möglichen kritisch zu würdigen und sie insbesondere dahingehend zu prüfen, ob der in dem Gutachten gewählte Beurteilungsmaßstab den strengen, vom Recht gestellten Anforderungen gerecht geworden ist" (BGH in Vers.R. 57/786 vom 4. Oktober 1957).

Von ärztlicher Seite wird der Beurteilungsmaßstab oft in einem „in dubio pro aegroto" gesehen, einen Begriff, den das Recht nicht kennt (GRAMBERG-DANIELSEN, 1958). Das Gericht darf sich dem Gutachten des Sachverständigen nicht einfach anschließen, das Urteil muß vielmehr erkennen lassen, daß das Gericht die Entscheidung, die ihm der Sachverständige nicht abnehmen kann, in eigener Verantwortung auf Grund eigener Prüfung, wenn auch nach Klärung der Tatsachen durch den Sachverständigen, getroffen hat. Wegen der besonderen Bedeutung der Stellung des Sachverständigen vor Gericht und seiner eventuellen Haftpflicht gerade in Verkehrssachen seien hier noch zwei weitere Entscheidungen des Bundesgerichtshofes zitiert:

1. Bundesgerichtshof V StR 49/55 vom 8. März 1955, veröffentlicht in „Entscheidungen des Bundesgerichtshofes" 7, 238 (1955): „Ob und in welchem Maße der Angeklagte zurechnungsfähig ist, hat der Richter auf Grund des vom Sachverständigen bekundeten Befundes grundsätzlich selbst zu entscheiden. Nimmt der Sachverständige auch zu dieser Rechtsfrage Stellung, so sollte sich der Richter ihm in der Regel nicht einfach anschließen. Tut er es dennoch, so müssen die Ausführungen des Sachverständigen im Urteil wiedergegeben werden und erkennen lassen, daß sie von richtigen rechtlichen Vorstellungen ausgehen. Der Sachverständige ist ein Gehilfe des Richters. Er hat dem Gericht den Tatsachenstoff zu unterbreiten, der nur auf Grund besonders sachkundiger Beobachtungen gewonnen werden kann und das wissenschaftliche Rüstzeug zu vermitteln, das die sachgemäße Auswertung ermöglicht. Der Sachverständige ist jedoch weder berufen noch in der Lage, dem Richter die Verantwortung für die Feststellungen abzunehmen, die dem Urteil zugrundegelegt werden. Das gilt nicht nur von der Ermittlung des Sachverhaltes, von dem der Sachverständige in seinem Gutachten auszugehen hat — den Anknüpfungstatsachen, sondern auch von seinen ärztlichen Beobachtungen und Folgerungen. Selbst diese hat der Richter sogar in solchen Fällen, in denen es sich um besondere wissenschaftliche Fachfragen handelt, auf ihre Überzeugungskraft zu prüfen

(§ 261 StPO). In welchem Maße er sich dabei ein eigenes, stichhaltiges Urteil auf diesem Wissensgebiet bilden kann und muß, wird von der Art des Gegenstandes abhängen. Zuweilen wird die richterliche Prüfung sich darauf beschränken dürfen, ob der Sachverständige ein erprobter und zuverlässiger Vertreter seines Faches ist und daher auf seine Sachkunde in diesem Bereich vertraut werden kann. Bejaht der Richter dies, findet er also die fachlichen Äußerungen des Sachverständigen überzeugend und stellt er deshalb mit ihrer Hilfe eine bestimmte körperliche, geistige und seelische Verfassung des Angeklagten zur Tatzeit fest, so hat er sich doch selbständig seine Auffassung darüber zu bilden, welche Bedeutung sie für die tatsächliche und rechtliche Beurteilung der Tat hat."

2. Bundesgerichtshof V StR 86/55 vom 26. April 1955, veröffentlicht in Entscheidungen des Bundesgerichtshofes 8, 113 (1955): „Über die selbständige Stellung des Richters gegenüber dem psychiatrischen Sachverständigen. Der verfahrensrechtliche Ausgangspunkt für die Beurteilung liegt darin, daß der Tatrichter zu einem eigenen Urteil auch in schwierigen Fachfragen verpflichtet ist. Er hat die Entscheidung auch über diese Fragen selbst zu erarbeiten, ihre Begründung selbst zu durchdenken. Er darf sich dabei vom Sachverständigen nur helfen lassen. Je weniger sich der Richter auf die bloße Autorität des Sachverständigen verläßt, je mehr er den Sachverständigen nötigt, ihn — den Richter — über allgemeine Erfahrungen zu belehren und mit möglichst gemeinverständlichen Gründen zu überzeugen, desto vollkommener erfüllen beide ihre verfahrensrechtliche Aufgabe. Sowohl von Gerichten, wie auch besonders von Sachverständigen wird das leider oft verkannt. Es ist ein häufig vorkommender Verfahrensfehler, daß der Richter den Sachverständigen kurzerhand nach dem Ergebnis seiner Beurteilung fragt. Dieser Verfahrensfehler geht — jedenfalls nicht selten — in einen sachlich rechtlichen Fehler über, wenn der Tatrichter nur feststellt, zu welchem Ergebnis der Sachverständige gekommen ist, ohne zu sagen, ob das Gericht sich dieses Ergebnis überhaupt zu eigen macht und weshalb.

Der Richter darf sich auch eine solche fachliche Entscheidung nicht einfach von dem Sachverständigen abnehmen lassen. Es ist keineswegs Sache des Gutachters, darüber zu befinden, in welchem Umfang die Beurteilung dem Gericht ‚überlassen' wird. Vielmehr entscheidet über diesen Umfang das Gesetz, das geltende Verfahrensrecht, und danach hat die Entscheidung allein das Gericht zu treffen und zu verantworten. Der Sachverständige hat nur zu verantworten, daß er dem Gericht dabei nach besten Kräften mit seiner Erfahrung hilft."

Aus diesen Urteilen ist zu entnehmen, daß der Sachverständige nur in ganz besonders gelagerten Ausnahmefällen für die Folgen eines Fehlurteiles haftbar gemacht werden kann. Auf der anderen Seite ist es aus diesen Gründen heraus zu verstehen, daß das Oberlandesgericht Frankfurt in seinem Beschluß vom 18. Oktober 1962 (Az. 6 W 425/52) feststellt: „Jedes Gutachten muß aber mit einer Begründung versehen sein, derart, daß das Gericht in die Lage versetzt wird, den Gedankengängen des Gutachters nachzugehen, sie zu prüfen und sich ihnen anzuschließen oder sie abzulehnen. Der Sachverständige ist nur Helfer des Gerichtes, die Verantwortung für die Entscheidung bleibt dem Gericht allein übertragen. Es würde pflichtwidrig handeln, wenn es sich den Darlegungen eines Sachverständigen ohne kritische Nachprüfung seiner Feststellungen, Überlegungen und Schlußfolgerungen anschließen würde. Somit ist ein Gutachten, das keine hinreichenden Ansätze für eine kritische Nachprüfung enthält und daher den zu stellenden Mindestanforderungen nicht entspricht, keine Erledigung des gerichtlichen Auftrages, es kann demgemäß auch einen Entschädigungsanspruch nicht auslösen."

## 16.4  Schweigepflicht, Melderecht

Eine Meldepflicht besteht für den Arzt, dem eine Verkehrsuntauglichkeit bekannt wird, in aller Regel nicht. Es wird jedoch von einigen Juristen die Auffassung vertreten, daß in sehr seltenen Fällen einer ganz besonderen Verkehrsgefährlichkeit eine Meldepflicht gegeben sein könnte. Weiter wird von juristischer Seite darauf hingewiesen, daß der Arzt unter Umständen wegen seiner Garantenstellung bei Voraussehbarkeit eines Straßenverkehrsunfalles mit einer Anklage wegen fahrlässiger Körperverletzung rechnen muß, wenn er den Patienten am Fahren nicht mit zumutbaren Mitteln gehindert hat.

In diesem Zusammenhang ist ein Schreiben des Bundesministers für Verkehr an den Bundesminister für Gesundheitswesen vom 17. März 1964 (StV 2 Nr. 20006 G/64) von erheblichem Interesse. Es heißt darin:

„Die von den für die Verkehrssicherheit zuständigen obersten Behörden der Länder erbetenen Stellungnahmen zur Frage der Durchbrechung der ärztlichen Schweigepflicht liegen mir inzwischen größtenteils vor. In ihnen wird eine gesetzliche Regelung, durch die die ärztliche Schweigepflicht im Hinblick auf fahruntüchtige Fahrer aufzuheben ist, überwiegend für nicht unbedenklich gehalten. Ich teile diese Auffassung. Es wird dabei keineswegs verkannt, daß Führerscheininhaber, die auf Grund einer Erkrankung oder durch Altersabbau fahruntüchtig sind, eine latente Gefahrenquelle für den Verkehr darstellen. Man wird auch nicht umhin können, anzuerkennen, daß das Allgemeininteresse an der Ausschaltung erkennbar fahruntüchtiger Personen aus dem Kraftfahrzeugverkehr gerade mit Rücksicht auf die vielen Verkehrsunfälle mit Verletzten und Toten gegenüber dem Vertrauensverhältnis Arzt—Patient überwiegt. Doch sollte das kein Grund sein, eine gesetzliche Meldepflicht des Arztes einzuführen. Dem zwischen Arzt und

Patienten bestehenden Vertrauensverhältnis liegt nämlich nicht nur das durch § 300 StGB geschützte Individualinteresse eines Patienten an der Aufrechterhaltung seiner Geheimsphäre zugrunde, sondern auch das Allgemeininteresse, daß ein Kranker sich behandeln läßt. Es besteht aber die Gefahr, daß bei einer gesetzlichen Auflockerung des Vertrauensverhältnisses viele kranke Kraftfahrer abgehalten würden, sich in Behandlung zu begeben, weil sie befürchten müßten, im Falle einer Meldung durch den Arzt ihren Führerschein zu verlieren.

Eine solche Entwicklung wäre jedoch der Sicherheit des Straßenverkehrs kaum förderlich; denn die infolge einer Krankheit fahruntüchtigen Kraftfahrer, die wegen ihres Leidens in keiner ärztlichen Behandlung stehen, dürften im Verkehr eine größere Gefahr darstellen, als diejenigen, die von einem Arzt betreut und auf die Auswirkungen ihrer Krankheit hingewiesen werden.

Unberührt hiervon bleibt jedoch das ärztliche Melderecht. Es gewährt dem Arzt unter Umständen auf Grund des von der Rechtsprechung in Einzelfällen zugebilligten Rechtfertigungsgrundes des übergesetzlichen Notstandes der Güterabwägung die Möglichkeit, die Zulassungsstelle auf eine krankheitsmäßig bedingte Fahruntüchtigkeit seiner Patienten hinzuweisen (OLG München DAR 1956, 305). Hiervon sollte ein Arzt vor allem in den Fällen Gebrauch machen, in denen sich ein Patient gegenüber den Belehrungen eines Arztes über die Auswirkungen seiner Krankheit uneinsichtig zeigt und daher nicht bereit ist, von sich aus entweder das Kraftfahren einzustellen oder sich gewisse einschränkende Sicherungsmaßnahmen aufzuerlegen.

Es wäre wünschenswert, wenn durch eine entsprechende Aufklärung der Ärzte sich erreichen ließe, daß Patienten, die auf Grund einer Krankheit zum Führen eines Kraftfahrzeugs ungeeignet sind, auf ihren Zustand hingewiesen und ihnen die Gefahren vor Augen geführt werden, in die sie sich und andere Verkehrsteilnehmer bringen, wenn sie weiterhin ein Kraftfahrzeug führen. Die Aufklärung hätte sich auch auf das Melderecht des Arztes zu erstrecken, von dem gegen uneinsichtige Kraftfahrer weitgehend Gebrauch gemacht werden sollte, zumal solche Patienten des Schutzes, den ihnen die ärztliche Schweigepflicht gewährt, nicht würdig sein dürften.

Unabhängig hiervon dürfte der vom Lande Schleswig-Holstein angeführte Fall auch nicht geeignet sein, um die Forderung nach Aufhebung der ärztlichen Schweigepflicht hinreichend zu begründen. Wird ein Polizeiführerschein nämlich auf Grund der von einem Arzt festgestellten Fahruntauglichkeit eingezogen, so muß die dafür zuständige Polizeidienststelle zwangsläufig von dem Sachverhalt Kenntnis erlangen. Sie unterliegt jedoch nicht der ärztlichen Schweigepflicht und kann daher das Notwendige veranlassen, damit der Polizeibeamte nicht mit seinem Zivilführerschein weiterhin ein Fahrzeug führt. Entsprechendes gilt auch für alle übrigen Kraftfahrzeugführer im öffentlichen Dienst (§ 14 StVZO). Um in dieser Hinsicht künftig jedoch jeden Zweifel auszuschließen, ist vorgesehen, in die geplanten Richtlinien zu § 14 StVZO eine Mitteilungspflicht der Behörde an die Zulassungsstelle über die Entziehung einer dienstlichen Fahrerlaubnis aufzunehmen."

## 16.5 Arbeitsunfähigkeit im Sinne der RVO und Kraftfahrtauglichkeit

Im § 182 RVO heißt es:

(1) Als Krankenhilfe wird gewährt:

1. ...

2. Krankengeld, wenn die Krankheit den Versicherten arbeitsunfähig macht...

Sinngemäß das Gleiche sagt der § 560 des Gesetzes zur Neuregelung des Rechtes der gesetzlichen Unfallversicherung.

Nach dem Kommentar von PETERS (Handbuch der Krankenversicherung Teil II) ist „Arbeitsunfähigkeit die Unfähigkeit zur Verrichtung der jeweils unmittelbar vorher geleisteten Tätigkeit und nicht die Unfähigkeit, Tätigkeiten zu verrichten, die für eine ganze Berufsgruppe oder deren mehrere infrage kommt" (Anmerkung 10 zu § 182 RVO, Wesen der Arbeitsunfähigkeit).

Hieraus folgt umgekehrt, daß die Bescheinigung der Arbeitsfähigkeit bei einem Berufskraftfahrer implicite die Fähigkeit attestiert, daß der bisher Erkrankte nun wieder fahrtauglich in *seinem* Beruf ist. Damit ist der Eintritt der Arbeitsfähigkeit im Sinne der RVO bei einem Piloten, einem Droschken- oder Autobusfahrer oder einem beruflich sonstwie Tätigen unter dem Gesichtspunkt der unterschiedlichen Anforderungen, die an die einzelnen Berufsgruppen gestellt werden, festzulegen.

# Literatur

*mit Ausnahme von Abschnitt 14*

ABEL, P.: The aphakic patient in traffic. Optom. weekly **54**, 1647 (1963).

ADRIAN, W.: Zur Frage der Blendungsbegrenzung in der Außenbeleuchtung. Arbeitstagung Auge, Licht, Verkehrsgeschehen. Mainz, 23./24. 3. 1966.

AHLENSTIEL, H.: Straßenverkehr und Farbensinn. Farbe **2**, 33 (1955).

ALBERS, E. C., and C. SHEARD: The tolerance of light in nonphotophobic individuals. Amer. J. ophthal. **19**, 407 (1936).

ALLEN, M. J.: The influence of age on the speed of accommodation. Amer. J. Optom. **33**, 201 (1956).

— Daytime automobile windshield and dash panel characteristics. Amer. J. Optom. **40**, 61 (1963).

— Automobiles and yellow lights. J. Amer. Optom. Ass. **35**, 607, 871 (1964).

— Eye injuries in automobile accidents: A need for visual rehabilitation. J. Amer. Optom. Ass. **35**, 623 (1964).

—, and J. H. CARTER: Visual problems associated with motor vehicle driving at dusk. J. Amer. Optom. Ass. **35**, 25 (1964).

—, and J. R. CLARK: Automobile running lights: A research report. Amer. J. Optom. **41**, 293 (1964).

—, and W. M. LYLE: Relationship between night driving ability and amount of light needed for specific performance on a low contrast target. Highway Research News **5**, 25 (1963).

— — The relationship between night driving ability and the amount of light needed for specific performance on a low contrast target. J. Amer. Optom. Ass. **34**, 1301 (1963).

ALLGAIER, E.: Better visibility for civilian night driving. Optom. weekly **51**, 2570 (1960).

— Better vision makes better drivers. J. Amer. Optom. Ass. **32**, 217 (1960).

ALPERN, M., and H. DAVID: The additivity of contrast in the human eye. J. gen. Physiol. **43**, 109 (1959).

ALPERN, S. E.: Contact lenses and automobile driving. J. Amer. Optom. Ass. **32**, 221 (1960).

ALTINGER, L.: Optische Forderungen beim Straßenbau. Straße und Autobahn **5**, 83 (1954).

American Medical Association. Do not use tinted lenses for night driving. Sci. News Letter **86**, 8 (1964).

AMMENDE, H. P.: Zur Frage der Beteiligung von Sehstörungen an den Ursachen von Straßenverkehrsunfällen. Zbl. Verkehrs-Med. **8**, 21 (1962).

ARNDT, W.: Über das Sehen bei Natriumdampf- und Glühlampenlicht. Licht **3**, 213 (1933).

— Über die Unterschiedsempfindlichkeit des Auges. Licht **7**, 101 (1937).

— Entwurf von Beleuchtungsanlagen. In: SEWIG, Handbuch der Lichttechnik, S. 566. Berlin: Springer 1938.

— Brennende Probleme der Straßenbeleuchtung. Lichttechnik **3**, 143 (1951).

ARNDT, W.: Wesen und Möglichkeiten der Leuchtdichtetechnik. Lichttechnik 6, 178 (1954).
—, u. D. FISCHER: Über das Angenehme oder Behagliche in der Beleuchtung. Lichttechnik 8, 99 (1956).
AUBERT, H. R.: Die Bewegungsempfindung. Pflügers Arch. 39, 347 (1886) und 40, 459 (1887).
—, u. R. FÖRSTER: Beiträge zur Kenntnis des indirekten Sehens. Albrecht v. Graefes Arch. Ophthal. 3, Abt. 2, 1 (1857).
AULHORN, E.: Über die Sehschärfe bei herabgesetzter Beleuchtung. Ber. dtsch. ophthal. Ges. 64, 555 (1961).
— Die Blendung aus der Sicht des Augenarztes. Ber. dtsch. ophthal. Ges. 65, 454 (1963).
— Über die Beziehung zwischen Lichtsinn und Sehschärfe. Albrecht v. Graefes Arch. Ophthal. 167, 4 (1964).
— Über die Beeinträchtigung der Fahrsicherheit durch Sehmängel. Verkehrswissenschaftl. Seminar Hamburg, III. Studientagung für Verkehrswissenschaft, Teil I, S. 231 (1964).
AVERBACH, E., and A. S. COREILL: Short-Term memory in vision. Bell. System Tech. J. 40, 309 (1961).

BAGLIEN, J. W.: Driving vision. Optom. weekly 51, 1811 (1960).
BALDNER, J. J.: Side-lights on well-lit roads. Int. road safety and traffic rev. 5, 2(1957).
—, et A. SCHREUDER: L'éclairage de tunnels routiers. Eindhoven: Bureau d'Étude Philips.
BALL, E. K.: Dynamic acuity. Optom. World 50, 30 (1963).
BALLY, CHR.: Untersuchungen über die Verkehrstüchtigkeit farbsinngestörter Knaben. Diss. Zürich 1953; Schweiz. Z. Unfallmed. 47, 100 (1954).
BARBY, S.: I didn't think'. California Highway Petrolman 35, 51 (1937).
BARTHELMESZ, G.: Zur Sehprüfung des Kraftfahrers. KVDA-Mitteilungen 39, 69 (1963).
BAUER, C.: Leuchtdichtetechnik der Straßenbeleuchtung. Lichttechnik 3, 218(1951).
BECKER, E.: Zur ärztlichen Untersuchung der Kraftfahrer. Ärztl. Mitt. (Köln) 55, 49 (1955).
BECKER, F.: Gefahren des Nebels im Straßenverkehr. Sehen und Beleuchten. Sonderdruck aus Zeitschrift für Verkehrssicherheit, S. 269. Frankfurt a. M.: Tetzlaff-Verlag 1964.
BEHRENS, C.: The Retina: Its role in speed of perception. Amer. J. Ophthal. 45, 675 (1958).
BEHRENS, H.: Sicherungslampen, Fackeln und rückstrahlende Warneinrichtungen. Dtsch. Kraftfahrtforsch. 99, 20 (1957).
— Untersuchungen über lichttechnische Einrichtungen an Kraftfahrzeugen. Lichttechnik 5, 230 (1953).
BERENS, C.: Certain eye factors in the prevention of motor vehicle accidents. N. Y. St. J. Med. 40, 1713 (1940).
BERGSTRÖM, ST.: Visible distances during night driving. Lighting problems in highway traffic, Vol. 2. Oxford, London, New York, Paris: Pergamon Press 1963.
BEST, W.: Die Rolle der Blendung in der Verkehrsmedizin. Ber. dtsch. ophthal. Ges. 65, 463 (1963).
BETTERMANN, K. A.: Verfassungsrechtliche Überlegungen zur Vereinfachung der Ahndung folgenloser Gefährdungsdelikte. In: Folgenlose Verkehrsgefährdung als Massenerscheinung. Boppard (Rhein): Boldt-Verlag 1961.

Beuningen, E. G. A. v.: Über die Wiederanpassung an die Dunkelheit nach Hell-adaptation bei Gesunden und Hemeralopen. Diss., Berlin 1940.
— Lichtsinn und Sehschärfe eines Normalsichtigen, eines Kurzsichtigen und eines Nachtblinden bei herabgesetzter Beleuchtung. Albrecht v. Graefes Arch. Ophthal. **147**, 164 (1944).
Bhatia, B., and C. A. Verghese: Threshold size of a moving object as a function of its speed. J. Opt. Soc. Amer. **54**, 948 (1964).
Bischoff, E.: Zur Trennstrich-Markierung auf Autobahnen. Straße und Autobahn **3**, 165 (1952).
Bittini, M.: Recenti notizie sui fattori visuali che interessano la guida dei automobili. Atti Fond. G. Ronchi **13**, 365 (1958).
Bitzl, F.: Die Elemente der optischen Verkehrsführung auf Straßen. Kuratorium für Verkehrssicherheit, Kleine Handbuchreihe, Band 3: Verkehrstechnik als Aufgabe und Ziel. Wien, Sept. 1962.
Blackwell, H. R.: Contrast thresholds of the human eye. J. Coll. Surg. Aust. **36**, 624 (1946).
— Quantitative relationships of illumination and vision. Arch. Ind. Health **16**, 108 (1957).
— A general quantitative method for evaluating the visual significance of reflected glare utilizing visual performance data. I. E., **58**, 161 (1963).
— A recommended engineering application of the method for evaluating the visual significance of reflected glare. I. E. **58**, 217 (1963).
— Visual basis of desirable standards of quantity and quality of illumination. Amer. J. Optom. **40**, 581 (1963).
Blythe, J. B.: Highway lighting and accidents in Indiana. HRB Bull. **146**, 1 (1957).
Böcher, W.: Gedanken zu Richtlinien über die ärztliche Beurteilung der Fahr-tauglichkeit unter besonderer Berücksichtigung zweier neuerer Regelungen in Europa. Zbl. Verkehrs-Med. **11**, 202 (1965).
Boeck, W.: Zweistärkenbrille im Straßenverkehr. Augenspiegel **7**, 62 (1961).
Boer, J. B. de: Leuchtdichtemessungen bei Straßen- und Wegebeleuchtung. Int. Licht-Rundschau **4**, 19 (1950/51).
— Fundamental experiments on visibility and admissible glare in road lighting. Commission Internationale d'Eclairage, 12th Meeting. Stockholm 1951.
— Ein Autoscheinwerfer mit asymmetrischem Abblendlicht. Lichttechnik **7**, 80 (1955).
— Fundamental experiments on visibility and admissible glare in road lighting. Interne Werkmitt. Philips-Werke Eindhoven **1956**, 1.
— Progress in automobile lighting as a result of international visibility tests. Int. road safety and traffic Rev. **4**, 1 (1956).
— Blendung beim nächtlichen Straßenverkehr. Zbl. Verkehrs-Med. **3**, 185 (1957).
— Grundlegende Versuche über die Sichtbarkeit und die zulässige Blendung bei der Straßenbeleuchtung. Zbl. Verkehrs-Med. **2**, 37 (1957).
— Straßenleuchtdichte und Blendungsfreiheit. Lichttechnik **10**, 359 (1958).
— Ungestörtes Sehen und Verkehrssicherheit. Int. Lichtrundschau **1**, 12 (1958).
— Untersuchungen über den Einfluß der Lichtfarbe auf das Sehen im Straßen-verkehr. Zbl. Verkehrs-Med. **6**, 3 (1960).
— Road surface luminance and glare limitation in highway lighting. HRB Bull. **298**, 56 (1961).
— Untersuchungen der Sehverhältnisse bei Tunneleinfahrten. Lichttechnik **15**, 124 (1963).

Boer, J. B. de, and J. F. T. v. Heemskerck-Veeckens: Observations on discomfort glare in street lighting. Influence of the colour of the light. Commission Internationale d'Éclairage, Zürich 1955.

—, and A. Oostrijck: Reflection properties of dry and wet road surfaces and a simple method of their measurement. Philips Res. Rep. **9**, 209 (1954).

—, and D. A. Schreuder: Glare as a criterion for quality in street lighting. Illum. Eng. Soc. Summer Meeting Harrogate, p. 1. May 16—18, 1966.

—, and D. Vermeulen: On measuring the visibility with motorcar headlighting. I.C.I. Kongr. Paris 1948, B 2, 1, 1950.

— — Kraftwagenscheinwerfer. Philips Techn. Rdsch. **12**, 11 (1951).

—, et H. O. Westermann: Caractérisation et classification des revêtements routiers du point de vue de la luminance en éclairage public. Revue LUX Nr. 30, November 1964.

Bohne, G.: Der Einfluß des Rauchens auf spezielle für den Kraftfahrer wichtige Sinnesleistungen des Auges. Klin. Mbl. Augenheilk. **140**, 717 (1962).

— Über die Einwirkung von Coffein auf die Readaptationszeit von Kraftfahrern nach Blendung. Zbl. Verkehrs-Med. **8**, 225 (1962).

Boor, W. de: Über die verkehrsmedizinische Bedeutung psychotroper Substanzen. Mitt. dtsch. Ges. Verkehrs-Med. VIII/60.

Born, F., u. K. Fränz: Zahlenmäßige Charakterisierung des Nebels. Licht **3**, 225 (1932).

— — Über die Streuungseigenschaften des Nebels. Licht **6**, 187 (1935).

—, u. E. Stiller: Das Licht am Fahrzeug. Lichttechnik **1**, 108 (1949).

—, u. M. Wolff: Blendungsversuche an Automobil-Scheinwerfern. Licht **2**, 154 (1932).

Borschke, A.: Über die Ursachen der Herabsetzung der Sehleistung durch Blendung. Z. Psychol. **34**, 1 (1904).

— Untersuchungen über die Herabsetzung der Sehleistung durch Blendung. Z. Psychol. **35**, 161 (1905).

Bouma, P. J.: Sehschärfe und Wahrnehmungsgeschwindigkeit bei der Straßenbeleuchtung. Philips Techn. Rdsch. **1**, 215 (1936).

— Die Wahrnehmung von Helligkeitskontrasten bei der Straßenbeleuchtung. Philips Techn. Rdsch. **1**, 166 (1936).

— The Philips Visibility Meter: its construction applikation and use. Paper presented at J. C. J. congress (1939).

Brandis, S. A.: Einfluß physischer Anstrengung auf die Änderung der Lichtempfindlichkeit des menschlichen Auges. Zbl. ges. Ophthal. **43**, 205 (1939).

— Änderungen der Lichtempfindlichkeit des menschlichen Auges durch geistige Arbeit. Zbl. ges. Ophthal. **44**, 658 (1940).

— Beitrag zur Analyse der Änderung der Lichtempfindlichkeit des menschlichen Auges in Beziehung zu verschiedenen Arten der Tätigkeit der Versuchsperson. Zbl. ges. Ophthal. **45**, 682 (1940).

Braun, R.: Über die verschiedenen Faktoren des nächtlichen Sehens. Ber. dtsch. ophthal. Ges. 1948.

— Blendung und sonstige Störeinflüsse im nächtlichen Sehen. Ber. dtsch. ophthal. Ges. **1951**, 255.

Bregeat, P., u. Aron: Sitzung des Nationalkongresses über den Straßenverkehrsunfall. Paris 10./11. Okt. 1959. Ref. Zbl. Verkehrs-Med. **6**, 235 (1960).

Brindley, G. S., and E. N. Willmer: Reflexion of light from macular and peripheralen fundus oculi in man. J. Physiol. (Lond.) **116**, 350 (1952).

Brink, G. v. d.: Retinal summation and the visibility of moving objects. Thesis Univ. of Utrecht. Report Institute for Perception 1957, 9.

BRINK, G. v. D.: The visibility of details of moving objects. Acta Electronica **2**, 44 (1957).

—, and M. A. BOUMAN: Visual contrast thresholds for moving point sources. J. Opt. Soc. Amer. **47**, 612 (1957).

BRODY, L.: Personal factors in safe operation of motor vehicles. New York Center for Safety Education. N. Y. University 1941.

BROSCHMANN, D.: Erkennbarkeit eines Lichtsignals in Abhängigkeit vom Sehwinkel. Verkehrsmed. **10**, 383 (1963).

— Über die Bezeichnung der Mindestsehschärfe in Tauglichkeitsvorschriften. Verkehrsmed. **10**, 531 (1963).

— Starke Kurzsichtigkeit und Haftschalen. Verkehrsmed. **11**, 363 (1964).

— Chorioiditis disseminata beiderseits. Verkehrsmed. **11**, 629 (1964).

— Empfehlungen zur augenärztlichen Beurteilung der Verkehrsfähigkeit von sehbehinderten Radfahrern und Fuhrwerkslenkern. Verkehrsmed. **12**, 11 (1965).

— Über die Beeinflussung der Farbwahrnehmung durch Lärmexposition. Albrecht v. Graefes Arch. Ophthal. **168**, 250 (1965).

— Der Einäugige im Straßenverkehr. Verkehrsmed. **12**, 571 (1965).

— Zur Frage der Kraftfahrtauglichkeit bei einseitiger Mydriasis. Ref. Klin. Mbl. Augenheilk. **149**, 290 (1966).

BROWN, R. H.: Analysis of visual sensitivity to differences in velocity. U.S. Naval Res. Lab., Rept. 5478, 16 pp. (1960).

— Weber ratio for visual discrimination of velocity. Science **131**, 1809 (1960).

— Some methodological considerations in measuring visual thresholds for velocity. Percept. and Mot. Skills **11**, 111 (1960).

— Visual sensitivity to differences in velocity. Psych. Bull. **58**, 89 (1961).

BRÜCKNER, A.: Optische Constanten (Elemente), Refraktion, Akkommodation. s'Gravenhage: The netherland N. V. Drukkerij Trio 1963.

BRUNSWIG, H.: Licht- und Schallkennzeichen für Feuerwehrfahrzeuge. Forschung und Technik im Brandschutz 6, 43, 141 (1957).

BRYAN, W. E.: Research in vision and traffic safety. J. Amer. Optom. Ass. **29**, 169 (1957).

BRYNGDAHL, O.: Effect of retinal image movement on visual acuity. Acta Optica **8**, 1 (1961).

BUDDE, E., u. G. MACKENSEN: Zur Korrektion der einseitigen Aphakie mit Hornhautkontaktschalen. Klin. Mbl. Augenheilk. **143**, 729 (1963).

BÜGGE, M.: Verkehrsmedizinische Tauglichkeitsuntersuchungen. Diss., Kiel 1961.

Bundesverkehrsministerium: Stellungnahme des BVM zur Neueinführung von Sehprüfungen für Kraftfahrer. Schreiben an den Präsidenten des Deutschen Bundestages v. 4. 5. 1961 (Drucks. 2735). Zbl. Verkehrs-Med. **7**, 238 (1961).

BURG, A.: An investigation of some relationships between dynamic visual acuity, static visual acuity and driving record. Univ. California, Report No. 64—18.

— Apparatus for measurement of dynamic visual acuity. Percept. and Motor Skills **20**, 231 (1965).

— Dynamic visual acuity as related to age, sex and stativ acuity. J. appl. Psychol. **45**, 111 (1961).

—, and S. F. HULBERT: Dynamic visual acuity and other measures of vision. Percept. u. Motor Skills **9**, 334 (1959).

BURMA, E., and A. R. LAUER: Frequency of serious visual defects. Proc. Iowa Acad. Sci. **46**, 299 (1946).

BUSSIEN, R.: Rundsicht vom Kraftfahrzeug in Abhängigkeit von der Kraftfahrzeugkonstruktion. Sehen und Beleuchten **9**, (3) (1963).

Byrnes, V. A.: Visual factors in automobile driving. Trans. Amer. ophtal. Soc. **60**, 60 (1963).

Cabello-Gamez, J.: Pupila de salida optima de los aparatos telecopios teniendo en cuenta el fenomeno de la miopia nocturna. An. Fis. y Quim. **40**, 285 (1944).
— Miopia nocturna. An. Fis. y Quim. **41**, 439 (1945).
Calamandrei, G.: Idoneità visiva per i candidati agli sports motoristici. Ann. Ottal. **81**, 199 (1955).
Case, R. M., J. B. Davey, and J. D. Spooner: The effect on vision of interior lights in motor vehicles. Brit. J. physiol. Opt. N.S. **15**, 45 (1958).
Chalfant, M. W.: Who the problem drivers are. Optom. weekly **52**, 2311 (1961).
Christie, A. W., and A. J. Harris: The lighting of pedestrian crossings. Municipal Journal, Public Works Engineer and Contractors' Guide, 25. Juli 1952.
Coerman, R.: Physiologische Schwingungsprobleme in Fahrzeugen. Zbl. Verkehrs-Med. **11**, 150 (1965).
Colloquium des Deutschen med. Informationsdienstes v. 21. 10. 1955 in Bonn: Die Farbentüchtigkeit und ihre Bedeutung für Kraftfahrer und Polizei. Ref.: Zbl. Verkehrs-Med. **3**, 79 (1957).
Colombo, J.: Experimenteller Beitrag zum Problem des Dämmerungssehens und der Blendung im motorisierten Straßenverkehr. Diss., Zürich 1955.
Comberg, D.: Verkehrsgefährdung durch Protanope und Protanomale. Verkehrsmed. **9**, 113 (1962).
— Zur Notwendigkeit der Belehrung des farbenuntüchtigen Kraftfahrzeugführers. Verkehrsmed. **11**, 1 (1964).
— Eine Wendestielbrille für Tauglichkeitsuntersuchungen. Verkehrsmed. **11**, 359 (1964).
— Die Gegenlichtblendung im nächtlichen Straßenverkehr und Möglichkeiten ihrer Verminderung durch Blendschutzbrillen. Verkehrsmed. **12**, 1 (1965).
Comberg, W.: Erkennbarkeit eines Verkehrszeichens. Vortrag auf der 3. Tagung märkischer Augenärzte in Berlin 1938.
— Ein neues Verfahren zur Untersuchung der Dämmerungssofortleistung und der Blendempfindlichkeit. Ber. dtsch. ophthal. Ges. 1938.
— Das Sehen bei herabgesetzter Beleuchtung. Ber. dtsch. ophthal. Ges. 1940.
— Blendungsstörungen beim Autofahren. Klin. Mbl. Augenheilk. **106**, 480 (1941).
— Der Ringdefekt im Gesichtsfeld der Brillenträger. Klin. Mbl. Augenheilk. **107**, 585 (1941).
— Blickfeld und Umblickfeld des Auges. Ber. dtsch. ophthal. Ges. 1953.
—, u. G. Hager: Technik und Ergebnisse bei Untersuchungen mit einem Komplexverfahren zur Augenprüfung von Autofahrern usw. Ber. dtsch. ophthal. Ges. **59**, 348 (1955).
Commichau, R.: Adaptationszustand und Unterschiedsschwellenenergie für Lichtblitze. Z. Biol. **108**, 145 (1955).
Connolly, P. C.: Automobiles, vision and driving. Optom. weekly **54**, 916 (1963).
— An evaluation of the vision and human factors of the 1963 plymouth fury. Optom. weekly **54**, 1241 (1963).
— An evaluation of the vision and human factors of the 1963 Buick Riviera. Optom. weekly **54**, 1451 (1963).
— Designing automobiles around the driver. Optom. weekly **54**, 1614 (1963).
Connolly, P. L.: About cars and vision. Ind. Des. **11**, 38 (1964).
— Human factors in rear vision. Soc. Autom. Eng., N.Y. SP-253, 1 (1964).

Connolly P. L.: Automobiles, vision and driving. Optom. weekly 55, No. 2, 15; No. 8, 43;No. 13, 26; No. 20, 83, 84, 87, 89; No. 24, 46; No. 27, 27; No. 34, 38; No. 36, 51; No. 41, 44; No. 48, 35 (1964).

Cosic, V., M. Kramer und A. Gala: Über die Einwirkung von Radareinrichtungen auf den menschlichen Organismus. Sanit. Pregled Belgrad 20, 119 (1963).

Crawford, A.: The perception of light signals: the effect of the number of irrelevant lights. Ergonomics 5, 417 (1962).

Crinigan, R. P.: Survey of motorist's vision requirements. J. Amer. Optom. Ass. 32, 209 (1960).

— A survey of motorist's vision requirements. Traffic Safety 4, 29 (1960).

Culver, J. F., and A. V. Adler: Protective glasses against atomic flash in: Visual problems in aviation medicine, p. 34. Oxford, London, New York, Paris: Pergamon Press 1962.

Dahlmann, F.: Diskussionsbemerkung zu Plitt, W.: Brauchen wir Tauglichkeitsvorschriften im Straßenverkehr? Klin. Mbl. Augenheilk. 127, 488 (1955).

Danielson, W.: The relationship of fields of vision to safety in driving. Trans. Amer. ophthal. Soc. 54, 369 (1957).

— The relationship of fields of vision to safety in driving. Amer. J. Ophthal. 54, 657 (1957).

— Aptitudes visuelles (et autres) des conducteurs d'automobiles. Rev. Prat. (Paris) 11, 2083 (1961).

Darcus, H. D.: Faulty vision and the driver. Traffic Quarterly April 1953, S. 198 (The Eno Foundation for Highway Traffic Control).

Darrell, J. E. P., and M. D. Bunnette: Driver performance related to interchange marking and nighttime visibility conditions. HRB Bull. 255, 128 (1960).

Davey, J. B.: The effect of visual acuity on driving ability. Brit. J. physiol. Opt. N.S. 13, 62 (1956).

— The vision of a group of drivers. Brit. J. Ophthal. 42, 101 (1958).

— Seeing times with yellow driving glasses. Optician 136, 651 (1959).

— Road safety: some visual aspects. Optician 139, 436 (1960).

—, and M. Sheridan: Levels of dark adaptation when driving at night. Brit. J. physiol. Opt. N.S. 14, 183 (1957).

Defregger, H. P.: Verbesserung der lichttechnischen Eigenschaften bituminöser Straßendecken durch Aluminium. Straßenbau 55, 34 (1964).

Denden, A.: Die Doppelknickung in der Dunkeladaptationszeit. Ber. dtsch. ophthal. Ges. 66, 182 (1965).

Delvendahl, H.: Die Blinklichtanlage mit Halbschranke an Bahnübergängen. In Raab, F.: Sicherheit am Bahnübergang. Darmstadt: Röhrig 1956.

Depene, R.: Experimentelle Untersuchungen über den Einfluß seitlicher Blendung auf die zentrale Sehschärfe. Klin. Mbl. Augenheilk. 38, 289 (1900).

De Silva, H. R., W. E. Frisbee, and P. Robinson: One-eyed drivers. Sight-Saving. Rev. 8, 174 (1938).

—, P. Robinson, and T. W. Forbes: Some psychological factors in accident-repeater drivers. J. Abnorm. Psychol. 34, 124 (1939).

Deutsche Ophthalmologische Gesellschaft: Entschließung der D.O.G. zu verkehrsmed. Fragen. Klin. Mbl. Augenheilk. 139, 845 (1961).

— Symposion über ophthalmologisch-verkehrsmedizinische Fragen. Bericht 64. Tagung Heidelberg 1961, S. 525.

— Bericht der Kommission für ophthalmologisch-verkehrsmedizinische Fragen. Bericht 64. Tagung Heidelberg 1961, S. 614.

— Richtlinien der D.O.G. für die Beurteilung der Fahrtauglichkeit durch den Augenarzt. Bericht 64. Tagung Heidelberg 1961, S. 624.

DEYO, B. V.: Monocular and binocular judgment of distance. Amer. J. Ophthal. 5, 343 (1922).

DIN-Blätter, Normblätter des Deutschen Normenausschusses im Beuthverlag, Berlin.
— DIN 1335 Technische Optik, Bezeichnungen.
— DIN 1349 Lichtabsorption, Grundgrößen und Bezeichnungen.
— DIN 5031 Strahlungsphysik und Lichttechnik.
— DIN 5032 Lampen und Beleuchtung.
— DIN 5033 Bl. 1—8 Farbmessung, Normvalenzsystem, Farbmaßzahlen, Spektralverfahren, Gleichheitsverfahren, Helligkeitsverfahren, Körperfarben, Lichtquellen.
— DIN 5034 Tagesbeleuchtung, Leitsätze.
— DIN 5037 Scheinwerfer, lichttechnische Bewertung.
— DIN 5039 Licht, Lampen, Leuchten; Begriffe.
— DIN 6160 Anomaloskop nach NAGEL.
— DIN 6163 Bl. 5 Farben und Farbgrenzen für Signallichter.

DIX, U.: Zur Frage der medikamentösen Verbesserung des nächtlichen Sehens. Forschungsbericht des Landes Nordrhein-Westfalen, Nr. 1040. Köln-Opladen: Westdeutscher Verlag 1962.

DODGE, R., and T. S. CLINE: The angle velocity of eye movements. Psychol. Rev. 8, 145 (1901).

DOESSCHATE, G. TEN: Vision in an empty visual field. Aeromed. Acta (Soesterberg) 1961—62, 91.

DOMEY, R. G., R. A. McFARLAND, and E. CHADWICK: Dark adaptation as a function of age and time: II. A derivation. J. Geront. 15, 267 (1960).

DRESLER, A.: Verfahren zur Bewertung der Beleuchtungsgüte. Lichttechnik 4, 4 (1952).

DRISCHEL, H.: Bausteine einer dynamischen Theorie der vegetativen Regulation. Wiss. Ztschr. d. Univ. Greifswald 2, 99 (1952/53).

— Untersuchungen über die Dynamik des Lichtreflexes der menschlichen Pupille. I. u. II. Mitt. Arch. Physiol. 264, 145, 169 (1957).

DUKE-ELDER, W. ST.: Visual requirements in relation to modern travel. Trans. ophthal. Soc. U. K. 73, 287 (1953).

DUNBAR, C.: Necessary values of brightness contrasts in artificially lighted streets. Trans. Illum. Engng. Soc. Lond. 3, 187 (1938).


EASTMAN, A. A., and J. F. McNELIS: An evaluation of sodium, mercury and filament lighting for roadways. I.E. 58, 28 (1963).

EBBECKE, U.: Über positive und negative Nachbilder. Pflügers Arch. ges. Physiol. 221, 160 (1928).

EBERLE, K.: Farbe des Straßenbelages und Verkehrssicherheit. Zbl. Verkehrs.-Med. 1, 270 (1955).

EICHLER, O.: Kaffee und Coffein. Berlin: Springer 1938.

ELBEL, H.: Probleme einer Verkehrsmedizin. Ciba Symp. 7, 242 (1960).

— Chronische Veronal-Vergiftung als Verkehrsunfallursache. Mschr. Unfallheilk. 65, 32 (1962).

—, u. F. SCHLEYER: Der Blutalkohol, 2. Aufl. Stuttgart: Thieme 1956.

— — Über Verfahrensvorschriften anläßlich der Blutentnahmen bei Verdacht auf Straftaten unter Alkoholwirkung. Öff. Gesundh.-Dienst 8, 332 (1959).

ELLIOT, D. N., and E. F. HOWARD: Effect of position upon warning light effectiveness. Perception and Motor skills 6, 69 (1956).

ELLIOTT, R.: Anforderungen an die Sehtüchtigkeit bei australischen Kraftfahrern. N. Z. med. J. Suppl. **9**, 51 (1957).

EMMERT, H.: Die Größe des Gesichtsfeldes in Beziehung zur Akkommodation. Arch. Augenheilk. **11**, 303 (1882).

ENGEL, H. J., u. M. H. FISCHER: Optokinetische Raumwahrnehmung. Pflügers Arch. ges. Physiol. **253**, 1 (1950).

ENGELBRECHT, A.: Dämmerungsmyopie des Hypermetropen. Klin. Mbl. Augenheilk. **114**, 543 (1949).

ENGELKING, E.: Die Vorschläge der Internationalen Kommission zur Vereinheitlichung der Tauglichkeitsvorschriften für Flieger, Kraftfahrer usw. Klin. Mbl. Augenheilk. **84**, 95 (1930).

ENO, W. P.: Personal characteristics of traffic-accident repeaters. Saugatuck, Conn.: Eno Foundation for Highway Traffic Control 1948.

— The motor-vehicle driver: His nature and improvement. Saugatuck, Conn.: Eno Foundation for Highway Traffig Control 1941.

ERBSLÖH, P. G.: Nachteile des asymmetrischen Abblendlichtes. Z. Verkehrssicherheit 171 (1958).

ERGGELET, H.: Die Folgen der Neigungsänderung einfarbiger Hauptstrahlen. In SCHIECK-BRÜCKNER, Kurzes Handbuch der Ophthalmologie II, 807. Berlin: Springer 1932.

ERNST, F.: Sichtweite und Blendung im Kraftfahrzeugverkehr. Lichttechnik **4**, 2 (1952).

EVANS, R. M.: Das Sehen von Licht und Farben. Int. Licht-Rundschau **2**, 10 (1951/52).

EY, W.: Die Bedeutung des Alkohollagennystagmus. Med. Sachverständige **60**, 89 (1964).

— Zur Beurteilung der Alkoholwirkung auf den durch Drehung ausgelösten Nystagmus. Med. Sachverständige **60**, 93 (1964).


FIALA, E.: Die Klimatisierung von Kraftfahrzeugen. VDI-Z. **100**, 5 (1958).

FINGER, R.: Augenärztliche und med.-psychol. Untersuchungsmethode bei älteren Führerscheinbewerbern. Diss., Kiel 1961.

FITZGERALD, W. J.: Psycho-visual testing of motor vehicle operators. Optom. weekly **1947**, 38.

FLAMANT, F.: Influence de la couleur sur l'eblouissement. Rev. Opt. **42**, 329 (1963).

FLEISCHER, B.: Diskussionsbemerkung zu W. PLITT: Brauchen wir Tauglichkeitsvorschriften im Straßenverkehr? Klin. Mbl. Augenheilk. **127**, 488 (1955).

FLETCHER, E. D.: Visual problems in motor vehicle operation. Optometr. Ext. Program. **2**, (5 u. 6) (1948).

— Visual acuity and safe driving. J. Amer. Optr. Ass. **20**, 7 (1949).

— Effect of measuring driving ability. J. Amer. Optr. Ass. **20**, (9) (1949).

— Night driving. J. Amer. Optr. Ass. **21**, (3) (1949).

— Night vision. J. Amer. Optr. Ass. **20**, (6) (1949.)

FLETCHER, R., and M. NISTED: A study of coloured contact lenses and their performance. Ophthal. Opt. **3**, 1203 (1963).

FLISTER, E.: Beitrag zur Kenntnis der Reflexstoffe für Verkehrssignale. Straße und Autobahn **1**, 24 (1950).

FLOEGEL, J., u. F. HARTUNG: Das Straßenverkehrsrecht. München, Berlin: Beck 1959.

FÖRSTE, D., u. H. WILLENBERG: Kennleuchten für blaues Blinklicht an Einsatzfahrzeugen. Forschung und Technik im Brandschutz **8**, 123 (1959).

FORBES, T. W.: Some factors affecting driver efficiency at night. HRB Bull. **255**, 61 (1960).

FORBES, T. W.: Driver behavior requirements and discovering deficiencies. Optom. weekly 51, 2556 (1960).

— Traffic Sign Requirements. 1. Review of Factors Involved Previous Studies and Needed Research. In HRR 70, 48 (1965).

FORSTER, B.: Farbsehstörungen nach Alkoholgaben. Ref. Zbl. Verkehrs.-Med. 1, 340 (1955).

— Über Störungen des Farbsehens von Rot und Grün nach Alkoholgaben. Zbl. Verkehrs.-Med. 5, 217 (1959).

—, u. H. J. STARCK: Über die Hell- und Dunkeladaptation unter Alkoholeinfluß. Dtsch. Z. ges. gerichtl. Med. 49, 66 (1959/60).

FOSBERRY, R. A. C., and R. L. MOORE: Vision from the driver's seat. Highway Res. Abst. 34, (6) 17 (1964).

FOWLE, A. W., and R. L. KAERCHER: Theoretical and practical light distributions for roadway lighting. Illum. Eng. 54, 277 (1959).

FRIGGE, H.-W.: Farbentüchtigkeit, Gesetzesnormen und Rechtsprechung. Zbl. Verkehrs.-Med. 3, 84 (1957).

FRÖHLICH, W.: Das Aubert-Förster-Phänomen und die Einengung des Gesichtsfeldes unter dem Einfluß eines bewegten Hintergrundes. Zschr. exp. angew. Psychol. 5, 217 (1958).

FUCHS, W.: Zum Begriff und Tatbestand der „Reaktionszeit". Zbl. Verkehrs.-Med. 5, 71 (1959).

FUJITA, T.: Über die binokulare und monokulare Reizsummation. Ref. Zbl. ges. Ophthal. 44, 389 (1940).

FULTHORPE, N.: Night myopia. Optician 138, 476 (1959).


GANTER, H.: Farbenfehlsichtige im Straßenverkehr. Zbl. Verkehrs.-Med. 1, 7 (1955).

— Einäugige als Kraftfahrer. Zbl. Verkehrs.-Med. 1, 99 (1955).

— Straßenverkehrsunfälle durch Farbenfehlsichtige. Zbl. Verkehrs.-Med. 1, 273 (1955).

— Auswirkungen von Gesundheitsstörungen bei Verkehrsteilnehmern. Ärztl. Mitt. (Köln) 40, 51 (1955).

— Ärztliche Überlegungen zum mot. Straßenverkehr. Medizinische 1958, 1048.

— Über die Beziehungen zwischen Sehen und Verkehrssicherheit. Stud. gen. 1960, 13, 523.

— Das Führerscheinverfahren im Staate Kalifornien. Zbl. Verkehrs.-Med. 8, 25 (1962).

— Die ärztliche Begutachtung der Kraftfahrzeugführer, Best. Nr. 60.01.059.62. Bielefeld: Bertelsmann.

—, u. H. KUNERT: Über die Bedeutung des Sehvermögens für die Verkehrssicherheit. Drucks. Nr. 8, 1954 der Arb.-Gem. d. dt. Augenoptiker.

GAYMARD, L.: Eclairage des tunnels routiers. Rev. gén. des routes et des aerodromes 28, 37 (1958).

GELLATLY, J.: Gelbes Licht für Kraftfahrzeugscheinwerfer? Brit. med. J. 1958, 5097; Ref. Zbl. Verkehrs.-Med. 5, 46 (1959).

GENARD, J.: Variation de l'éclairement produit par les projekteurs d'automobiles dans la direction de leur axe optique. Ann. univ. saraviensis-Naturwiss. 4, 7 (1955); Ref. Zbl. Ophthal. 69, 124 (1956).

GERNET, H.: Das Umblick-Wahrnehmungsfeld des rückwärts fahrenden Kraftfahrers. Klin. Mbl. Augenheilk. 140, 879 (1962).

GLEES, M.: Diskussionsbemerkungen zum Vortrag v. BRAUN. Ber. dtsch. ophthal. Ges. 1948.

GLEES, M.: Über den Einfluß der Tiefenwahrnehmung auf das Sehen im Dunkeln. Albrecht v. Graefes Arch. Ophthal. **149**, 680 (1949).
— Diskussionsbemerkung zum Vortrag von K. LISCH: Läßt sich die Dunkeladaptation medikamentös beeinflussen? Ber. dtsch. ophthal. Ges. 1957, 286.
— Über die Tiefenwahrnehmung des führenden Auges. Ber. dtsch. ophthal. Ges. 1957, 280.
—, K. H. ROCHELS und W. WÜSTENBERG: Läßt sich der Licht- und Farbensinn des gesunden Menschen durch Vitamine und ähnliche Stoffe beeinflussen? Albrecht v. Graefes Arch. Ophthal. **153**, 188 (1952).
GOETHE, J. W. v.: Die Farbenlehre. Gedenkausgabe Artemis, Zürich **16**, 54 (1949).
GOGLER, E.: Motorisierung — Sehschärfe — Farbensinn. 18. Concil. ophthalm. 1958. Belg. Acta **2**, 1837 (1959).
GOLDMANN, H., u. G. SCHUBERT: Untersuchungen über das Gesichtsfeld bei herabgesetztem Sauerstoffdruck. Arch. Augenheilk. **107**, 216 (1933).
GOLDSTEIN, A. G.: Linear acceleration and apparent distance. Percept. u. Motor Skills **9**, 267 (1959).
GONSETH, A. G.: Effectiveness of holland tunnel transitional lighting during the winter months. HRB Bull. **255**, 79 (1960).
GOODSON, J. E., and J. W. MILLER: Dynamic visual acuity in an applied setting. Aerospace Med. **30**, 755 (1959).
GRAF, O.: Untersuchungen über die Leistungsschwankungen bei der Anwendung verschiedener Nachtsehprüfgeräte. Unveröff. Berichte 1944, teilweise mitgeteilt durch SCHOLZ, H., u. H. ROSE: Germ. Av. Med. World War II, Vol. II, Ch. IX-F, 931 (1950), XI-F, 1080 (1950).
GRAFF, TH.: Über Sehtüchtigkeit nach Alkoholgenuß. Ber. dtsch. ophthal. Ges. **60**, 299 (1956).
GRAMBERG-DANIELSEN, B.: Monoculare Doppelbilder. Klin. Mbl. Augenheilk. **130**, 610 (1957).
— Dysmegalopsie und Metamorphopsie vom Standpunkt des Ophthalmologen. Ophthalmologica (Basel) **136**, 12 (1958).
— Die Rechtserheblichkeit der Körperschädigung in der gesetzlichen Unfallversicherung. Klin. Mbl. Augenheilk. **133**, 281 (1958).
— Das Reafferenzprinzip in seiner Bedeutung für die Augenheilkunde. Albrecht v. Graefes Arch. Ophthal. **161**, 192 (1959).
— Die Bedeutung des Gesichtsfeldes im Verkehr. Klin. Mbl. Augenheilk. **137**, 499 (1960).
— Die Geschwindigkeitsbegrenzung im Straßenverkehr vom Standpunkt des Ophthalmologen. Klin. Mbl. Augenheilk. **137**, 637 (1960).
— Die Aphaken-Brille im Straßenverkehr. Klin. Mbl. Augenheilk. **137**, 640 (1960).
— Bedeutung der Farbentüchtigkeit im Straßenverkehr. Klin. Mbl. Augenheilk. **137**, 811 (1960).
— Die stärkeren Refraktionsanomalien im Straßenverkehr. Ber. dtsch. ophthal. Ges. **63**, 313 (1960).
— Probleme der Sehschärfe und der Einäugigkeit im Straßenverkehr. Klin. Mbl. Augenheilk. **138**, 261 (1961).
— Augenarzt und Straßenverkehrsrecht. Klin. Mbl. Augenheilk. **138**, 264 (1961).
— Dunkeladaptation, Beleuchtung und Blendung im Straßenverkehr. Klin. Mbl. Augenheilk. **138**, 403 (1961).
— Optische Probleme der Luftfahrt. Klin. Mbl. Augenheilk. **138**, 562 (1961).
— Untersuchungen über die Unfallhäufigkeit von Farbenuntüchtigen im Straßenverkehr. Klin. Mbl. Augenheilk. **139**, 677 (1961).

GRAMBERG-DANIELSEN, B.: Altersprobleme im Straßenverkehr vom Standpunkt des Ophthalmologen. Dtsch. med. Wschr. 86, 2089 (1961).
— Gefährdung der Verkehrssicherheit durch Starbrillenträger. Fortschr. Med. 79, 253 (1961).
— Epikritische Betrachtungen zum Problem der Farbentüchtigkeit im Straßenverkehr. Ber. dtsch. ophthal. Ges. 64, 529 (1961).
— Die Farbentüchtigkeit im Straßenverkehr. Dtsch. med. Wschr. 88, 1528 (1963).
— Ursachen des Pulfrich-Phänomens und seine Bedeutung im Straßenverkehr. Klin. Mbl. Augenheilk. 142, 738 (1963).
— Optische Barrieren infolge hoher Beschleunigungen u. Geschwindigkeiten i. d. modernen Luftfahrt. Dtsch. med. Wschr. 88, 2470 (1963).
— Die Bedeutung der Blickbewegung des Kraftfahrers. Ber. dtsch. ophthal. Ges. 65, 360 (1963).
— Optische Funktionsleistungen und Verkehr. Beitrag In: Der Augenarzt, Bd. 6. VEB Leipzig: Thieme 1964.
— Das Sehen im Straßenverkehr. Bücherei des Augenarztes, Heft 43. Stuttgart: Enke 1964.
— Ophthalmologische Probleme im Rahmen des § 315a StGB. Klin. Mbl. Augenheilk. 145, 446 (1964).
— Die Beeinflussung der Trichromasie. Ber. dtsch. ophthal. Ges. 66, 190 (1964).
— Farbenuntüchtigkeit und Straßenverkehr. Zbl. Verkehrs.-Med. 11, 1 (1965).
— Negative medikamentöse Beeinflussung des Sehorganes und Verkehr. Med. Mschr. 19, 398 (1965).
— Die Wirkung von Alkohol und anderen berauschenden Mitteln auf die Augen. Handbuch für Verkehrsjuristen, Verkehrswissenschaftliches Seminar Hamburg 1965.
— Ophthalmologische Befunde nach Alkoholgenuß. Zbl. Verkehrs.-Med. 11, 129 (1965).
— Visusminderung und Unfallhäufigkeit unter dem Gesichtspunkt des Personalmangels. Klin. Mbl. Augenheilk. 148, 579 (1966).
— Störungen der optischen Wahrnehmung bei hohen Geschwindigkeiten. Wehrmed. 4, 119 (1966).
— Verwaltungsrechtliche Entscheidungen zur Fahrerlaubnis. Klin. Mbl. Augenheilk. 149, 567 (1966).
— Die Farbempfindungszeitschwelle der Farbsinngestörten im Verkehr. Klin. Mbl. Augenheilk. 149, 745 (1966).
GRÖNHOLM, V.: Studien über den zeitlichen Ablauf der Akkommodation. Arch. Augenheilk. 67, 119 (1910) (E-Heft).
GROGNOT, P., et G. PERDRIEL: Influence du bruit sur la vision des couleurs et la vision nocturne. C. R. Soc. Biol. (Paris) 153, 142 (1959).
— Influence du bruit sur certaines fonctions visuelles. Vision Res. 1, 269 (1961).
GROHER, H.: Unfallminderung durch bessere Straßenbeleuchtung. Lichttechnik 6, 325 (1954).
GROSSJOHANN, A.: Dürfen Farbenuntüchtige bzw. Farbenschwache Omnibusse oder Taxis fahren? Dtsch. med. Wschr. 79, 1099 (1954).
— Ärztliche Untersuchung von Kraftfahrzeugführern. Dtsch. med. Wschr. 79, 1294 (1954).
— Dürfen Epileptiker Auto fahren? Dtsch. med. Wschr. 79, 1698 (1954).
— Zur Untersuchung von Kraftfahrzeugführern. Dtsch. med. Wschr. 80, 1423 (1955).
— Krankheit und Verkehrsunfall. Med. Monatsspiegel 5, 25 (1956).
GROSSMANN, TH.: Farbenblindheit und Führerschein. Öst. Ärzteztg. 10, 492 (1955).

GRUNDFEST, P.: Beitrag zum Problem des Abblendens und des Nebellichtes. Licht
   5, 70 (1934).
GUERRY III, DUPONT: Ophthalmological aspects of driver licensing and repeat
   offenses. J. Amer. med. Ass. **163**, 227 (1957).
GÜRTLER, F.: Die amtsärztliche Beurteilung des Farbenunterscheidungsvermögens
   bei Kraftfahrern. Öff. Gesundh.-Dienst **16**, 174 (1954).
GUNZERT, R.: Soziologische Bedingtheit von Verkehrsunfällen und daraus zu
   ziehende Konsequenzen. Colloq. über Verkehrsunfallforschung in Bad Krozin-
   gen am 22. 11. 1962.
— Soziologische Problematik des Verkehrsstrafrechtes. Referat 1. Verkehrsgerichtstag in Goslar 25. 1. 1963.
GYÖRFFY, I.: Vorschlagsentwurf zur Modernisierung der ophthalmologischen
   Anforderungen an Kraftfahrer (ungarisch). Szemészet **101**, 116 (1964).

HAASE, M.: Der Stand des Autoblendschutzes mit polarisiertem Licht. Augen-
   optiker **8**, 10 (1953).
HABER, H.: Safety hazard of tinted automobile windshields at night. J. Optic. Soc.
   Amer. **45**, 413 (1955).
HABERICH, F. J.: Eigenschaften unseres Auges und Verkehrsunfälle. Z. ärztl.
   Fortbild. **51**, 712 (1962).
HÄKKINEN, S.: Estimation of distance and velocity in traffic situations. Institute of
   Occupational Health Helsinki/Finnland, Reports No. 3 (1963).
— Das Problem des jungen Fahrers. Internat. Kongr. Straßenverkehrssicherheit.
   Barcelona 1966.
HAGEMANN, W.: Verkehrsbeleuchtung. In SEWIG: Handbuch der Lichttechnik,
   S. 792. Berlin: Springer 1938.
HAGER, G.: Augenärztliche Verbesserungsvorschläge für die Gestaltung von
   Verkehrszeichen. Bahnarzt **6**, 523 (1959).
— Das Blickfeld, Gesichtsfeld und Umblickfeld von Brillenträgern sowie von
   Patienten mit cornealen Haftschalen und Patienten mit intraocularer Korrektur.
   Klin. Mbl. Augenheilk. **139**, 317 (1961).
— Die Bedeutung von Gesichtsfeld- und Blickfeldausfällen durch Brillenrahmen
   und Folgerungen für Brillenrahmenherstellung und -anpassung. Klin. Mbl.
   Augenheilk. **139**, 543 (1961).
— Die Bedeutung von Sehbehinderungen für die Unfallgefährdung im Straßen-
   verkehr. Ber. dtsch. ophthal. Ges. **64**, 572 (1961).
— Die Untersuchung des Farbensinnes im Rahmen der Verkehrsmedizin. Z. ärztl.
   Fortbild. **56**, 1014 (1962).
— Beleuchtungsfragen bei Verkehrsmitteln, Verkehrsanlagen und -werkstätten
   aus der Sicht des Ophthalmologen. Verkehrsmed. **9**, 369 (1962).
— Augenärztliche Hinweise auf die neue Tauglichkeitsvorschrift für Kraftfahr-
   zeugführer. Z. ärztl. Fortbild. **57**, 342 (1963).
— Untersuchungen über die Brauchbarkeit der Florkontrastprobe in der Ver-
   kehrsmedizin. Verkehrsmed. **10**, 113 (1963).
— Das Sehorgan und das Unfallgeschehen im Straßenverkehr. Klin. Mbl. Augenheilk. **142**, 427 (1963).
— Erläuterungen zur Tauglichkeitsvorschrift zum Führen von Kraftfahrzeugen
   für Augenärzte. Verkehrsmed. **12**, 253 (1965).
—, u. H. G. GIESSMANN: Experimentelle und praktische Untersuchungen über die
   Erkennbarkeit von farbigen Signalen bei Beleuchtung mit Quecksilberhoch-
   drucklampen. Verkehrsmed. **10**, 19 (1963).

HAGER, G., J. HAMMER, M. KINDEL und A. STAMS: Untersuchungsergebnisse mit den Velhagen-Farbentafeln, 22. Aufl. Verkehrsmed. **10**, 301 (1963).

HALL, J. J.: Influencing adult drivers' behavior. Saugatuck: Eno Foundation for Highway traffic control 1959.

HALLERMANN, W.: Sehstörungen und Verkehrsunfälle. Dtsch. med. Wschr. **78**, 1537 (1953).

HAMBRESIN, L.: Paralysies oculo-motrices et accidents de la route. Bull. Soc. belge. Ophthal. **109**, 49 (1955).

HAMBURGER, F. A.: Das Sehen in der Dämmerung. Wien: Springer 1949.

HAMMER, J.: Ist stereoskopisches Sehen im Betriebsdienst erforderlich? Bahnarzt **5**, 41 (1958).

HAMMERSCHMIDT, W.: Strom und Gas in der Straßenbeleuchtung. VWEW, Frankfurt a. M. 1955.

HAMMING, I.: Streetlighting and traffic safety. Int. traffic police congress Eindhoven 8. 10. 1957.

HANSSON, H.: Eine Zusammenfassung von zwei kürzlich veröffentlichten schwedischen Untersuchungen. Internationaler Kongreß für Straßenverkehrssicherheit. Barcelona 1966.

HARMAN, N. B.: Vision and the motorist. Practitioner **139**, 218 (1937).

— Testing night vision. Brit. med. J. **2**, 4209 (1941).

HARMS, H.: Aufgaben der Deutschen Ophthalmologischen Gesellschaft im Bereich der Verkehrsmedizin. Ber. dtsch. ophthal. Ges. **64**, 525 (1961).

HARRIS, A. J.: The meeting beams of headlights: Effects of deterioration and misaim. Trans. Illum. Engng. Soc. Lond. **18**, 207 (1953).

HARRISON, V. G.: The measurement of glare. Proc. Techn. Sect. Paper Ass. **26**, 443 (1947).

HARTINGER, H.: Zum Blendungsschutz durch lichtdämpfende Brillengläser. Z. ophthal. Opt. **21**, 129 (1933).

— Blendschutzwirkung von Brillen. Klin. Mbl. Augenheilk. **92**, 402 (1934).

— Über die Änderung des Sehvermögens durch farbige Schutzgläser. Klin. Mbl. Augenheilk. **105**, 337 (1940).

HARTLEBEN, H.: Die Farbentüchtigkeit in ihrer Bedeutung für Kraftfahrer und Polizei. Vortrag im Rahmen des Colloquiums der Redaktion d. Zbl. Verkehrs.-Med. am 6. 2. 1957. Zbl. Verkehrs.-Med. **3**, 79 (1957).

HARTMANN, E.: Untersuchungen zur physiologischen Blendung. Diss., München 1961.

— Die Blendung aus der Sicht des Physikers. Ber. dtsch. ophthal. Ges. **65**, 446 (1963).

— Das Sehen im Straßenverkehr. Polizei, Technik, Verkehr **1963**, 288.

— Erkennbarkeit der Lichtzeichen bei Signalanlagen an Straßen. Sehen und Beleuchtung, S. 204. Frankfurt a. M.: Tetzlaff-Verlag 1964.

HARTMANN, H.: Diabetes und Fahrtauglichkeit. Helv. med. Acta **31**, 257 (1964).

HASE, W.: Der Wirkungsgrad von Blinklichtanlagen. Bundesbahn **29**, 900 (1955).

HECKEL, L.: Pulfrich-Effekt bei seitlicher Blendung. Arbeitsphysiol. **15**, 395 (1954).

HEEGNER, F.: Erkennbarkeit von Verkehrsschildern. Zbl. Verkehrs.-Med. **1**, 33 (1955).

— Zum Problem des Reaktionsvermögens. Zbl. Verkehrs.-Med. **3**, 130 (1957).

— Reaktionsverhalten und Fahrtauglichkeitsprognose. Zbl. Verkehrs.-Med. **6**, 71 (1960).

HEEL, A. C. S. v.: Nebelbeobachtungen mit Autoscheinwerfern mit und ohne Gelbscheibe. Licht **7**, 261 (1936).

HEIFER, U.: Der grobschlägige Drehnachnystagmus als Zeichen der Alkoholwirkung. Blutalkohol **1**, 257 (1962).

HEIMBURG, J. H. v.: Die Erteilung des Führerscheines an Sehbehinderte. Klin. Mbl. Augenheilk. **128**, 485 (1956).

HEINSIUS, E.: Über eine neue Farblaterne zur Untersuchung der Farbenfehlsichtigkeit. Klin. Mbl. Augenheilk. **120**, 86 (1952).

— Über die Möglichkeit medikamentöser Beeinflussung des Dämmerungssehens. Med. Klin. **48**, 1370 (1953).

— Die Störungen des Farben- und Dämmerungssehens und ihre praktische Bedeutung im modernen Verkehr. Medizinische **1955**, 971.

— Nachtblindheit und erworbene Farbuntüchtigkeit. Ärztl. Dienst Dtsch. Bundesbahn **4**, 107 (1957).

— Über die verschiedenen Formen der Trichromasie sowie über die Grenze zwischen Farbentüchtigkeit und Farbenuntüchtigkeit. Klin. Mbl. Augenheilk. **135**, 95 (1959).

— Die angeborenen Farbensinnstörungen und die Bedeutung für die verschiedenen Laufbahnen der Handelsschiffahrt. Zbl. Verkehrs.-Med. **7**, 10 (1961).

— Beurteilung des Grades der Farbsinnstörung bei verkehrsmed. Gutachten. Fortbildungskursus Augenärzte Hamburg 1962.

— Sehschärfe und Kraftfahrtauglichkeit. Klin. Mbl. Augenheilk. **143**, 429 (1963).

— Sehorgan und Verkehrssicherheit. Ärztl. Dienst **25**, 53 (1964).

— Auge und Verkehrssicherheit. Zbl. Verkehrs.-Med. **10**, 208 (1964).

— Individuelle Unterschiede des Dämmerungssehens. Wehrmed. **2**, 75 (1964).

— Die Anforderungen an das Sehvermögen im Verkehr. Dtsch. Ärztebl. **62**, 782 (1965).

— Zur Farbensinnprüfung mit pseudoisochromatischen Tafeln bei Kunstlicht. Ärztl. Dienst **26**, 81 (1965).

— Zur augenärztlichen Beurteilung der Kraftfahrtauglichkeit. Klin. Mbl. Augenheilk. **147**, 409 (1965).

— Die höhere Verantwortung des Bahnarztes bei Beurteilung des Augenbefundes nach der neuen Tauglichkeitsvorschrift. Ärztl. Dienst **26**, 107 (1965).

—, u. G. GREVSMÜHL: Untersuchungen über die Feststellung der einzelnen Formen von Farbenfehlsichtigkeit mit Hilfe des Farbfleckverfahrens v. Trendelenburg. Klin. Mbl. Augenheilk. **118**, 269 (1951).

—, u. F. A. HAMBURGER: Über die Vergleichbarkeit von Prüfungsergebnissen der Dunkeladaptation und des Dämmerungssehens. Klin. Mbl. Augenheilk. **109**, 204 (1943).

HEINZ, H.: Zur Prüfung des Stereosehens mit dem Rodatestgerät an Untersuchungsstellen über Fahrtauglichkeit. Ber. dtsch. ophthal. Ges. **64**, 533 (1961).

HELLER, F.: Regeln zur Bemessung und Gestaltung beschrifteter Verkehrsschilder. Straßenverkehrstechnik **1**, 12 (1957); in Straße u. Autobahn.

— Die Wegweisung auf den Autobahnen. Straße und Verkehr **49**, 568 (1963).

HESSE, E.: Kurven- und Nebelscheinwerfer. Licht **3**, 225 (1932).

HILL, J. H., and G. T. CHISUM: Flashblindness: a problem of adaptation. Aerospace Med. **35**, 877 (1964).

HIRSCH, W.: Sicherheitspflanzungen an der Autobahn. Straße u. Autobahn **9**, 304 (1954).

HOCKENBEAMER, E. F.: Side vision versus speed. San Francisco: Claims and Safety Dept. Pacific Gas and Electric Co. 1952.

HOFFMANN, J.: Leuchtdichte-Technik, neue Wege der Beleuchtungsbewertung. Lichttechnik **2**, 201 (1950).

HOFFMANN, W.: Zivilisationsschäden in der Augenheilkunde. In Medizin und Städtebau. Hrsg. von VOGLER, P., u. E. KÜHN. München, Berlin: Urban & Schwarzenberg 1957.

HOLLAND, G.: Analyse von 2309 Verletzungen der Augen und Lider. Klin. Mbl. Augenheilk. **145**, 915 (1964).
— Augen- und Lidverletzungen bei Verkehrsunfällen. Zbl. Verkehrs.-Med. **11**, 208 (1965).
HOLST,E.v.,u.H. MITTELSTAEDT: Das Reafferenzprinzip. Naturwiss. **37**, 464 (1950).
HONEGER, H., u. W. D. SCHÄFER: Registrierung von Augenbewegungen als Beitrag zur Untersuchung der Sehschärfe für bewegte Objekte. Albrecht v. Graefes Arch. Ophthal. **166**, 601 (1964).
HOOGERHEIDE, J.: Prelim. report concerning peripheral dynamic vision. Aeromed. Acta (Soesterberg) **9**, 139 (1964).
HOPKINSON, R. G.: Discomfort glare in lighted streets. Trans. Illum. Engng. Soc. Lond. **5**, 1 (1940).
HORNICK, R. J.: Effects of vibration on man. Res./Dev. **14**, No. 1, **28** (1963).
HORVATH, L.: Der Einfluß der Ermüdung auf die Verkehrsarbeit. Népegészégügy **36**, 212 (1955); Ref. Zbl. Verkehrs.-Med. **3**, 283 (1957).
HOSSE, H.: Verkehrsunfälle bei Nacht. Int. Lichtrundschau (4) 1960.
HUBER, M. J.: Night visibility and drivers. Traffic. Quart. **15**, 108 (1961).
HULBERT, S. F., and A. BURG: A preliminary study of dynamic visual acuity and its effects in motorists' vision. J. Amer. Optom. Ass. **1958**, 359.
HYDE, J. E.: Some characteristics of voluntary human ocular movements in the horizontale plane. Amer. J. Ophthal. **48**, 85 (1959).

IDRIS, E.: Starker Raucher — schwacher Patient. Ärztl. Prax. **9**, 17 (1957).
IKA, S.: Klinische Erfahrungen mit Adaptinol (Bayer) bei Nachtblindheit. Nippon Ganka Kiyo **6**, (4) (1955).
IMAIZUMI, K., and K. ATSUMI: New therapy of nyctalopia .... especially on the effect of adaptinol. J. clin. Ophthal. (Tokyo) **11**, 213 (1957).
IRVING, A.: Visual acuity and driving. Road Research Laboratory. Laboratory Note No. LN/819/AI April 1965.
— Visual fields and driving. Road Research Laboratory. Laboratory Note No. LN/915/AI April 1965.

JACKSON, H.: Visual standards for driving. Ophthal. Opt. **4**, 970 (1964).
JÄGER. A.: Optische Anforderungen an Windschutzscheiben. Ber. dtsch. ophthal. Ges. **59**, 350 (1955).
— Optische Anforderungen an Windschutzscheiben. Zbl. Verkehrs.-Med. **5**, 210 (1959).
JAEGER, W., u. H. HONEGGER: Untersuchungen über Sehschärfe für bewegte Objekte. I. Mitt. Albrecht v. Graefes Arch. Ophthal. **166**, 583 (1964).
—, u. K. IRMER: Starbrille mit Gläserkombination zur Erweiterung des Gesichtsfeldes. Ber. dtsch. ophthal. Ges. **67**, 384 (1965).
JAENSCH, P. A.: Können farbenuntüchtige Kraftfahrer auch weiterhin zum Führen von Omnibussen und Fernlastzügen zugelassen werden? Klin. Mbl. Augenheilk. **119**, 196 (1951).
— Farbentüchtigkeit bei Fahrern der Bundespost. Klin. Mbl. Augenheilk. **123**, 494 (1953).
— Erteilung und Entzug eines Führerscheines. Klin. Mbl. Augenheilk. **124**, 205 (1954).
— Auge und Verkehr. Bahnarzt **4**, 77 (1957).
— Berufswahl und Auge. Stuttgart: Enke 1958.
— Anforderungen an das Sehorgan der Kraftwagenführern In: Augenheilkunde Klinik und Praxis, S. 371. Stuttgart: Enke 1958.

JAENSCH, P. A.: Augenschädigungen in Industrie und Gewerbe. Stuttgart: Wiss.
   Verlagsgesellschaft 1958.
JAHN, E.: Sehvermögen und Kraftverkehr. Bundesgesundheitsblatt **6**, 393 (1963).
JAINSKI, P.: Erhöhung der Wirksamkeit von Verkehrszeichen durch Verwendung
   besonderer lichttechnischer Baustoffe. Signal u. Draht **42**, 33 (1950).
— Reflexstoffe für Verkehrszeichen. Lichttechnik **3**, 112 (1951).
— Über die Erkennbarkeit von Richtungspfeilen in Lichtsignalen für den Straßen-
   verkehr. Straßenverkehrstechnik **7**, 353 (1963).
JANI, S. N., and D. F. MENEZES: A comparison of seeing times using plane and
   convex mirrors. Brit. J. physiol. Opt. N.S. **19**, 103 (1962); ref. Zbl. ges.
   Ophthal. **87**, 2 (1963).
JANSEN, G.: Beeinflussung der Konvergenztrias durch Geräusche. Excerpta med.
   Intern. Congr. Nr. 48 (XII. International Congress of physiological sciences.)
   Leiden, Sept. 1962.
JAYLE, E.: Intermédine et courbe d'adaptation à l'obscurité. Bull. Soc. Ophtal. Fr.
   **1951**, 472.
JEHU, V. J.: A method of evaluating seeing distances on a straight road for vehicle
   meeting beams. Trans. Illum. Engng. Soc. Lond. **20**, 57 (1955).
— A comparison of some common headlight beams for vehicles meeting on a
   straight road. Trans. Illum. Engng. Soc. Lond. **20**, 69 (1955).
— How road traffic in Great Britain copes with fog. Sehen und Beleuchten. Son-
   derdruck aus Z. Verkehrssicherheit, S. 284. Frankfurt a. M.: Tetzlaff-Verlag
   1964.
JENEY, H. v.: Wird das Farbensehen durch Sulfonamide beeinflußt? Klin. Mbl.
   Augenheilk. **110**, 624 (1944).
JENNI, M.: Verkehrsregelung. In: Probleme des modernen Straßenverkehrs, H. 26.
   Düsseldorf: Droste 1952.
JOHANSSON, G.: Visible distances in simulated night driving conditions with full
   and dipped headlights. Ergonomics **6**, 171 (1963).
— Drivers and road signs. I. 11th report — The Department of Psychology Uni-
   versity of Uppsala, Sweden, November 1963.
—, and CHR. OTTANDER: Light adaptation and glare. 12th report — The Depart-
   ment of Psychology University of Uppsala, Sweden. November 1963.
— — Recovery time after glare. Scand. J. Psychol. **5**, 17 (1964).
—, and K. RUMAR: Available braking distances in night driving. 13th report —
   The Department of Psychology University of Uppsala, Sweden. November 1963.
— — Silhouette effects in night driving. 19th report — The Department of
   Psychology University of Uppsala, Sweden. June 1964.
—, and G. JANSSON: Smoking and night driving. 21st report — The Department
   of Psychology University of Uppsala, Sweden, November 1964.
JUNGHANNS, K.: Beleuchtungs- und Blendungsfragen bei Kraftfahrern aus augenärztlicher Sicht. Med. Mschr. **17**, 285 (1963).
— Erfahrungen mit dem Skotoptikometer nach HEINSIUS bei der Untersuchung
   auf Fahrtauglichkeit. Klin. Mbl. Augenheilk. **147**, 588 (1965).

KAISER, B.: Der Wert der klinischen Untersuchung alkoholisierter Verkehrsteil-
   nehmer. Jb. Akad. Staatsmed. Düsseldorf **1956**, 164.
KALFF, L. C.: Die Vorbedingungen für gutes und bequemes Sehen. Int. Licht-
   Rundschau **2**, 18 (1951/52).
KANTOR, D.: On the minimum visual acuity of chauffeurs. Russk, oftalm. Z. **1931**, 9.
KARASAWA, K., u. H. SAKAI: Der Einfluß der Glasqualität auf die Ermüdung des
   Auges. Asahi Gl. Comp. **2**, 18 (1953); Ref. Zbl. Verkehrs.-Med. **5**, 46 (1959).

KARMEIER, D. F., C. G. HERRINGTON, and J. E. BAERWALD: A comprehensive analysis of motor vehicle license plates. HRB Proc. **39**, 416 (1960).

KATZ, J.: Zur Frage der Dämmerungs- und Nachtmyopie. Klin. Mbl. Augenheilk. **111**, 219 (1945/46).

— Untersuchungen über farbige Blendung. Klin. Mbl. Augenheilk.**114**, 548 (1949).

KEBSCHULL, W.: Leuchtdichteverhältnisse bei feuchten Straßen. Arbeitstagung Auge, Licht, Verkehrsgeschehen, Mainz, 23./24. 3. 1966.

KEERL, G.: Über den Einfluß des Brillenrahmens auf das Gesichtsfeld. Zbl. Verkehrs.-Med. **4**, 200 (1958).

KEESEY, U. T.: Effects of involuntary eye movements on visual acuity. J. Opt. Soc. Amer. **50**, 769 (1960).

KERKHOF, F.: Bemerkungen zu der Arbeit von JAEGER im Zbl. Verkehrs.-Med. **5**, 210 (1959); Zbl. Verkehrs.-Med. **7**, 159 (1961).

KERN, E.: Der Bereich der Unterschiedsempfindlichkeit des Auges bei festgehaltenem Adaptationszustand. Z. Biol. **105**, 237 (1952).

KERR, D. J. A.: Motor driving tests. Practitioner **154**, 922 (1945).

KINDEL, M.: Untersuchungen zur Beleuchtungsfrage bei der Prüfung des Farbensinnes. Verkehrsmed. **10**, 431 (1963).

— Welche Augenkrankheiten machen ständig untauglich für den Fahrdienst in den verschiedenen Verkehrszweigen? Verkehrsmed. **11**, 221 (1964).

KING, J. N.: Measurement of driver visibility. Optician **139**, 110 (1960).

KIRIJAKOFF, K., M. WASSILEWA und W. RAITSCHEWA: Über einige Komplexmethoden zur dynamischen Untersuchung der Ermüdung bei Dispatchern und Lokführern. Zbl. Verkehrs.-Med. **11**, 343 (1964).

KITE, C. R., and J. N. KING: A survey of the factors limiting the visual fields of motor vehicle drivers. Brit. J. physiol. Opt. N.S. **18**, 85 (1961).

KITTEL, V.: Ein augenärztlicher Beitrag zum Problem der Verkehrsunfälle. Dtsch. Gesundh.wes. **10**, 943 (1955).

— Die Bedeutung der Pseudohemeralopie für die Verkehrsophthalmologie. Ber. dtsch. ophthal. Ges. **64**, 564 (1961).

KLAES, H., u. H. RIEGEL: Die Beeinflussung der Dunkelanpassung des menschlichen Auges durch Adaptinol. Med. Mschr. **5**, 334 (1951).

KLEBELSBERG, D. v.: Reaktionszeit des Kraftfahrers. Arch. Unfallforsch. Beiheft **1965**, 1.

—, u. H. KALINNA: Wieviele Verkehrszeichen können gleichzeitig wahrgenommen werden? Zbl. Verkehrs.-Med. **7**, 20 (1961).

KLEIN, C. G.: Physiologische Bewertungsmethode für Straßen- und Verkehrsbeleuchtungs-Anlagen. Licht u. Lampe **20**, 10 (1931).

KLEYHAUER, A. D.: Tinted contact lenses: Equivalent light absorption of spectacle lenses. J. Amer. Optom. Ass. **35**, 487 (1964).

KLIMA, M.: Einige Bemerkungen zur Bewertung von Sehfunktionen bei Führerscheinbewerbern (Tschechisch). čs. Oftal. **20**, 140 (1964).

KOCH, C.: Die Einwirkung von Alter, Ermüdung und Adaptation auf das Sehvermögen. Bahnarzt 3 (Sonderheft), 137 (1956).

KÖHLER, W.: Lichttechnik. Leipzig: Jänecke 1936.

— Lichttechnik. Berlin-Borsigwalde: Helios 1952.

— Verkehrssichere Beleuchtung von Schnellverkehrsstraßen. Sehen und Beleuchten S. 175. Sonderdruck Z. Verkehrssicherheit Frankfurt/M.: Tetzlaff 1963.

—, u. W. SPRIEWALD: Verkehrsbeleuchtung. VDI-Z. **96**, 965 (1954).

KÖSTER, H.: Süchtige und Delirante im Straßenverkehr. Zbl. Verkehrs.-Med. **3**, 320 (1956).

Kohlhaas, M.: Melderecht oder Meldepflicht des Arztes bei Fahruntüchtigkeit des Patienten. Dtsch. med. Wschr. **91**, 41 (1966).

Kopp, S., u. H. Wendt: Das Problem des jungen Fahrers. Internat. Kongreß für Straßenverkehrssicherheit. Barcelona 1966.

Korner, H.: Die Übersichtlichkeit, ein Element zur Sicherung von Bahnübergängen. In Raab, F.: Sicherheit am Bahnübergang. Darmstadt: Röhrig 1956.

Kornerup, T.: Driving licenses for diabetics, ophthalmologic considerations. Nord. Med. **55**, 719 (1956).

Koschlig, G.: Über Frequenz und Dauer des Lidschlags in Verkehrssituationen. Verk. Med. **13**, 387 (1966).

Krahnert, E.: Können Farbensinnuntersuchungen mit Pigmentproben bei künstlichem Licht vorgenommen werden? Ärztl. Dienst **26**, 79 (1965).

Krause, H., u. I. Krause-Liebscher: Zur Erklärung des Phänomens der Nachtmyopie. Klin. Mbl. Augenheilk. **139**, 338 (1961).

Krauskopf, J., T. N. Cornsweet, and L. A. Riggs: Analysis of eye movements during monocular and binocular fixation. J. Opt. Soc. Amer. **50**, 572 (1960).

Kravkov, S. V.: The influence of sound upon the light and colour sensibility of the eye. Acta ophthal. (Kbh.) **14**, 348 (1936).

— The influence of acoustic stimulation upon the colour-sensibility of a protanopic eye. Acta ophthal. (Kbh.) **15**, 337 (1937).

Külb, W.: Die Schwächung sichtbarer und ultraroter Strahlung durch künstlichen Nebel und ihre Wirkung auf die Sicht. Ann. Physik. **11**, 679 (1931).

Kürzinger, R.: Ist die alkoholische Beeinflussung aus dem äußeren Verhalten zu erkennen? Dtsch. Gesundh.-wes. **13**, 1522 (1958).

Kugelberg, A.: How do the colour blind interpret our present signalling colours? Acta ophthal. (Kbh.) **27**, 140 (1949).

Kunkel, E.: Die Reaktionsleistungen bei Körperbehinderten. Zbl. Verkehrs.-Med. **11**, 79 (1965).

Kurus, E.: Beurteilung der einseitigen Aphakie und Einäugigkeit im Straßenverkehr. Klin. Mbl. Augenheilk. **141**, 301 (1962).

—, C. Löscher und A. Abel: Das Problem der Einäugigkeit. Zbl. Verkehrs.-Med. **7**, 3 (1961).

Kuysten, C. A.: Verkehrsteilnehmer und Straßenbeleuchtung. Internat. Lichtrdschau **1**, 20 (1958).

Kyrieleis, W.: Untersuchungen über den Ablauf der Dunkelanpassung. Albrecht v. Graefes Arch. Ophthal. **138**, 564 (1938).

—, A. Kyrieleis und P. Siegert: Untersuchungen über das Gesichtsfeld bei Sauerstoffmangel und bei Unterdruck. Arch. Augenheilk. **109**, 178 (1935).


Lahy, J. M.: Tests de vision pour conducteur d'automobile, vision nocturne etc. Travail hum. **7**, (4) (1939).

Landgrebe, H.: Der Trennstrich in der neuen Straßenverkehrsordnung und die amerikanische Praxis. Straße u. Autobahn **4**, 257 (1953).

Lange, K. O., and R. R. Coerman: Visual acuity under vibration. Hum. Factors **4**, 291 (1962).

Lapierre, R.: Leiteinrichtungen im Straßenverkehr. VDI-Z. **106**, 1149 (1964).

Laubenthal, F.: Verkehrsgefährdung durch Medikamente Zbl. Verkehrs.-Med. **4**, 67 (1958).

Lauer, A. R.: The eyes behind the windshield. Nat. Safety News, Nov. 1932.

— Survey of research on night driving in relation to vision. J. appl. Psychol. **18**, 3 (1934).

— Fact and fancy regarding driver testing procedures. J. appl. Psychol. **1937**, 21.

LAUER, A. R.: Driving vision. Year Book of Optometry, p. 205, 1940.
— The problem of night driving in relation to accident prevention. Proc. Iowa Acad. Sci. **1941**, 48.
— Tests and standards of motorists' vision. Colo. Optom. **1950**, 24.
— What visual acuity is needed for driving. Optometr. Weekly **41**, 14 (1950).
—, and E. ALLGAIER: A preliminary analysis of the psychophysiological correlates of automotive manipulation. Amer. J. Optom. **18**, 2 (1941).
—, and H. L. KOTVIS: Automotive manipulation in relation to vision. J. appl. Psychol. **18**, (3) (1934).
LAVES, W.: Allgemeine Probleme der Verkehrsmedizin in: Augenheilkunde in Klinik und Praxis. Stuttgart: Enke 1958.
— Zur Pharmakopsychologie von Verkehrsunfällen. Münch. med. Wschr. **101**, 1427 (1959).
—, F. BITZEL und E. BERGER: Der Straßenverkehrsunfall. Stuttgart: Enke 1956.
LEBENSOHN, J. E.: Night driving. Amer. J. Ophthal. **32**, 860 (1949).
— The seeing factors in traffic safety. Sight-sav. Rev. **19**, 4 (1949).
— Vision and traffic safety. Optician **136**, 426 (1958).
LEE, C. E.: Driver eye height and related highway design features. HRB Proc. **39**, 46 (1960).
LEFÈVRE, P.: Taux des accidents en fonction de l'éclairage. Sehen und Beleuchten, S. 314 Frankfurt/Main: Tetzlaff-Verlag.
LE GRAND, Y.: Physiologie de quelques phénomènes visuels. J. Psychol. norm. path. **53**, 1 (1956).
—, ARNULE, DUBOIS-POULSEN, BELICARD, ABITBOL et MAGIS: Problèmes visuels relatifs à la conduite des véhicules. Ann. Oculist. (Paris) **195**, 160 (1962). — J. Ophtal. soc. **33**, 48 (1963).
LEHMANN, K.: Methodik und Aspekte der Verkehrsunfallforschung. Arch. Unfallforsch. (Verkehrsunfallforsch.) Heft 1, 1962.
— Zusammenhänge zwischen der Farbe von Fahrzeugen und der Verursachung sowie der Verhütung von Verkehrsunfällen. Arch. Unfallforsch. (Verkehrsunfallforsch.) Heft 3, S. 195 (1962).
LEHNERT, W., u. R. SCHMIDT: Normalwerte am Registriernyktometer vom VEB Carl Zeiss, Jena. Verkehrs.-Med. **13**, 314 (1966).
LEJEUNE, W.: Wahrnehmungsprobleme bei höherer Geschwindigkeit. Ref. Zbl. Verkehrs.-Med. **5**, 45 (1959).
LESHNEW, N. D.: Über eine Augenuntersuchung zur Bestimmung des Ermüdungsgrades von Lokomotivführern. Verkehrsmed. **10**, 537 (1963).
LEWRENZ, H.: Über Weckamine Berlin-Göttingen-Heidelberg: Springer 1954.
— Kritische Anmerkungen zur Begutachtung der Kraftfahreignung. Zbl. Verkehrs.-Med. **8**, 4 (1962).
— Die Eignung zum Führen von Kraftfahrzeugen. Stuttgart: Enke 1964.
LEYDHECKER, W.: Die besonderen Anforderungen an das Sehvermögen bei Autofahrten in der Nacht. Landarzt **38**, 366 (1962).
LISCH, K.: Ophthalmologische verkehrstechnische Fragen unter besonderer Berücksichtigung der optischen Wahrnehmungszeit. Ber. dtsch. ophthal. Ges. **64**, 539 (1961).
—, u. J. SCHMID: Läßt sich die Dunkeladaptation medikamentös beeinflussen? Ber. dtsch. ophthal. Ges. **60**, 282 (1957).
LÖHLE, F.: Über die Schätzung der Sichtweite. Meteor. Z. **55**, 54 (1938)
— Über die Abhängigkeit der Dämmerungsschärfe von den Beleuchtungs- und Sichtverhältnissen. Optik **2**, 19 (1947).

Lombard, G.: L'acuite visuelle aux bas éclairages. Arch. Ophthal. (Paris) **19**, 634 (1959).

Lord, P. M.: Measurement of binocular eye movement of subjects in the sitting position. Brit. J. Ophthal. **35**, 21 (1951).

Lorenz, H.: Optical guidance on motorways. Traffic Engineering and Control **2**, 471 (1960).

— Optische Führung. Straßen- u. Tiefbau **5**, 276 (1951).

— Optische Führung im Straßenverkehr. Arbeitstagung Auge, Licht, Verkehrsgeschehen, Mainz, 23./24. 3. 1966.

Lorimer, E. M.: Visibility of reflectorized license plates. HRB Bull. **163**, 27 (1957).

Lossagk, H.: Fehlwirkung der Beleuchtung als Unfallursache. In Sewig: Handbuch der Lichttechnik. Berlin: Springer 1938.

— Wahrnehmungsvermögen im Kraftfahrzeugscheinwerferlicht. VDI-Z. **83**, 1283 (1939).

— Die rückwärtige Sicherung langsamer oder haltender Verkehrsteilnehmer unter den im Verkehr möglichen Wahrnehmungsbeeinträchtigungen. Techn. Forschungsbericht i. A. des RVM (1939), Vorbericht Nr. 31.

— Kraftfahrzeugscheinwerferlicht. Nutzfahrzeug (3), 1949.

— Straßenbeleuchtung im Verkehr. Automobil-Revue. Bern, 21. 3. 1951.

— Blendung, Elektrotechnik. Fachheft Licht u. Wärme (36), 1951.

— Leuchtdichteunterschiede und Verkehrsunfall. Lichttechnik; **3**, 28 (1951).

— Verkehrsunfälle durch fehlerhaftes Licht. Int. Licht-Rundschau (3 u. 4.) 1951/52.

— Leuchtwerbung und Verkehrssicherheit. Lichttechnik **5**, 66 (1953).

— Der Sachverständige in der Verkehrsunfallklärung. In Sicherung des modernen Straßenverkehrs, H. 29. Düsseldorf: Droste 1953.

— Sinnestäuschung und Verkehrsunfall, 2. Aufl. Verkehrs- u. Wirtschaftsverlag 1953.

— Sehsicherheit bei Tageslicht in Unterführungen. Lichttechnik **7**, 49 (1955).

— Die Blendstörwirkung im Straßenverkehr. Dtsch. Kraftfahrtforschung **1955.**

— Aluminium auf der Straßendecke. Baumarkt **63**, 183 (1964).

— Typische Fälle von Sehirrtümern aus der Praxis eines lichttechnischen Unfallsachverständigen. Arbeitstagung Auge, Licht, Verkehrsgeschehen, Mainz, 23./24. 3. 1966.

Luckiesh, M., and S. K. Guth: Discomfort glare and angular distance of glare sources. Trans. Illum. Engng. Soc. N.Y. **41**, 485 (1946).

—, and L. Sr. Holladay: The fundamentals of glare and visibility. Trans. Illum. Engng. Soc. N.Y. **20**, 221 (1925).

—, and M. K. Moss: The variation in visual acuity with fixatior distance. J. opt. Soc. Amer. **31**, 594 (1941).

Ludvigh, E., and J. W. Miller: Study of visual acuity during the ocular pursuit of moving objekts. J. opt. Soc. Amer. **48**, 799 (1958).

Luff, K.: Medizinische Betrachtungen zum Problem der steigenden Verkehrsunfallziffern unter besonderer Berücksichtigung der Frage: Alter und Verkehrssicherheit. Ärztl. Wschr. **8**, 179 (1953).

— Über die Verkehrssicherheit von körperbehinderten Kraftfahrern. Öff. Gesundh.-Dienst **17**, 287 (1955).

— Die Frage der Grenzziehung bei strittiger Fahrtauglichkeit durch Minderung des Sehvermögens. Z. Verkehrssicherheit **9**, 80 (1963).

Lythgoe, R. J., and L. R. Philips: Binocular summation during dark adaptation. J. Physiol. (Lond.) **91**, 427 (1938).

McFARLAND, R. A.: Studies of visual fatigue. Harvard School of Public Health. Harvard Univ. 1942.
— The role of human factors in accidental trauma. Amer. J. Med. Sci. **234**, 1 (1957).
— Physical variables influencing driver comfort efficiency and safety. Harvard School of Public Health, Harvard Univ.
— Dark adaptation as function of age. J. Geront. **15**, 149 (1960).
— Dark adaptation as a function of age and tinted windshield glass. HRB Bull. **255**, 47 (1960).
—, and R. G. DOMEY: Human factors in the design of passenger cars: An evulation study of models produced in 1957. HRB Proc. **39**, 565 (1960).
MACHEOD, S., and N. R. BARTLETT: Human reaction time during dark adaptation. J. opt. Soc. Amer. **44**, 374 (1954).
MACKENSEN, G.: Geschwindigkeit horizontaler Blickbewegungen. Albrecht v. Graefes Arch. Ophthal. **160**, 47 (1958).
McPHERSON, K. H.: Visual standards for safe driving. Optic. J. **87**, (15) (1950).
MAERTENS, K., and H. VYNCKIER: Visual fields and industrial deafness. Amer. J. Ophthal. **54**, 1003 (1962).
MAIONE, M.: Menomazione dalla facoltà visiva in rapporto al campo visivo. Boll. Oculist **39**, 923 (1960).
MANEKE, M.: Hypovitaminosen in der Sicht des Pädiaters. Klinik der Gegenwart, Bd. IV, S. 492. München: Urban & Schwarzenberg 1957.
MARCHESANI, O., u. H. SCHOBER: Die Wirkung des Beflavins auf das Farbensehen. Albrecht v. Graefes Arch. Ophthal. **148**, 420 (1948).
MARTIN, L.: Der Vertrauensgrundsatz in der Rechtsprechung des Bundesgerichtshofes. In Recht und Medizin im Dienst der Verkehrssicherheit. Landesverkehrswacht Hamburg 1962.
MARZANO, T., C. MELINO und C. MINCARELLI: Analyse der Ursache von Verkehrsunfällen, in welche jugendliche Fahrer verwickelt waren. Internationaler Kongreß für Straßenverkehrssicherheit. Barcelona 1966.
MASON, R. E.: Minimum visual requirements for save driving. J. Miss. med. Ass. **32**, 367 (1935).
MATTHÄUS, W.: Nachtmyopie und Straßenverkehr. Dtsch. Gesundh.-Wes. **20**, 920 (1965).
MAWAS, E.: Sehvermögen und Kraftfahren. Rev. Automobile Med. **57**, 8 (1958); ref. Zbl. Verkehrs.-Med. **5**, 44 (1959).
MEYER, E. u. E. JACOBI: Typische Unfallursachen im deutschen Straßenverkehr. Veröffentlichung des Kuratoriums „Wir und die Straße", Bad Godesberg 1961.
MEYNER, M.: Vorschlag zur Untersuchung des Adaptationsvermögens bei Kraftfahrern. Ber. dtsch. ophthal. Ges. **64**, 547 (1961).
— Experimentelle Trennung des Einflusses von Umfeldleuchtdichte und Adaptationszustand auf Lichtunterschiedsempfindlichkeit. Ber. dtsch. ophthal. Ges. **64**, 547 (1961).
MIANI, P., e R. LAMPIS: L'azione dell'eparina sul senso luminoso. G. ital. Oftal. **10**, 220 (1957).
MIGLIORINO, G.: Über optische Probleme in den Beziehungen des Systems Mensch—Maschine. Bericht der Gruppe Sehprüfung der UIMC.
— La percepcion visual en relacion a la conduccion de vehiculos rapidos. In: Rev. Psicol. gen. y apl. **20**, 15 (1965).
MILES, P. W.: Visual effects of pink glasses, green windshields, and glare under night-driving conditions. Arch. Ophthal. **51**, 15 (1954).
MILLER, J. W., and E. LUDVIGH: The perception of movement persistence in the ganzfeld. J. Opt. Soc. Amer. **51**, 57 (1961).

MIRKIN, A. J.: Medical factors related to driving ability (Ärztliche Gesichtspunkte der Fahrtauglichkeit). In Nationale Conference on medical aspects of driver safety and driver licensing. Washington 1965.

MIZOI, Y., T. ISHIDO, and N. OHGA: Studies on postrotatory and optokinetic nystagmus. In alcohol intoxication. J. forens. Med. **12**, 19 (1965).

MONJÉ, M.: Über den Einfluß des Heleniens auf die Dunkelanpassung von Menschen mit normalem Nachtsehvermögen. Albrecht v. Graefes Arch. Ophthal. **148**, 679 (1948).

— Der Lichtsinn. In: Der Augenarzt, Band I. Leipzig: VEB Thieme 1958.

—, I. SCHMIDT u. E. SCHÜTZ: In: Der Gesichtssinn. Berlin-Göttingen-Heidelberg: Springer, 1961.

MONNIER, M., u. H. J. HUFSCHMIDT: Helv. physiol. pharmacol. Acta **9**, 348 (1951).

MORTIMER, R. G.: The effect of glare in simulated night driving. Highway Research Rec. **70**, 57 (1965).

MOSCI, L.: Einfluß des Helenien auf die Lichtempfindlichkeit des menschlichen Auges. Ann. Ottal. **82**, 237 (1956).

MOSELEY, A. L.: Last crucial moment. Traffic Safety, Sept. 1961, S. 9.

MÜLLER, H.: Sehstörungen und Verkehrssicherheit. Sehen und Beleuchtung, S. 35. Sonderdruck: Z. Verkehrssicherheit. Frankfurt a. M.: Tetzlaff-Verlag 1963/64.

MÜLLER, K.: Über visuell wahrgenommene Geschwindigkeit sagittal gerichteter Bewegung. Z. exp. angew. Psychol. **4**, 307 (1957).

MÜLLER-JENSEN, W.: Beurteilung der Kraftfahrtüchtigkeit als ärztliche Aufgabe. Hmb. Ärzteblatt **13**, 287 (1959).

— Verkehrsmed.-psychologische Überlegungen für die Praxis. Almanach ärztl. Fortb. **1963**, 371.

MÜLLER-LIMMROTH, W.: Die Ermüdung des Kraftfahrers physiologisch betrachtet. Bundesverkehrswacht Drucks. Nr. 33, Bonn 1961.

— Elektrophysiologie des Gesichtssinnes. Berlin-Göttingen-Heidelberg: Springer 1959.

—, u. J. KÜPER: Über den Einfluß des Adaptinols auf das ERG bei tapetoretinalen Degenerationen. Klin. Mbl. Augenheilk. **138**, 37 (1960).

— — ERG und Adaptationsfähigkeit bei der Retinitis pigmentosa mit einem Beitrag zur Theorie des ausgelöschten ERG. Albrecht v. Graefes Arch. Ophthal. **162**, 359 (1960).

—, u. B. SCHMIDT: Das ERG des Menschen nach Blendlichtern im Verlauf der frühen Dunkeladaptation und dessen Veränderung durch Adaptinol. Med. Welt **1961**, 1413.

—, D. BERGES und G. SCHMITT: Die Wirkungen des Heleniens und des Vit. A auf den primären Sehvorgang. 1. Mitt.: Z. Biol. **110**, 457 (1958); 2. Mitt.: Z. Biol. **111**, 213 (1959); 3. Mitt.: Z. Biol **111**, 219 (1959).

MÜNCHOW, CHR. und WIESE: Straßenverkehrsunfall, Verkehrssicherheit und Sehorgan. Ref. in Klin. Mbl. Augenheilk. **149**, 111 (1966).

MÜNSTER, CL.: Bemerkungen über spektrale Eigenschaften des Nebels. Licht **9**, 109 (1938).

MUNDEN, J. M., u. S. W. QUENAULT: Der jugendliche Fahrer in Groß-Britannien. Internationaler Kongreß für Straßenverkehrssicherheit. Barcelona 1966.


NACHMIAS, J.: Meridional variations in visual acuity and eye movements during fixation. J. Opt. Soc. Amer. **50**, 569 (1960).

NADEL, A. B.: Vibration. Aerospace Med. **35**, A 69 (1964).

NAKAGAWA, T.: Fördernde Wirkung des Adaptinol auf die Dunkeladaptation des normalen Menschen. Shinyaku to Rinsho **7**, 10, 83 (1958).

Nathan, J.: Recognition of colored road traffic light signals by normal and color-vision-defective observers. J. Opt. Soc. Amer. **54**, 1041 (1964).

Natsoulas, Th.: On homogeneous retinal stimulation and the perception of depth. Psychol. Bull. **60**, 385 (1963).

Newman, H., and E. Fletcher: The effect of alcohol on vision. Amer. J. med. Sci. **202**, 723 (1941).

Ničetić, B. Z., e A. Crema: Sulla faticabilità del meccanismo accomodazione-convergenza sotto l'influenza dell'alcoolemia acuta. G. ital. Oftal. **6**, 84 (1953).

Nicholls, J. V. V.: A system of vision testing for motor vehicle drivers. Canad. med. Ass. J. **74**, 346 (1956).

Niedermeyer, S.: Zur medikamentösen Beeinflussung der Dunkeladaptation. Dtsch. med. Wschr. **76**, 210 (1951).

— Zur Frage der medikamentösen Beeinflussung der Dunkelanpassung in der Praxis. Medizinische **1952**, 1162.

Nolte, W.: Die Leuchtdichteverhältnisse im Straßenverkehr als Grundlage für die Augenuntersuchung von Kraftfahrern. Ber. dtsch. ophthal. Ges. **64**, 543 (1961).

Nomura, A.: Experimentelle Studien über das Dämmerungssehen und die Verkehrssicherheit. Jap. J. Ophthal. **2**, 134 (1958); ref. Zbl. ges. Ophthal. **75**, 10 (1958).

Norden, G. K. v., and H. M. Burian: Visual acuity in normal and amblyopic patients with reduced illumination. Arch. Ophthal. **61**, 533 (1959).

Norman, L. G.: Medical aspects of roads safety. Lancet **I**, 989, 1039. **1960**.

— Road traffic accidents. World Health Organization Geneva. Public Health Papers Nr. 12, Genf 1962.

Odd, O.: Visual function and traffic safety. T. norske Laegeforen **80**, 1167 (1960).

Ogielska, E., et K. Brodziak: L'influence du bruit sur le champ visuel. Ann. Oculist (Paris) **198**, 115 (1965).

Okun, A.: Farbenblindheit und Höhe. Dtsch. Forschungsdienst 5, 37 (1961).

Osterhaus, E.: Forensische Bedeutung von Medikamenten im Straßenverkehr. Blutalkohol **2**, 395 (1964).

O.T.A. Sekretariat: Zulässiges Mindestalter für das Führen von Kraftfahrzeugen auf öffentlichen Straßen. Internat. Kongr. Straßenverkehrssicherheit. Barcelona 1966.

Otero, J. M., and M. Aguilar: Accommodation and night myopia. J. opt. Soc. Amer. **41**, 106 (1951).

Ott, K.: Welche körperlichen und geistigen Mängel machen zum Führen von Kraftfahrzeugen untauglich? Med. Klin. **47**, 74 (1952).

Pahl, A.: Neue Untersuchungen über die lichttechnischen Eigenschaften von Straßenleuchten für Leuchtstofflampen. Lichttechnik 7, 177 (1955).

Palacios, J.: Nachtmyopie und Nachtpresbyopie. Invest. y progresso **14**, 257 (1943).

Panian, Z.: Influence du bruit sur certaines fonctions de l'oeil. Vojnosanit. Pregl. Jan./Febr. 1963.

Papst, W.: Wesen und Gefahren des Nachtsehens im Straßenverkehr. Umschau **61**, 749 (1961).

— Die Readaptationszeit im Verlauf der Dunkeladaptation. Ber. dtsch. ophthal. Ges. **60**, 11 (1956).

—, u. K. Echte: Das Problem der Blendungsempfindlichkeit für die Sicherheit im Straßenverkehr. Med. Welt **1961**, 1409.

PAYNE, B. F.: Glasses for the color blind motorist. Amer. J. Ophthal. 23, 566 (1940).

PECKHAM, R. H.: Die Wirkung von Sonnenschutzbrillen als Schutz der Netzhautempfindlichkeit. Amer. J. Ophthal. **34**, 1499 (1951).

—, u. R. HARLEY: Wie weit hat das Fahren bei Sonnenlicht einen Einfluß auf das Sehvermögen während einer anschl. Nachtfahrt? Highway Res. Board Bull. **56**, 17 (1952).

PECKHAM, W. H., and W. M. HART: Retinal sensitivity and night visibility. HRB Bull. **226**, 1 (1959).

— — The association between retinal sensitivity and the glare problem. HRB Bull. **255**, 57 (1960).

PELLETIER, J. E.: La securité routiere et les deficiencies et maladies de l'oeil et de l'oreille. Un. méd. Can. **89**, 61 (1960).

PENZANI, B.: La funzione visiva e la coordinazione motoria in ordine alla idoneità del conducente di autoveicoli. Riv. Med. leg. **2**, 287 (1960).

PETERSOHN, F.: Einfluß von Genuß- und Arzneimittel auf die Funktionstüchtigkeit des Sehorganes. Arbeitstagung Auge, Licht, Verkehrsgeschehen, Mainz, 23./24. 3. 1966.

PEUKERT, E.: Untersuchungen der Dunkeladaptation von Kraftfahrern. Zbl. Verkehrs.-Med. **4**, 202 (1958).

—, u. W. NIESCHKE: Die Beurteilung der körperlichen und geistigen Eignung des Kraftfahrers. Stuttgart: Enke 1963.

PEYRESBLANQUES, M. J.: Aphakie et conduite automobile. (Linsenlosigkeit und Fahrerlaubnis.) Bull. Soc. Ophtal. Fr. **64**, 595 (1964).

PFEFFER, K. A.: Versuch zur dynamischen Betrachtung der Sehverhältnisse im Straßenraum. Arbeitstagung Auge, Licht, Verkehrsgeschehen, Mainz, 23./24. 3. 1966.

PFEIFER, H.: Versuche über die Wirkung des Helenien auf die normale und herabgesetzte Dunkeladaptation. Albrecht v. Graefes Arch. Ophthal. **159**, 311 (1957).

PIETRUSCHKA, G.: Vorschläge für die Beurteilung der Tauglichkeit für eine Fahrerlaubnis im motorisierten Straßenverkehr beim Vorliegen eines Glaukoms. Verkehrsmed. **11**, 479 (1964).

PILLAT, A.: Auge und Verkehrssicherheit. Int. Kongreß der Vereinigung Ärztl. Kraftfahrerverbände, Wien, 8. 9. 1954.

— Auge und Verkehrssicherheit. Öst. Ärzteztg. **10**, 319 (1955).

— Auge und Verkehrssicherheit. K.V.D.A. Mitt. **35**, 133 (1959).

PILZ, R.: Die Beteiligung Jugendlicher an Straßenverkehrsunfällen. Internat. Kongr. Straßenverkehrssicherheit. Barcelona 1966.

PIPER, H.: Über Dunkeladaptation. Z. Sinnesphysiol. **31**, 161 (1903).

— Zur messenden Untersuchung und zur Theorie der Hell-, Dunkeladaptation. Klin. Mbl. Augenheilk. **45**, 357 (1907).

PIPER, H. F.: Augenarzt und Tauglichkeitsvorschriften für Kraftfahrer. Med. Klin. **52**, 1624 (1957).

— Über die Grenzen der normalen und subnormalen Gesichtssinnleistung. Arch. Ophthal. **160**, 131 (1958).

— Korreferat zum Vortrag von SCHOBER: Aktuelle Probleme der physiologischen Optik in der Verkehrsmedizin. In: Aktuelle Probleme der Verkehrsmedizin, S. 68. Stuttgart: Enke 1959.

— Klinisch und elektrooculographisch gewonnene Gesichtspunkte für die Beurteilung von Blicklähmung und Nystagmus. Ber. dtsch. ophthal. Ges. **62**, 108 (1959).

PIPER, H. F.: Zusammenhänge zwischen verschiedenartigen elektrooculographisch gemessenen Bewegungen und der Sehleistung des Auges. Z. ärztl. Fortbild. **1959**, 112.

— Zusammenhänge zwischen verschiedenartigen passiven und aktiven Bewegungsqualitäten des Auges und der jeweiligen Sehleistung. Albrecht v. Graefes Arch. Ophthal. **162**, 8 (1960).

— Formen des motorischen Abbaues im Senium. Ber. dtsch. ophthal. Ges. **63**, 308 (1960).

— Welche Gesichtssinnleistungen müssen vom Führer eines Kraftfahrzeuges verlangt werden. Klin. Mbl. Augenheilk. **140**, 405 (1962).

— Blendung als angebliche Ursache von Verkehrsunfällen. Sitzungsbericht 110. Vers. Rhein-westf. Augenärzte, S. 60. Balve: Zimmermann 1964.

PIRITTYI, K., u. J. NAGY: Die Wirkung des Alkohols auf das Farbensehen. Ref. Klin. Mbl. Augenheilk. **122**, 384 (1953).

PLITT, W.: Brauchen wir Tauglichkeitsvorschriften im Straßenverkehr? Klin. Mbl. Augenheilk. **127**, 488 (1955).

POHLMANN, R.: Helle Fahrbahndecken. Arbeitstagung Auge, Licht, Verkehrsgeschehen, Mainz, 23./24. 3. 1966.

PORTER, E. L.: Some vision aspects in motor vehicle operation. New Engl. J. Optom. **10**, 107 (1959).

POTTER, B.: The perception of relative movements of illuminated objekts along the visual axis. Brit. J. physiol. Opt., N.S. **18**, 117 (1961).

Prévention routière: Resultats des experiences „code en ville" realisées par la prévention routière. Mitteilung der Ges. v. Februar 1965.

PROKOP, O., u. L. PROKOP: Ermüdung und Einschlafen am Steuer. Dtsch. Z. ges. gerichtl. Med. **44**, 343 (1955).


RABKIN, J. B.: Einige neue Angaben über die Besonderheiten der Störungen des Farbensinnes. Bahnarzt **6**, 135 (1959).

RADNÓT, M., u. J. GÁLL: Unsere Erfahrungen mit Chibro-Uvelin. Klin. Mbl. Augenheilk. **137**, 634 (1960).

RAMSAUER, R., u. A. KRINGS: Die optische Prüfung von Sicherheitsglas für Kraftfahrzeuge. ATZ **11**, 335 (1955).

RANKE, G.: Objektive Messung der Lichtzerstreuung in den Augenmedien von Tieraugen. Arbeitsphysiologie **15**, 427 (1954).

RANKE, O. F.: Die optische Simultanschwelle als Gegenbeweis gegen das Fechnersche Gesetz. Z. Biol. **105**, 224 (1952).

— Die Nachwirkung der Blendung und die Readaptationszeit. Lichttechnik **4**, 64 (1952).

— Probleme der Blendung. VDI-Z. **94**, 136 (1952).

— Die Blendung. Motorwelt **6**, 241 (1953).

— Objektive Lichtverhältnisse bei der Blendung. Arbeitsphysiologie **15**, 388 (1954).

— Sehschärfe, Unterschiedsschwelle und Leuchtdichte. Arch. Physiol. **266**, 69 (1957).

RASHBASS, C.: New method for recording eye movements. J. Opt. Soc. Amer. **50**, 642 (1960).

RATHBONE, T. C.: Human sensitivity to product vibration. Prod. Eng. **34**, 73 (1963).

RAUCH, R.: Ursachen und Behandlung der Dämmersehschwäche. Ärztl. Prax. **9**, 19 (1957).

RAUE, H.: Über die Möglichkeiten der medikamentösen Beeinflussung nächtlichen Sehens im Straßenverkehr. Med. Klin. **59**, 1979 (1964).

16*

RAUSCHNING, H.: Voraussetzung der Erteilung und Entziehung der Fahrerlaubnis durch die Verwaltungsbehörden. 3. Deutscher Verkehrsgerichtstag 1965, Verkehrswissenschaftliches Seminar Hamburg, S. 160.

REBENTISCH, J.: Einfluß der Abmessungen und geometrischen Formen des Hohlspiegels auf die Lichtverteilung und den Wirkungsgrad von Kraftfahrzeugscheinwerfern. ATZ 52, (3 u. 6) (1950).

— Die Sehweite des Kraftfahrers unter dem Einfluß der Blendung. ATZ 1953, (12) 1954 (1).

REBMANN, F.: Sicherheit der Betriebshandlungen in Stellwerksräumen gegen Störungen durch Spiegelung und Blendwirkung. Eisenbahntechn. Rdsch. 1, 1 (1957).

REBSKE, E.: Die Photographie von Straßenbeleuchtungsanlagen und deren Auswertung. Lichttechnik 6, 255 (1954).

REEB, O.: Zur Frage der Kontrastverhältnisse bei der Straßenbeleuchtung. Lichttechnik 6, 283 (1954).

— Licht und Verkehrsgeschehen. Arbeitstagung Auge, Licht und Verkehrsgeschehen, Mainz, 23./24. 3. 1966.

REMKY, H.: Augenärztliche Befunde bei akuter Alkoholeinwirkung. In LAVES-BITZEL-BERGER: Der Straßenverkehrsunfall. Stuttgart: Enke 1956.

RENNER, D. E.: Driver's vision tests. Optom. weekly 1950, 41.

REX, C. H.: Ratings for visual benefits of roadway lighting. HRB Bull. 226, 27 (1959).

— Advancement in roadway lighting. HRB Bull. 255, 158 (1960).

—, and J. S. FRANKLIN: Visual comfort evaluations of roadway lighting. HRB Bull. 255, 101 (1960).

— — Relative visual comfort evaluations of roadway lighting. IE 55, 161 (1960).

RICHARDS, O. W.: Seeing for night driving. J. Amer. Ass. 32, 211 (1960).

— Avoid tinted contact lenses when driving at night. Amer. Opt. Ass. 34, 53 (1962).

— Vision at levels of night illumination. V. Literature 1959. HRB Bull. 255, 190 (1960); VI. Literature 1960. HRB Bull. 336, 3 (1962); VII. Literature 1961. HRB Bull. 336, 12 (1962); VIII. Literature 1962. Highway Res. Record No. 25, 76 (1963).

— Progress report on acuity and contrast measurement at night. Highway Research News 5, 24 (1963).

— Tinted contact lenses — A handicap for night driving. Highway Res. Record No. 25, 86 (1963).

— Do yellow glasses impair night driving vision? Optom. weekly, 27. 2. 1964, S. 17.

— Vision at levels of night road illumination. IX Literature 1964. Highway Res. Record 70, 41 (1965); X Literature 1963. Highway Res. Record 70, 67 (1964).

— Tinted contact lenses: A handicap for night driving. J. Amer. Optom. Ass. 35, 494 (1964).

— Do yellow glasses impair night driving vision? Optom. weekly 55, (9), 17, (13) 34 (1964); Comments, Optician 147, 332 (1964).

— A comparison of acuity test letters with and without serifs. Amer. J. Optom. 42, 589 (1965).

— Motorist vision and the driver's license. Traffic Quart. 1966, 1.

— Vision at Levels of Night Road Illumination. Am. J. Optom. 43, 313 (1966).

RIDLOME, A.: Farbentüchtigkeit, Gesetzesnormen und Rechtsprechung. Zbl. Verkehrs.-Med. 3, 84 (1957).

Riecker, E.: Der experimentelle Lagenystagmus nach Luminalgaben. Ztschr. Laryngologie **28**, 138 (1949).

Riemsdijk, A. H. B. v.: Eine Beleuchtung, die tagsüber sicheren Verkehr in kurzen Tunnels gewährleistet. Int. Licht-Rundschau **4**, 1 (1950/51).

Riggs, L. A., and E. W. Niehl: Eye movements recorded during convergence and divergence. J. Opt. Soc. Amer. **50**, 913 (1960).

Riley, H.: Driving in dark glasses. Optician **140**, 22 (1960).

Road safety research foundation: Eine Studie über den Einfluß von Alter und Erfahrung auf die Unfallbeteiligung. Internat. Kongr. Straßenverkehrssicherheit. Barcelona 1966.

Roper, Val. J., u. E. A. Howard: Das Sehen mit Kraftfahrzeug-Scheinwerfern. Verhandlungsniederschriften der Illuminating Engineering Society (Mai 1938) Heft 33.

—, u. K. D. Scott: Das Silhouettensehen mit Kraftwagen-Scheinwerfern. Verhandlungsniederschrift der Illuminating Engineering Society (Nov. 1939) Heft 34.

Rosemann, H. U., u. H. H. Buchmann: Zur Deutung des Pulfrich-Effektes. 1. Mitt. Z. Biol. **105**, 40 (1952); 2. Mitt. Z. Biol. **105**, 134 (1952); 3. Mitt. Z. Biol. **106**, 71 (1953).

Rosengren, B.: Diskussionsbemerkung zu Aulhorn, E., u. H. Harms: Untersuchungen über das Wesen des Grenzkontrastes. Ber. dtsch. ophthal. Ges. **1956**, 18.

Ross, A., and McFarland: Human factors in highway safety. New Engl. J. Med. **256**, 17 (1957).

Rouher, E.: Was kann man in der Augenheilkunde von der Anwendung der Hypophysenextrakte französischer Fabrikation (Intermédine) erhoffen? Bull. Soc. Ophtalm. Fr. **1951**, 475.

Rudolf, W.: Farbenblindheit immer seltener. Med. Klin. **49**, 1156 (1954).

Rüssel, A.: Psychologische Untersuchungen über Blendung im Straßenverkehr. Zbl. Verkehrs.-Med. **3**, 1 1957.

— Versuche über Herabsetzung der Blendwirkung durch einen Seitenscheinwerfer. Zbl. Verkehrs.-Med. **4**, 13 (1958).

Ruff, S., u. H. Strughold: Grundriß der Luftfahrmedizin. J. A. Barth, München 1957.

Rumar, K.: Night driving visibility. Traff. Engn. and Control **5**, 611 (1964).

Ruzicka, H.: Moderne Leuchtdichtentechnik und Helmholtzsche Betrachtungen über Optisches in der Malerei. Int. Licht-Rundschau **2**, 8 (1950/51).

Rydin, H.: Untersuchungen über die Unterscheidungszeit für Farben bei anomalen Trichromaten. Z. Sinnesphysiol. **60**, 148 (1929).

Sachs, H. W.: Ärztliche Begutachtung der Kraftfahrer. Öff. Gesundh.-Dienst **16**, 224 (1954).

Sachsenweger, R.: Experimentelle Untersuchungen über den Einfluß der Ermüdung auf das räumliche Sehen. Dtsch. Z. ges. gerichtl. Med. **1955**, 66.

— Untersuchungen über den Zusammenhang zwischen stereoskopischem Sehen und Unfallaffinität. Zbl. Arbeitsmed. **6**, 34 (1957).

— Die Tiefensehschärfe in der Dämmerung. Albrecht v. Graefes Arch. Ophthal. **155**, 496 (1954).

—, u. L. Lukoff: Das dreidimensionale Sehen bei beidseitiger Aphakie. Klin. Mbl. Augenheilk. **137**, 160 (1960).

—, u. E. Nothaas: Eine Analyse von 4011 Verkehrsunfällen aus augenärztlicher Sicht. Dtsch. Gesundh. Wes. **16**, 868 (1961).

SACHSENWEGER, R., u. U. PIEHLER: Das räumliche Sehen bei Kranführern. Dtsch. Gesundh.-Wes. **21**, 685 (1966).

SAPRJANOFF, CH.: Über die Bedeutung angeborener Farbsinnstörungen für den Straßenverkehr. Verkehrsmed. **12**, 567 (1965).

SARTORI, C.: Die Sehtestaktion für Kraftfahrer in Bayern aus augenärztlicher Sicht. Med. Mschr. **18**, 61, 549 (1964).

SAVIN, L. H.: Probleme des Sehens beim nächtlichen Autofahren. 18. Concil. ophthal. 1958 belg., Acta **2**, 1839 (1959).

SCHLEYER, F., u. K. SELLIER: Untersuchungen über die alkoholbedingte Sehstörung nach Momentblendung. Zbl. Verkehrs.-Med. **9**, 2 (1963).

—, u. D. WICHMANN: Statistische Untersuchungen über die Beziehungen zwischen Blutalkohol und Pupillenweite und Lichtreaktion. Blutalkohol **1**, 58 (1961).

SCHMARSEL, u. GLISZ: Aufhellung von Asphaltfeinbetondecken mit Aluminiumgries. Straße u. Autobahn **14**, 291 (1963).

SCHMIDT, H.: Boden- und Vertikalmarkierungen bei Nationalstraßen. Straße u. Verkehr **49**, 580 (1963).

SCHMIDT, I.: Farbensinnuntersuchungen an normalen und anomalen Trichromaten im Unterdruck. Luftfahrtmedizin **2**, 55 (1937).

SCHMIDT, R.: Zur Notwendigkeit obligatorischer Augenuntersuchungen der Kraft- und Motorradfahrer. Fortschr. Med. **72**, 387 (1954).

SCHMIDT, W.: Beleuchtung von Schnellstraßen und Autobahnen. Lichttechnik **15**, 15 (1963).

— Über den Einfluß von Belastungen auf die Lichtunterschiedempfindlichkeit des helladaptierten Auges. Inauguraldissertation, Bonn 1952.

SCHMIDT-CLAUSEN, H. J.: Neuere Untersuchungen über das Erkennen farbiger Signallichter zur Verkehrssicherheit. Arbeitstagung Auge, Licht, Verkehrsgeschehen, Mainz, 23./24. 3. 1966.

SCHMIDT-LAMBERG, H.: Die Farbe als Sicherheitsfaktor im Straßenverkehr. Polizei, Technik, Verkehr **6**, 311 (1961).

SCHMIDT-RIMPLER, H.: Die Accommodationsgeschwindigkeit des menschlichen Auges. Albrecht v. Graefes Arch. Ophthal. **26**, 103 (1880).

SCHMITZ, W. L.: Welche Anforderungen stellt die Lenkung eines Kraftfahrzeuges an unsere Augen? Umschau **9**, 283 (1959).

SCHNEIDER, L.: Die physiologischen Grundlagen der Straßenbeleuchtung. E.T.Z. **49**, 1173 (1928).

— Verbesserung der Straßenbeleuchtung bei glänzender Straßendecke. Licht **5**, 82 (1935).

SCHOBER, H.: Die Nachtmyopie und ihre Ursachen. Albrecht v. Graefes Arch. Ophthal. **148**, 171 (1948).

— Die Koppelung der Pupillenweite, Akkommodation und Konvergenz und ihre Bedeutung für die Erklärung der Blendung usw. Klin. Mbl. Augenheilk. **127**, 497 (1955).

— Ein neues Sofortadaptometer. Ber. dtsch. ophthal. Ges. **1956**, 285.

— Diskussionsbemerkungen zu LISCH, K., u. J. SCHMID: Läßt sich die Dunkeladaptation medikamentös beeinflussen? Ber. dtsch. ophthal. Ges. **1957**, 285.

— Das Sehen I und II. Leipzig: Fachbuchverlag 1960 u. 1964.

— Die Blendschutzbrille des Kraftfahrers. Zbl. Verkehrs.-Med. **4**, 3 (1958).

— Aktuelle Probleme der physiologischen Optik in der Verkehrsmedizin. In: Aktuelle Probleme der Verkehrsmedizin, S. 63. Stuttgart: Enke 1959.

— Fragen der Fahrtauglichkeit vom Standpunkt des Ophthalmologen. Hefte Unfallheilk. **62**, 44 (1960).

— Die Brille des Verkehrsteilnehmers. Ber. dtsch. ophthal. Ges. **64**, 560 (1961).

SCHOBER, H.: Die Mehrstärkenbrille des Verkehrsteilnehmers. Augenspiegel 7, 140 (1961).

SCHÖNWALD, B.: Die Beobachtung von Lichtreizen kleiner Sehwinkelgröße auf einem Umfeld hoher Leuchtdichte. Licht 9, (10) (1939).

— Die Tragweite von Lichtzeichen bei Tage. Licht 10, (9) (1940).

— Das Riccosche Gesetz und die Sehschärfe. Licht 11, (1) (1941).

SCHOLZ, H.: Über die Leistungsminderung durch Blendung. Diss., Kiel 1951.

— Über den Einfluß der Blendung auf die Dämmersehleistung. Untersuchungen mit dem Grafschen Gerät. Arbeitsphysiologie 15, 1 (1953).

SCHREUDER, D. A.: Diss., Rotterdam 1964.

— Lighting in adverse weather. Traff. Engn. u. Control 5, 720 (1964).

SCHUBERT, G.: Die physiologischen Barrieren im neuzeitlichen Flugwesen. Schweiz. med. Wschr. S. 400 (1955).

SCHÜRMANN, K.: Farbe im Dienst des Arbeitsschutzes. Zbl. Arbeitsmed. 3, 129 (1953).

SCHULZ, G.: Die körperliche und geistige Eignung des Kraftfahrzeugführers nach dem geltenden Recht. Münch. med. Wschr. 97, 400 (1955).

SCHULZ, H.: Über den Einfluß des Alkohols auf das Farbensehen. Pflügers Arch. ges. Physiol. 164, 274 (1916).

SCHUMANN, CH.: Über einige Wechselbeziehungen zwischen Auge und Ohr hinsichtlich des Begriffes der Verkehrstauglichkeit. Bahnarzt 6, 56 (1959).

— Zur Methodik einer vereinfachten Lichtsinnprüfung bei Kraftfahrern. Bahnarzt 6, 104 (1959).

— Über das Farbensehen bei Quecksilberhochdruckleuchtstofflampenlicht. Bahnarzt 6, 149 (1959).

— Das stereoskopische Sehen im Verkehr. Bahnarzt 6, 292 (1959).

— Schlußwort zur Diskussion von SACHSENWEGER zu dem Beitrag: Das stereoskopische Sehen im Verkehr. Bahnarzt 6, 415 (1959).

— Augenuntersuchung und Tauglichkeit im Reichsbahn-Betriebsdienst. Bahnarzt 6, 285 (1959).

— Untersuchung der spektralen Durchlässigkeit von Sonnenschutzgläsern mit dem Nagelschen Anomaloskop. Bahnarzt 6, 444 (1959).

— Grobe Gesichtsfelddefekte bei einem Lokführer. Bahnarzt 6, 454 (1959).

— Ophthalmo-physiologische Fragen der Erkennbarkeit von farbigen Lichtsignalen bei der Deutschen Reichsbahn. Dtsch. Eisenbahntechn. 7, 306 (1959).

— Über ophthalmologische Tauglichkeitsfragen bei fortschreitender Technisierung des Verkehrs. Z. ärztl. Fortbild. 53, 1108 (1959).

— Aufgaben des verkehrsmedizinischen Augenarztes im Bereich des Straßenverkehrs. Dtsch. Straßenverkehr. 7, 82 (1959).

— Gemeinsame Probleme der Augenoptik und der verkehrsmedizinischen Ophthalmologie. Mschr. Feinmechanik Optik 76, 3 (1959).

— Über einige Fehlerquellen bei der Farbensinnprüfung. Bahnarzt 7, 63 (1960).

— Probleme der Ophthalmologie im Verkehrswesen. Verh. Österr. ophthal. Ges. 1959, 144.

SCHWARTZ, F.: Der Einäugige als Motorfahrzeugführer. Schweiz. med. Wschr. 44, 1145 (1939).

SCHWEITZER, H.: Farbensehstörungen unter Alkohol. Ref. in Dtsch. Z. ges. gerichtl. Med. 44, 436 (1955).

SEGAL, P., and ST. BERGER: The influence of alcohol on the efficiency of the organ of vision and the level of vitamin A and carotene in blood serum. Klin. oczna 22, 283 (1952); ref. Zbl. ges. Ophthal. 59, 201 (1953).

SEWIG, R.: Handbuch der Lichttechnik. Berlin: Springer 1938.

SHERMANN, E. S.: Visual requirements for automobile drivers. J. med. Soc. N.J. **1937**, 177.

SHIPLEY, TH.: Visual efficiency in monocular driving. Highway Res. Board, Bulletin 127, Night Visibility 53 (1955).

SIEBECK, R.: Praktische Bedeutung der Raumsinnstörung durch Anisokorie. Klin. Mbl. Augenheilk. **123**, 86 (1956).

SIEDENTOPF, H., u. H. ZOLL: Helligkeitsabfall und Farbänderung während der Dämmerung. Reichsber. Physik **1**, 32 (1944).

SIEGERT, P.: Der Ablauf der Dunkeladaptation unter natürlichen Lebensbedingungen beim Gesunden und Hemeralopen. Albrecht v. Graefes Arch. ophthal. **146**, 579 (1944).

SIELSKI, M. S.: Das Problem des jungen Fahrers. Internat. Kongreß Straßenverkehrssicherheit. Barcelona 1966.

SILBER, D. A.: Wirkung starker Helligkeiten auf die Wiederherstellung der Sichtbarkeit. I. Mitt. Ref. Zbl. ges. Ophthal. **41**, 607 (1938).

— Rolle des gereizten Netzhautortes und der Helligkeit des Adaptationsfeldes. II. Mitt. Ref. Zbl. ges. Ophthal. **43**, 467 (1939).

SIMON, V. C.: The visual component in road safety. Optician **133**, 590 (1957).

SIMPSON, D. G.: Standards for licensing drivers of motors vehicles. Trans. Canad. ophthal. Soc. **9**, 148 (1958).

— Drivers vision standards. 18. Concil ophtalm. 1958 belg. Acta **2**, 1831 (1959).

SINN, W.: Zur Frage des Einflusses der physiologischen Optik auf die Beleuchtungspraxis. Lichttechnik **7**, 182 (1955).

—, u. E. SCHMIDT: Verkehrsschilder — Verkehrssicherheit. Straße u. Autobahn **1**, 24 (1950).

SKJAERBACK, O.: Über Gesichtsfelddefekte bei Hypophysenadenomen mit besonderer Berücksichtigung der Verkehrssicherheit. Ref. Zbl. ges. Ophthal. **52**, 70 (1950).

SKRZYPCZAK, K. E.: Die Grundlage der Fahrerlaubniserteilung für Kraftfahrer hinsichtlich des Sehorganes (polnisch). Med. Pracy **14**, 169 (1963).

SMIATEK, G.: Auge und Verkehr bei künstlichem Licht. Verkehrswissenschaftliches Seminar, Hamburg **2**, 45 (1961). Tagungsbericht über die Sitzung vom 6. 10. 1961.

— Fahrbahnleuchtdichte und Kontrastsehen. Arbeitstagung Auge, Licht, Verkehrsgeschehen, Mainz, 23./24. 3. 1966.

SMITH, C. C.: The achievement of quality in street lighting. Illum. Eng. Soc. Summer Meeting Harrogate, p. 13. May 16—18, 1966.

SMITH, M. C., and W. J. WENDELL: Illumination in group shelters, p. 62. Pottstown, Pa.: Sanders and Thomas 1963.

SMITH, W. M., and P. J. WARTER: Eye movement and stimulus movement; new photoelectric electromechanical system for recording and measuring tracking motions for the eye. J. Opt. Soc. Amer. **50**, 245 (1960).

SOEHRING, K.: Pharmakologie und Verkehrssicherheit. Mitt. Dtsch. Ges. Verkehrs.-Med. VIII/60.

SÖLLNER, G.: Zur Formenempfindlichkeit des Auges bei Beobachtung bewegter Objekte. Dissertation der Fakultät für Maschinenwesen der Technischen Hochschule Karlsruhe 1961.

SOENNING, R.: Auge und Verkehr — Sehtest. KVDA **40**, 363 (1964).

SPENCER, D. E., and S. C. PEEK: Adaptation runway and turnpike. IE **55**, 371 (1960).

SPIECKER, H. D.: Augenkranke im Straßenverkehr. Ber. dtsch. ophthal. Ges. **64**, 567 (1961).

Spiecker. H. D.: Vorschläge zur einheitlichen Untersuchung der Sehschärfe bei Kraftfahrern. Klin. Mbl. Augenheilk. **145**, 610 (1964).
— Untersuchungen zur Straßenverkehrstauglichkeit bei medikamentöser Mydriasis und Miosis. Ber. dtsch. ophthal. Ges. **65**, 353 (1963).
— Empirische Erhebungen über die tatsächlich benötigte Sehschärfe im Straßenverkehr. 109. Versammlung rhein.-westfäl. Augenärzte 1964.
— Praktische Untersuchungen über das Verhalten Farbsinngestörter im Straßenverkehr. Ber. dtsch. ophthal. Ges. **66**, 186 (1964).
— Die Bedeutung der Scheibenhygiene am Kraftfahrzeug für die Verkehrssicherheit. Sonderdruck Sitzungsbericht 110. Versammlung rhein.-westfäl. Augenärzte 1964.
Spreng, M.: Kybernetische Betrachtung von Sinnesorgansystemen. Wehrmed. **4**, 4 (1966).
Spriewald, W., u. R. Niedenführ: Die Beleuchtung des Tunnels und des ersten Abschnittes der innerstädtischen Autobahn West-Berlin. Lichttechnik **11**, 72 (1959).
Stalder, H. J., u. A. R. Lauer: Bessere Sichtbarkeit von Autorückseiten bei Nacht erforderlich. Highway Res. Board, Bull. **56**, 25 (1952).
Stange, G.: Ranke's Streulichttheorie der Blendung. Z. Verkehrssicherheit **9**, 50 (1963).
Stegemann, J.: Die physikalischen Ursachen der Blendung. Zbl. Verkehrs.-Med. **1**, 184 (1955).
— Fotografie des Streulichtes auf der Netzhaut. Int. Z. angew. Physiol. **16**, 57 (1955).
— Über den Einfluß sinusförmiger Leuchtdichteänderungen auf die Pupillenweite. Pflügers Arch. ges. Physiol. **264**, 113 (1957).
— Die Naheinstellungsreaktion der Pupille als Folgeregelung. Pflügers Arch. ges. Physiol. **265**, 382 (1957).
Stiles, W. S.: Vergleich des Durchdringungsvermögens von weißem und gefärbtem Scheinwerferlicht bei Nebel. Licht **6**, 7 (1935).
Straub, W.: Untersuchungen über die Beeinflussung des ERG beim Menschen durch Aethylalkohol. Albrecht v. Graefes Arch. Ophth. **159**, 353 (1957).
Strughold, H.: The human time factor in flight. J. Aviat. Med. **22**, 100 (1951).
—, u. S. J. Gerathewohl: Die medizinischen Probleme des Überschallfluges. Interavia **12**, 61 (1957).
Studnitz, G. v.: Über die Beeinflussung der menschlichen Dunkeladaptation durch Pervitin. Klin. Mbl. Augenheilk. **111**, 154 (1945).
— Praktische Anwendung der Sehtheorien. Verh. dtsch. Zoologen, Kiel 1948.
— Die Steigerung der Dunkeladaptation durch Adaptinol. Klin. Mbl. Augenheilk. **120**, 632 (1952).
— Zur Steigerung der Dunkeladaptation durch Helenien und Vitamin-A-Emulsionen. Albrecht v. Graefes Arch. Ophthal. **154**, 137 (1953).
—, u. H. K. Loevenich: Über die Hebung der menschlichen Dunkeladaptation durch Karotinoide. Klin. Mbl. Augenheilk. **111**, 193 (1947).
Stump, F.: Visual functions as related to accident proneness. Personnel **21**, 1 (1944).

Teare, R. J., and D. L. Parks: Visual performance during whole-body vibration. AD 427254, **1963**, 28.
Teucher, R.: Pupillengröße und Hellempfindung im Tages- und Dämmerungssehen. Z. ophthal. Opt. **30**, 161 (1942).

TIBURTIUS, H.: Über das Blendungsskotom. Ber. dtsch. ophthal. Ges. **64**, 551 (1961).

—, H. WOJAHN und F. GLASS: Über Änderung der Readaptationszeit des menschlichen Auges nach fovealer Blendung unter Alkoholbelastung. Albrecht v. Graefes Arch. Ophthal. **169**, 318 (1966).

TONSEY, R., M. KOOMEN, and R. SCOLNIK: Accomodation and night myopia. J. Opt. Soc. Amer. **43**, 926 (1953).

TOPE, O.: Die arbeitsphysiologische Situation des Kraftfahrers in bezug auf sein Umblickfeld. Kongreßbericht JIDITVA 1963, Brüssel.

— Welchen Beitrag kann die Fahrzeugindustrie durch die Ausgestaltung der Kraftfahrzeuge für die Sicherheit und Gesundheit der Insassen leisten? Aus Veröffentlichungen der Arbeits- und Forschungsgemeinschaft für Stadtverkehr und Verkehrssicherheit. Band 8, Köln 1961.

TRAPPEN, E. V. D.: Straßenbeleuchtung von heute unter besonderer Berücksichtigung des Kraftwagenverkehrs. Licht **7**, 118 (1937).

— Über Versuche zur Beleuchtung von Verkehrsunterführungen. Licht **10**, 167 (1940).

— Das Problem der Straßen- u.Verkehrsbeleuchtung. Straße u.Autobahn1951,237.

— Straßenbeleuchtung und Verkehrssicherheit. In: Die Sicherung des modernen Straßenverkehrs, H. 29. Düsseldorf: Droste-Verlag 1953.

— Beleuchtung von Verkehrsunterführungen und Tunneln. Lichttechnik **6**, 427 (1954).

— Die Beleuchtung des Lämmerbuckeltunnels. Lichttechnik **9**, 506 (1957).

— Das asymmetrische Abblendlicht. Z. Verkehrssicherheit **4**, 155 (1958).

— Hamburger Verkehrsgespräch. Zbl. Verkehrs.-Med. **6**, 94 (1960).

— Abhängigkeiten zwischen Verkehrsunfällen und künstlicher Beleuchtung im Straßenraum. Arch. Unfallforschung **1962**, (1-2).

— Veränderlichkeit der Gefahren im Verkehrsgeschehen bei Tag und Nacht. Riv. Dim. Ussicioaci **1963**, (3).

TRENDELENBURG, W.: Ein Signallichtapparat zur Prüfung auf Farbenblindheit. Klin. Mbl. Augenheilk. **93**, 433 (1934).

— Der Gesichtssinn. Berlin-Göttingen-Heidelberg: Springer 1961.

TRUSSOV, M. S.: Der Einfluß des Eserins auf die Lichtempfindlichkeit und auf die Dunkeladaptation des Sehorganes. Oftal. Zh. **17**, 366; ref. Zbl. ges. Ophthal. **87**, 263 (1963).

TSCHERMAK-SEYSENEGG, A. V.: Methodik des optischen Raumsinnes und der Augenbewegung in: Abderhalden Handbuch der biologischen Arbeitsmethoden Bd. 6 Berlin/Wien: Urban und Schwarzenberg 1937.

—, u. E. HEINSIUS: Über Nacht-Sehproben mit Leuchtfarben. Klin. Mbl. Augenheilk. **115**, 120 (1949).

TUXBURY, C. W.: Night vision. U.S. Army Aviation Digest **6** (1), 1 (1960); from Aerospace Med. **31**, 609 (1960).

UNDEUTSCH, O.: Die Auffassungsfähigkeit für Verkehrszeichen. Sonderdruck aus Zeitschrift für Verkehrssicherheit, Sehen und Beleuchten. Frankfurt a. M.: Tetzlaff-Verlag 1963/64.

UNGER, L.: Über Sehstörungen nach Blutverlusten. Klin. Mbl. Augenheilk. **126**, 41 (1955).

U.S. Department of Health, Education, and Welfare: Binocular visual acuity of adults. National Center for Health Statistics Ser. 11, No. 3.

VELHAGEN, K.: Das praktische Farbenerkennungsvermögen farbenuntüchtiger Personen für Signale des Luftverkehrs. Klin. Mbl. Augenheilk. **96**, 442 (1936).

VELHAGEN, K.: Weitere Untersuchungen über die Brauchbarkeit von Neophangläsern bei angeborener Farbenuntüchtigkeit. Klin. Mbl. Augenheilk. **96**, 660 (1936).
— Zur Frage der Farbentüchtigkeit im Straßenverkehr. Klin. Mbl. Augenheilk. **104**, 377 (1940).
VENTURI, G., e U. VOLPI: Ricerche sulla sensibilità luminosa retinica negli afachici. Boll. Oculist. **37**, 706 (1958).
VERMEULEN, D.: Die zulässige Leuchtdichte von Beleuchtungskörpern. Philips Tech. Rdsch. **12**, (7) (1950/51).
VERRIEST, G., and D. LAPLASSE: New data concerning the influence of ethyl alcohol on human visual thresholds. (Neue Untersuchungsergebnisse über den Einfluß von Äthylalkohol auf optische Funktionsleistungen beim Menschen.) Exp. Eye Res. **4**, 95 (1965).
VIERLING, F.: Die Farbensinnprüfung bei der Deutschen Reichsbahn. Melsungen: Verlag A. Bernecker 1935.

WACHSMUTH, B.: Zur Frage des gelben Scheinwerferlichtes. Licht **6**, 64 (1935).
WAGNER, H.: Sehen und Beleuchten im Kraftverkehrsrecht aus der Sicht des Juristen. Sehen und Beleuchten, S. 255. Frankfurt a. M.: Tetzlaff 1964.
WAGNER, H. J.: Die medikamentöse Beeinflussung der Leistungsfähigkeit und ihre Bedeutung für die Verkehrssicherheit. Münch. med. Wschr. **101**, 275 (1959).
WAGNER, R.: Probleme und Beispiele biologischer Regelung. Stuttgart: Thieme 1954.
WALDBAUER, W. M.: Highway lighting without glare. Westinghouse Eng. **19**, (2) 42 (1959).
— Highway lighting without glare — A new lighting technique. Illum. Eng. **54**, 53 (1959).
WALTER, W., u. F. LOEW: Verletzungen von Autoinsassen bei Kraftfahrzeugunfällen. Zbl. Verkehrs.-Med. **1**, 243 (1956).
WALTHER, M.: Schuldhafte Beteiligung von Kraftfahrzeugführern an Verkehrsunfällen — eine altersmäßige Aufgliederung. Polizei **56**, 233 (1965).
WANDERER, E.: Blendung mit farbigen Lichtern. Int. Z. angew. Physiol. **16**, 2 (1955).
— Verteilung der Blendempfindlichkeit gemessen mit dem Pulfrich-Effekt. Int. Z. angew. Physiol. **16**, 228 (1956).
WASSILJEWA, A.: Zur Frage des COHb-Gehaltes des Blutes bei Verkehrspolizisten. Gig. i Sanit. **12**, 77 (1960).
WEIGEL, R. G.: Zur Frage der Blendung, insbesondere durch Automobil-Scheinwerfer. Z. techn. Physik **6**, 504 (1925).
— Grundsätzliches über die Blendung und ihre Definition sowie über ihre Messung und Bewertung. Licht u. Lampe **18**, 995, 1051 (1929).
— Untersuchungen über die Sehfähigkeit im Natrium- und Quecksilberlicht, insbesondere bei der Straßenbeleuchtung. Licht **5**, 211 (1935).
— Die Anwendung polarisierten Lichtes zur Verhinderung der Blendung im Kraftverkehr. Optik **3**, 169 (1949).
— Die Leuchtdichtetechnik in der Straßenbeleuchtung. Lichttechnik **3**, 245 (1951).
— Grundzüge der Lichttechnik. Essen: Girardet 1952.
—, u. O. H. KNOLL: Über die Leuchtdichten- und Kontrastverhältnisse auf Straßendecken bei ortsfester Beleuchtung. Licht **8**, 201 (1938).
— — Neue Untersuchungen über Schwellenwerte. Licht **10**, (9) (1940).
— — Über die Wahrnehmung in Schwellennähe unter dem Einfluß nachbarlicher Störleuchtdichten. Licht **12**, (4) (1942).

WEIGEL, R. G., u. P. SCHLÜSSER: Über die lichttechnischen Eigenschaften von
   Straßendecken. Licht 5, 237 (1935).
—, O. H. KNOLL und J. SCHIESS: Das lichttechnische Verhalten von Straßendecken
   bei Beleuchtung mit natürlichem oder polarisiertem Licht. Licht 9, (10) (1939).
WEIHMANN, G.: Das Geheimnis der Scheibenwischer ist entdeckt. ADAC Motor-
   Welt. 1964.
WEISS, A. P., u. A. R. LAUER: Psychological principles in automotive driving.
   Ohio St. Univ. Stud. Psychol. 1930, (11).
WESSELS, H.-G.: Lichttechnische Grundlagen der Farbsinnuntersuchung mittels
   pseudoisochromatischer Tafeln bei Kunstlicht. Ärztl. Dienst 26, 76 (1965).
WEYMANN, M. F.: Visual acuity of automobile drivers. Amer. J. Ophthal. 1930, 13.
—  Survey of state requirements for motor vehicle operators. Southbridge, Mass.:
   Amer. Optical Co. 1952.
WHITSELL, O. E.: Ophthalmology and motor vehicle accidents. Bull. Buchanan
   County Med. Soc. 10, 15 (1956).
WIEGAND, O.: Unfälle an den Bahnübergängen, ihre Erfassung und Auswertung.
   Bundesbahn 29, 847 (1955).
WIESINGER, H., u. DUPONT GUERRY III.: Augenveränderungen bei Whiplash-
   Verletzungen. Klin. Mbl. Augenheilk. 139, 841 (1962).
WIETFELDT, H.: Nachtblindheit und Sehunfall. Zbl. Verkehrs.-Med. 2, 42 (1957).
WILCZEK, M.: Kriterium des Farbensehens bei Kraftwagenführern und neue Un-
   tersuchungsmethoden (polnisch). Ref. Zbl. ges. Ophthal. 91, 8 (1964).
—  Klinische Skotometrie beim Schielen. Klin. Mbl. Augenheilk. 148, 564 (1966).
WILD, K.: Eine blendungsfreie Straßenbeleuchtung. Lichttechnik 6, 130 (1954).
WILKIE, D. J. K.: Investigation of visual acuity of drivers. Brit. med. J. 1960, 722.
WINKLER, H.: Schrägstrahler-Straßenleuchten an Häuserfronten. Lichttechnik 7,
   175 (1955).
WISSEL, M., u. F. ZIRNER: Sehtests für Führerscheinbewerber. Med. Sachver-
   ständige 60, 73 (1964).
WITTER, H.: Die Beurteilung der Fahrtauglichkeit in Frankreich. Zbl. Verkehrs.-
   Med. 9, 153 (1963).
WÖLFFLIN, E.: Gelingt es, die angeborenen Farbsinnstörungen zu beeinflussen?
   Klin. Mbl. Augenheilk. 114, 399 (1949).
WOLF, E.: Glare and age. Arch. Ophthal. 64, 502 (1960).
—, R. A. MCFARLAND, and M. ZIGLER: Influence of tinted windshield glass on five
   visual functions. HRB Bull. 255, 30 (1960).
WOLFF, H.: Psychische Anpassungsleistungen durch Verkehrszeichen und -leitein-
   richtungen erleichtern! Verkehrsmed. 11, 609 (1964).
—  Indikationen psychologischer Kraftfahrtauglichkeitsuntersuchungen. Ver-
   kehrsmed. 11, 455 (1964).
WOLFF, M.: Lichttechnische Eigenschaften des Nebels. Licht 8, 105 (1938).
WOLKOW, A. M.: Neue Beiträge zur hygienischen Normierung des Geräusches
   und der Vibration des rollenden Materiales. Verkehrsmed. 12, 613 (1965).
World Health Organization: Guiding principles in the medical examination of
   applicants for motor vehicle driving permits. WHO / Accid. Prev. / 1 Rev. 2
   Corr. 2 v. 22. 5. 1956.
WOWERIES, L.: Die Verwendung der Farbtafeln von VELHAGEN bei Kunstlicht.
   Verkehrsmed. 12, 125 (1965).
WÜSTENBERG, W.: Beeinflußt Adaptinol wirklich die normale Dunkeladaptation?
   Klin. Mbl. Augenheilk. 119, 524 (1951).

ZACHERTS, V.: A factor analysis of vision tests. Amer. J. Optom. 28, (8) (1951).

ZECHNALL, R.: Die bisherige und denkbar künftige Entwicklung der fahrzeugeigenen Beleuchtung. Arbeitstagung Auge, Licht, Verkehrsgeschehen, Mainz, 23./24. 3. 1966.

ZEHENDER, E., u. H. MAINKA: Optische Untersuchungen an Scheibenwischern. Automobiltechn. Z. **65**, 269 (1963).

ZENKER, C.: Diskussionsbemerkung zu PLITT, W.: Brauchen wir Tauglichkeitsvorschriften im Straßenverkehr? Klin. Mbl. Augenheilk. **127**, 488 (1955).

ZIJL, H.: Leitfaden der Lichttechnik. Philips Techn. Bibliothek 1955.

— Optische Führung und Irreführung durch öffentliche Beleuchtung. Int. Licht-Rundsch. **3**, 87 (1960).

ZIRKLE, G. A., and P. D. KING: Effects of chlorpromazine and alcohol on coordination and judgment. J. Amer. Med. Ass. **171**, 1496 (1959).

ZOLI, M. T.: Bibliografia sulla miopia notturna. Atti Fond. Ronchi **14**, 93 (1959).

ZÜRCHER, R.: Welche Anforderungen werden an eine Autobahnsignalisation gestellt? Straße u. Verkehr **49**, 573 (1963).

ZUSCHLAG, H. G.: Alkoholbedingte Störungen von Sehfunktionen. Klin. Mbl. Augenheilk. **147**, 594 (1965).


*Literatur zum Abschnitt 14*


AUBERT, H.: Die Bewegungsempfindung. Pflügers Arch. **39**, 347 (1886), **40**, 459 (1887).

BARR, N. L.: Visibility of cockpit instruments. J. Aviat. Med. **21**, 328 (1950).

BECKMAN, E. I., T. D. DUANE, and K. R. COBURN: Limitation of ocular motility and pupillary dilatation in humans during positive acceleration. In: Visual Problems in Aviation Medicine, p. 17. Oxford, London, New York, Paris: Pergamon Press 1962.

BIETTI, G. B.: Anossia ed iperossia nella diagnostica clinica oftalmologica. Riv. Med. aeronaut. **14**, 167 (1951).

— Aspects cliniques de l'anoxie en ophthalmologie aeronautique. Riv. Med. aeronaut. **26**, 215 (1963).

—, et A. GIARDINI: Influenza dell' anossia sui movimenti oculari. Riv. Med. aeronaut. **12**, 198 (1949).

BJORNSTAD, J. M.: Optical properties of windshield glass. USAF AM Dayton, Ohio, Memorandum Report MCREXD 696—93 C 15. 10. 48.

BROWN, F. R., and D. ALSHER: The assessment of visual distortion through aircraft transparencies. J. Aviat. Med. **25**, 249 (1954).

BROWN, R. H.: "Empty-field" myopia and visibility of distant objects at high altitudes. Amer. J. Psychol. **70**, 376 (1957).

BRÜHNER, H., et al.: Hypoxia as a stressor. Aerospace Med. **32**, 109 (1961).

BUCALOSSI, A.: Comportamento del tono oculare. Ann. Ottal. **66**, 292 (1938).

BYFORD, G. H.: Eye movements and the optogyral illusion. (Augenbewegungen und optische Täuschungen.) Aerospace Med. **34**, 119 (1963).

BYRNES, V. A.: Visual problems of supersonic speeds. Amer. J. Ophthal. **34**, Nr. 2 PA I, 169 (1951).

— Recent advances in military ophthalmology. U.S. Armed Forces Med. J. **2**, 371 (1951).

CAPUCCI, M.: Occhio ed accelerazioni in volo. Riv. Med. aeronaut. **12**, 261 (1949).

CIBIS, P. A.: Retinal adaptation in night flying. J. Aviat. Med. **23**, 168 (1952).

CLARK, B., et A. GRAYBIEL: Il disorientamento: Une delle cause di errore del pilota. Riv. Med. aeronaut. **18**, 219 u. 583 (1955).

CLEARY, S. F., and B. S. PASTERNAK: Lenticular Changes in Microwave Workers. Arch. environm. Hlth. **12**, 23 (1966).

COSIC, V., M. KRAMER und A. GALA: Über die Einwirkung von Radar-Einrichtungen auf den menschlichen Organismus. Vojnosanit. Preg., **20**, 119 (1963).

CULVER, J. F., and A. V. ADLER: Protective glasses against atomic flash. In: Visual problems in aviation medicine, Oxford, London, New York, Paris: S. 34. Pergamon press 1962

—, and W. B. CLARK: The aeromedical problem of glaucoma. (Aerospace Med. Assoc., Los Angeles, Calif., 30. 4. 1963.) Aerospace Med. **34**, 1055 (1963).

CURTIS, J. L.: Visual problems of high altitude flight. In Visual problems in aviation medicine. p. 39. Oxford, London, New York, Paris: Pergamon Press 1962.

DEARNALEY, E. J., J. T. REASON, and J. D. DAVIES: The nature and duration of aftersensations following the cessation of turning in a chipmunk aircraft. Aerospace Med. **33**, 1224 (1962).

DELLAPORTA, A.: Veränderungen der Retina durch Luftverdünnung. Albrecht v. Graefes Arch. Ophthal, **146**, 377 (1943).

DIAMOND, ST.: Time, space and stereoscopic vision. Aerospace Med. **30**, 650 (1959).

DIRINGSHOFEN, H. VON: Aktuelle Probleme in der luft- und raumfahrtmedizinischen Forschung. Zbl. Verkehrs.-Med. **9**, 11 (1963).

— Körperliche Beanspruchungen der Passagiere im mod. Luftverkehr. Regensburg. Jb. f. ärztl. Fortbild. **11**, 4 (1963).

DOESSCHATE, G. TEN: Vision in an empty visual field. Ophthalmologica (Basel) **140**, 322 (1960).

—, and R. KUMMER: Heterophoria and depth-discrimination. Aeromed. Acta (Soesterberg) **5**, 321 (1957).

—, u. J. KYLSTRA: Hilfsmittel bei Landungen unter schwierigen Verhältnissen im Zusammenhang mit dem Auftreten von Sinnestäuschungen. Aeromed. Acta (Soesterberg) **3**, 139 (1954).

DOSE, R. G., and TH. G. DICKINSON: Visibility of cockpit instruments at high altitude. J. Aviat. Med. **25**, 260 (1954).

DUANE, T. D.: Observations on the fundus oculi during black-out. Arch. Ophthal. **51**, 343 (1954).

—, D. H. LEWIS, S. D. WEEKS, and J. F. TOOLE: The effects of applied ocular pressure and positive acceleration on photic drinving in man. Neurology (Minneap.) **13**, 259 (1963).

DUGUET, J.: Practicability of contact lenses for pilots. J. Aviat. Med. **23**, 477, 544 (1952).

—, et A. MERCIER: Les problèmes ophtalmologiques posés par le vol stratosphérique. Ann. Oculist (Paris) **184**, 969 (1951).

ERDBRINK, W. L., and H. S. TROSTLE: Ocular motility and flying safety. Aerospace Med. **35**, 1221 (1964).

EVRARD, E.: Le clignement des yeux, cause possible d'accident aerien. In: Visual problems in aviation medicine, p. 45. Oxford, London, New York, Paris: Pergamon Press 1962.

FELDHAUS, F. L.: Visual Problems of a man in space — Space myopia, glare illumination and miscellaneous effects. J. Amer. opt. Ass. 31, 131 (1959).
— Dynamic visual acuity — Its effect on night driving and highway accidents. Opt. J. 98, 27 (1961); HRB Bull. 298, 1 (1961).
FENNING, L. M.: Die Sehhygiene des Radarbeobachters. Augenspiegel 11, 478 (1965).
FERRATA, L.: Sul comportamento degli angioscotomi retinici in anossia. Riv. Med. aeronaut. 13, 50 (1950).
FITTS, P. M.: Eye movements of aircraft pilots during instrument landing approaches. Aero. Engin. Rev. 9, 1 (1950).

GAUDIN, J. L.: La vision nocturne en aéronautique. Diss. Bordeaux 1954.
GAUER, O.: Leistungsgrenzen des Organismus im Schnell-Flugzeug. Klin. Wschr. 18, 139 (1939).
— The physiological effect of prolonged acceleration. In German Aviation Medicine World War II, Vol. 1, Chapt. VIb. Washington D.C. 1950.
GERATHEWOHL, S. J.: Physics and psychophysics of weightnessless. J. Aviat. Med. 23, 373 (1952).
— Die Psychologie des Menschen im Flugzeug. München: J. A. Barth 1953.
— The oculomotoric pattern of circular eye movements during increasing speed of rotation. School of Aviation Publications, April 1956.
— Brightness and brightness contrast on the intensity modulated radar scope. School of Aviation Medicine USAF Randolpf AFB. Texas, June 1957.
GIARDINI, A.: Il comportamento dell'apparato oculare alle alte quote. Boll. Oculist. 28, 649 (1949).
— Il comportamento dell'apparato oculare alle alte quote. Riv. Med. aeronaut. 12, 4 (1949).
— Faticabilta del meccanismo accomodazione — convergenza in anossia acuta. Riv. Med. aeronaut. 12, 4 (1949).
— Azione dell'alcool sul potere di fusione delle imagini retiniche. G. ital. Oftal. 2, 6 (1949).
— Permeabilita della barriera emato-oftalmico alla fluorescina in anossia acuta. Riv. Med. aeronaut. 15, 1 (1952).
—, et E. PISANO: Azione dell'ossigeno sul potere di fusione delle immagini retinichi. Riv. Med. aeronaut. 14, 4 (1951).
GIBSON, J. J.: Parallax and perspective during aircraft landings. Amer. J. Psychol. 68, 372 (1955).
GRAMBERG-DANIELSEN, B.: Das Reafferenzprinzip in seiner Bedeutung für die Augenheilkunde. Albrecht v. Graefes Arch. Ophthal. 161, 192 (1959).
— Optische Probleme der Luftfahrt. Klin. Mbl. Augenheilk. 138, 562 (1961).
— Optische Funktionsleistungen und Verkehr. In: Der Augenarzt, Bd. 6. Leipzig: VEB Thieme 1964.
GRETHER, W. F.: Instrument dials, instrument arrangement and cockpit design. In: Visual problems in aviation medicine, p. 54. Oxford, London, New York, Paris: Pergamon Press 1962.
HARPER, C. R., and W. R. ALBERS: Alcohol and general aviation accidents (Alkohol- und Flugunfälle). Aerospace Med. 1964, No. 5.
HEINRICH, P.: Unterdruck und Sehvermögen. Med. Mschr. 1962, 748.
HENSCHKE, U., u. J. KATZ: Instrumentenbrettbeleuchtung und Blendung im Flugzeug. München: Ber. Luftfahrtforschungsanstalt 1944.
HILL, J. H., and G. T. CHISUM: Flashblindness: a problem of adaptation. Aerospace Med. 35, 877 (1964).

Hoffman, I. L., and J. W. Koehler: Visual defects in military flyers. J. Aviat. Med. **29**, 549 (1958).
Howard, P.: The origin of black-out. In Visual problems in aviation medicine, p. 71. Oxford, London, New York, Paris: Pergamon Press 1962.

Imus, H. A., and A. Graybiel: Visual illusions in night flying. Amer. J. Ophthal. **34**, Part II, 35 (1951).

Jaensch, P. A.: Augenschädigungen in Industrie und Gewerbe, S. 66. Stuttgart: Wiss. Verlagsgesellsch. 1958.

Keil, F. C.: The effects of low barometric pressure on the field of vision. School of aviation medicine Publications, June 1943.
Kittel, V., u. W. Schubert: Gasblasen im Auge als Folge hoher Druckwirkung. Albrecht v. Graefes Arch. Ophthal. **156**, 328 (1955).
Klerk, L. F. W., J. Th. Ernst, and J. Hoogerheide: The dynamic visual acuity of 30 selected pilots. (Die dynamische Sehschärfe bei 30 ausgewählten Piloten.) Aeromed. Acta (Soesterberg) **9**, 129 (1964).
Krimsky, E.: An appraisal of aviation eye tests with recommendations. J. Aviat. Med. **25**, 543 (1954).
Kyrieleis, W.: Einäugige als Flugzeugführer. Mitt. Luftfahrtmed. **3**, 1942.
—, A. Kyrieleis und P. Siegert: Untersuchungen über das Gesichtsfeld bei Sauerstoffmangel und bei Unterdruck. Arch. Augenheilk. **109**, 178 (1935).

Lagerwerff, J. M.: Prolonged ozone inhalation and its effects on visual parameters. (Aerospace Med. Assoc. Meet., Atlantic City, N. J., 11. IV. 1962.) Aerospace Med. **34**, 479 (1963).
Lauschner, E. A.: Kritische Betrachtungen zu Fragen der Untersuchung auf Wehrfliegerverwendungsfähigkeit in 7 NATO-Staaten. Zbl. Verkehrs-Med. **10**, 146 (1964).
Lazo, J., and R. A. Bosee: Visual factors in aircrew station lighting design. Aerospace Med. **34**, 910 (1963).
Lehwess-Litzmann, I.: Das Tragen von Augenhaftschalen bei Fliegern. Dtsch. Gesundh.-Wes. **19**, 412 (1964).
— Illusionen im Fluge. Verk.-Med. Berlin **12**, 11 (1965).

McCulloch, Cl.: The acceptance of contact lenses in military personnel. In: Visual problems in aviation medicine, p. 26. Oxford, London, New York, Paris: Pergamon Press 1962.
McFarland, R. A.: The role of human factors in accidental trauma. Amer. J. med. Sci. **234**, 1 (1957).
— Physical variables influencing driver comfort, efficiency and safety. Harvard Univ. Harvard School of Public Health.
Matthews, J. L.: Physiological effects of reflective, coloured and polarizing ophthalmic filters. USAF SAM Randolph Field Texas 1949.
Mercier, A.: Le facteur psycho-somatique dans les troubles visuels en altitude. Méd. aéro. **11**, 29 (1956).
— La vision dans l'aviation d'aujourdhui. In: Visual problems in aviation medicine, p. 1 Oxford, London, New York, Paris: Pergamon Press 1962.
—, E. Lafontaine, J. Robion und G. Perdriel: Wirkung der Anthocyanoside auf das Dämmerungssehen der Flugzeugpiloten. Vortrag auf der 36. Jahresversammlung der Aerospace Medical Association, New York 26.—29. 4. 1965.

MERCIER, A. et G. PERDRIEL: Les problemes visuels dans le vol à basse altitude. In: Visual Problems in Aviation Medicine, p. 78. Oxford, London, New York, Paris: Pergamon Press 1962.
— — L'entrainement de la vision nocturne, p. 84. Oxford, London, New York, Paris: Pergamon Press 1962.
— — Les problèmes ophthalmologiques posés par l'utilisation des helicopteres et des appareils à decollage et atterrissage verticaux. In: Visual Problems in Aviation Medicine, p. 89. Oxford, London, New York, Paris: Pergamon Press 1962.
— — Les problèmes ophthalmologiques posés par l'environment au cours du vol spatial. Rev. Méd. aéronaut. 3, 493 (1963).
— —, et G. RAYNAUD: Les procédés d'étude de la fatigue visuelle de l'aviateur. Rev. Méd. aéronaut. 2, 224 (1963).
—, E. LAFONTAINE, J. ROBION, G. PERDRIEL: Vision nocturne et aviation. La Revue Chibret Nr. 48, 11 (1966).
MIGLIORINO, G.: Presentazione visiva delle informazioni al pilota. Ann. Fac. Economia e Commercio. Universita di Palermo XVIII 1 (1964).
MILLER, E.: Effect of breathing 100 per cent oxygen upon visual field and visual acuity. J. Aviat. Med. 29, 598 (1958).
MILTON, J. I.: Analysis of pilot's eye movements in flight. J. Aviat. Med. 23, 67 (1952).
MURALT, A. v.: Krankheiten durch verminderten Luftdruck und $O_2$-Mangel. Handb. Inn. Med. VI, 2, 285 (1954).

NAISH, J. M.: Combination of information in superimposed visual fields. (Beurteilbarkeit übereinander gelagerter Gesichtsfelder.) (Roy. Aircraft Establ., Farnborough, Hants.) Nature (Lond.) 202, 641 (1964).
NEELY, J. C.: Visual requirements in relation to modern travel. Trans. ophthal. Soc. U.K. 73, 297 (1953).
NICHOLLS, J. V. V.: The relationship of heterophoria to depth perception in variation. Amer. J. Ophthal. 33, 1497, 1775, 1891 (1950).
NOELL, W. K., and H. I. CHINN: The effect of anoxia on exitatory mechanismes of the retina and the visual pathway. USAF SAM Randolph Field Texas 1951.
NUTTAL, J. B.: The problem of spatial disorientation. J. Amer. med. Ass. 166, 431 (1958).

PAYNE, B. F.: Glaucoma as an aviation hazard. Aerospace Med. 33, 1328 (1962).
PERDRIEL, G.: Aspects ophtalmologiques du problème de la prévention des collisions en vol. Méd. aéro. 12, 339 (1957).
— Les indications et les contre-indications du transport par voie aérienne en cas d'affections oculaires. Maroc méd. 42, 753 (1963).
—, et R. CRETON: La protection oculaire en haute altitude. Méd. aéro. 13, 359 (1958).
—, P. SOLE et J. CHEVALERAUD: A propos de la conduite à tenir dans le glaucome chez l'aviateur. Bull. Soc. Ophtal. Fr. 63, 149 (1963).
PINSON, E. A., and A. CHAPANIS: Visual factors in the design of military aircraft. J. Aviat. Med. 17, 115 (1946).
POLISHUK, A.: Evaluation of heterophoria findings in military aviation. Brit. J. physiol. Opt., N.S. 18, 153 (1961).
POPESCU, M.: Das photopische Gesichtsfeld für einen weißen Lichtreiz bei Unterdruckbedingungen bei Höhenfliegern. Stud. Cercet. Fiziol. 7, 445 (1962).
PRICE, T. J. G.: Visual standards in the selection of flying personnel. In: Visual Problems in Aviation Medicine, p. 95. Oxford, London, New York, Paris: Pergamon Press 1962.

REISER, K. A.: Symposion über Fliegertauglichkeitsfragen, DVL-Bericht Nr. 59, März 1958.

RIDDEL, W. J. B.: Visual requirements in relation to modern travel. Trans. ophthal. Soc. U.K. **73**, 333 (1953).

RIEGER, H.: Netzhautschädigung durch Luftdruck. Klin. Mbl. Augenheilk. **117**, 418 (1950).

RIOS-SASIAIN, M.: Problemas de oftalmologia aeronautica. Arch. Soc. oftal. hisp.-amer. **15**, 133 (1955).

— Problemas de oftalmologia aeronautica. Clin. y Lab. **41**, 91 (1956).

— Miopia nocturna y navegacion aérea. Arch. Soc. oftal. hisp.-amer. **10**, 1296 (1950).

ROKSETH, R., and F. LORENTZEN: Combined effect of alcohol and hypoxia on flicker fusion frequency. J. appl. Physiol. **6**, 559 (1954).

ROSE, H. W.: Monocular depth perception in flying. J. Aviat. Med. **23**, 242 (1952).

—, and P. H. RIPPLE: Visual problems of pilot in prone position. USAF SAM, Randolph Field, Texas 1951.

RUFF, S., u. H. STRUGHOLD: Grundriß der Luftfahrtmedizin. München: J. A. Barth 1957.

SCHINDL, K.: Fliegertauglichkeit Einäugiger. Eine Erkenntnis des Verfassungsgerichtshofes. Wien. klin. Wschr. **76**, 227 (1964).

SCHMIDT, I.: Zur Sichtbarkeit von Erdsatelliten mit bloßem Auge. Ber. dtsch. ophthal. Ges. **61**, 276 (1957).

— Spaces of potential visibility of artificial satellites for the unaided eye. VIII. International Astronautical Congress, p. 373. Barcelona 1957. Wien: Springer 1958.

— Application of recent advances in physiological optics to astronomy. Publication of the Astronomical Society of the Pacific **70**, 412 (1958).

— Sind die „grünen" Gebiete auf dem Mars wirklich grün? Vortrag 10. Internat. Astronautischer Kongreß, London 31. 8.—5. 9. 1959.

— Solar irradiance up to 100 kilometers. Aerospace Med. **33**, 802 (1962).

SCHUBERT, G.: Die physiologischen Barrieren im neuzeitlichen Flugwesen. Schweiz. med. Wschr. **1955**, 400.

SCOBEE, R. G.: The effect of Exhaustion and of moderate anoxia on ocular muscle balance. School of Aviation Medicine Publications, July 1944.

SÉDAN, J.: A propos du glaucome de l'aviateur. (Glaukom bei Piloten.) Ann. Oculist. (Paris) **198**, 25 (1965).

SEVERIN, S. L., N. L. NEWTON, and J. F. CULVER: A study of photostress and flash blindness. Amer. J. Ophthal. Ser. 3, **56**, 589 (1963).

SHUTTLEWORTH, F. N.: The visual problems of high speed flight. Brit. J. physiol. Opt., N. S., **20**, 137 (1963).

STRUGHOLD, H.: The human time factor in flight. J. Aviat. Med. **22**, 100 (1951).

—, u. S. J. GERATHEWOHL: Die medizinischen Probleme des Überschallfluges. Interavia **12**, 61 (1957).

SUZUMURA, A.: Studies on kinetic visual acuity: the importance of kinetic visual acuity as an ability of pilot. A. R. Res. Inst. environm. Med. Nagoya Univ. **11**, 9 (1963).

SZIKLAI, C., S. WAPNER, J. H. McFARLAND, and H. WERNER: Effect of tonus changes on perceived location of visual stimuli. Aerospace Med. **35**, 519 (1964).

TITTEL, S.: Das Verhalten der optischen Reaktionszeit im akuten Sauerstoffmangel. Luftfahrtmed. **1943**, 8.

Turnour, N. C., and Cl. McCulloch: Eye protection in aviation. In Visual Problems in Aviation Medicine, p. 106. Oxford, London, New York, Paris: Pergamon Press 1962.

Upholt, W. M., and G. E. Quinby: Visual effects accompanying TEPP-induced miosis. Arch. Ophthal. **56**, 128 (1956).

Velhagen, K.: Die hypoxämische Farbenasthenopie. Arch. Augenheilk. **109**, 605 (1936).
— Heterophorie unter den Bedingungen des Höhenfluges. Luftfahrtmed. **1**, 344 (1936).
— Das Sehorgan in der Luftfahrtmedizin. Zbl. Ges. Ophthal. **39**, 193 (1937).
— Umstimmung des Farbensehens im Unterdruckkammerversuch. Luftfahrtmed. **1**, 116 (1937).
Vozza, R.: La frequenza critica di fusione come test di fatica operazionale nei piloti di aviogetti. Riv. med. aeronaut. **18**, 771 (1955).
Vries, E. de, u. J. Hoogerheide: Kontaktgläser bei einem Düsenjägerflieger. Aeromed. Acta (Soesterberg) **6**, 141 (1958).

Walchner, O., and W. Rambauski: Some notes about the deviation of a light beam passed the disturbed density field surrounding a fast flying aircraft. USAF AM Dayton, Ohio, Aero Medical Laboratory Memorandum Report MCREOS 48—1; 7. 12. 1948.
White, W. J.: Effects of transient weightlessness on brightness discrimination. (Der Einfluß vorübergehender Schwerelosigkeit auf die Leuchtdichteunterschiedsempfindlichkeit). Aerospace Med. **36**, 327 (1965).
Whiteside, T. C. D.: La vision en haute altitude. Méd. aéro. **11**, 41 (1956).
— Problems of empty visual fields. In: Visual Problems in Aviation Medicine, p. 118. Oxford, London, New York, Paris: Pergamon Press 1962.
— Visual perception of movement. Ann. roy. Coll Surg. Engl. **33**, 267 (1963).
Wolff, H.: Zur Frage der Wirksamkeit dynamischer Stereotype im Verkehr, dargestellt an Hand eines Flugunfalles. Bahnarzt **7**, 71 (1960).
Wünsche, O.: Die Druckfallkrankheit des Höhenfliegers. Wien. med. Wschr. **106**, 686 (1956).

Zülch, K. J.: Störung des intrakraniellen Druckes. In: Handbuch der Neurochirurgie, Band I, Teil 1. Berlin-Göttingen-Heidelberg: Springer 1959.

# Namenverzeichnis

Willmer, E. N. 90, 221
Winkler, H. 252
Wissel, M. 252
Witter, H. 252
Wölfflin, E. 127, 252
Wojahn, H. 250
Wolf, E. 252
Wolff, H. 157, 252, 259
Wolff, M. 106, 221, 252
Wolkow, A. M. 21, 252
World Health Organization 46, 252
Woweries, L. 44, 252
Wünsche, O. 159, 259
Wüstenberg, W. 77, 228, 252

Zacherts, V. 252
Zechnall, R. 83, 105, 253
Zehender, E. 146, 253
Zenker, C. 34, 253
Zigle, M. 252
Zijl, H. 100, 253
Zirkler, G. A. 123, 253
Zirner, F. 252
Zoll, H. 248
Zoli, M. T. 253
Zülch, K. J. 161, 259
Zürcher, R. 253
Zuschlag, H. G. 253

# Sachverzeichnis